別讓疾病找上你

專業醫師寫給男人的健康書

365個醫師忠告

365個小提醒

莎曼醫師◎編著

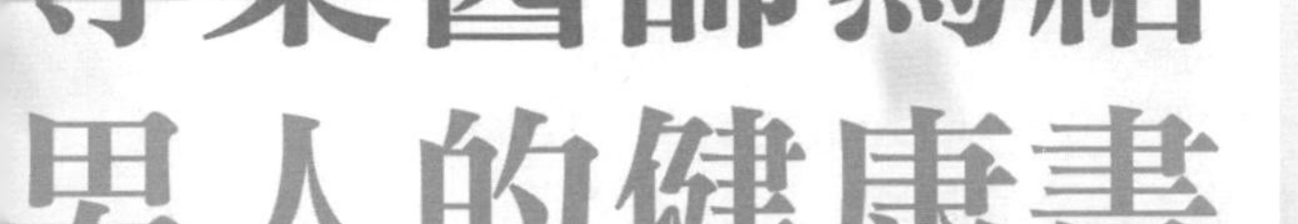

成功需要有健康的身體，男人的健康維繫著全家的幸福！
本書給那些正在固守成功和追逐成功的人們一個重要的警示：
健康高於一切，健康不容忽視。

他，還好嗎？（序）

「精英症」，近年來流行的一個新名詞，卻並非什麼時尚概念，而是一種令人心痛的社會現象。這個名詞僅屬於一個群落：他們代表著成功、財富、名譽、智慧等，也與過勞死、亞健康狀態、心力衰竭、心理危機等醫學術語緊緊相連。從財富和智慧的層面來看，他們是真正的強者；而從身體和精神的層面來看，他們卻是不折不扣的弱者。一句話：這些歷經奮鬥終至成功的精英們，正在面臨著精神、身體的雙重危機。

無須為這個結論列舉太多的資料做佐證，有一些名字讓我們親切而悲痛：張國榮、溫世仁、王均瑤（均瑤集團總裁）、蕭亮中（中國社科院學者）、楊邁（易利信中國區負責人）等，他們曾經是知名科學家、藝人、企業家、高級經理人。但是，他們在近幾年相繼去世，平均生年不到40歲。40歲，是一個人事業的黃金時期，也是一個人為社會、家庭承擔責任最重最多的時期。

這些精英們「走」了，結局無法更改。但他們的去世，給社會，特別是給那些正在固守成功和追逐成功的人們一個重要的警示：健康不容忽視。

有句話說：一個成功男人的背後，總有一個賢慧的女人。聽起來有些「俗」，但其中的道理至真至誠。因此，我們在這裡給成功男士的太太們提個醒：請關注你們家的「大爺」，他的健康維繫著全家的幸福！

目錄

1. 不要總做夜貓子

太太留言

看著你熟睡的樣子，不忍心叫醒你。對你的凌晨歸來，雖然有些許怨言，但知道你也有自己的無奈。茶几上是泡好的「醒酒茶」，別忘了多喝幾口。新年的第一天，能與我共同度過嗎？

醫生忠告

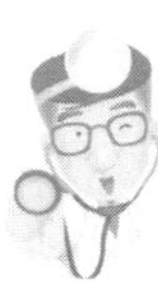

醫院門診常會遇見無器質性病變，但近期覺得倦怠無力的人來就醫，他們大多患有神經性失眠及血管性疾病。而作息不規律、頻繁夜生活是主要的致病原因。

頻繁的夜生活會打破正常的作息安排，擾亂人體生理時鐘，逐漸形成晚睡覺的習慣。在夜間活動結束後，神經處於持續亢奮狀態，難以調整，從而影響睡眠品質，造成睡眠不足、精神委靡。嚴重的還會導致視力減退、神經中樞功能障礙、胃腸功能失調、肝功能異常等。

充足的睡眠是健康身體的保障，而睡眠不足會對健康產生不良影響。睡眠不足時進食高碳水化合物，機體調節血糖水準的速度會減慢，分泌及分解胰島素的速度也會減慢。睡眠不足還會影響其他激素的生長和運作，阻礙甲狀腺刺激的激素分泌。長期睡眠不足會加快人體的衰老，增加疾病的發生率，甚至導致抑鬱症、神經官能症以及心臟病。

小提醒

「夜生活綜合症」引起了「一遲三多」的社會現象。「一遲」是指就寢高峰時段推遲，夜晚就寢高峰從原來的２２點左右延至後半夜。「三多」主要體現為：酗酒引起的酒精中毒增多；打架鬥毆造成的創傷病人增多；交通事故導致的病例增多。

2. 當心熬夜「後遺症」

太太留言

看你昨天又熬夜了，起床是一副熊貓眼。少熬點夜，身體不是鋼做的。

醫生忠告

隨著工作壓力的增大，加班熬夜成為了很多上班族的家常便飯。從健康的角度出發，這種生活方式真是害處多多。

（1）容易疲勞，免疫力下降。經常熬夜，自然容易疲勞、精神不振，同時免疫力也隨之下降，感冒、胃腸感染、過敏等自律神經失調症狀也會找上你。

（2）頭痛。由於大腦沒有得到正常的休息，熬夜的隔天經常會頭昏腦脹、注意力無法集中，甚至會出現頭痛的現象。如果長期熬夜，記憶力也會在無形中受到損傷。

（3）黑眼圈、眼袋。夜晚是人體的正常生理休息時間，如果沒有得到應有的休息，眼睛就會過度疲勞。在疲勞狀態下，眼睛周圍的血液循環會受阻，引起黑眼圈、眼袋或是白眼球布滿血絲。

（4）皮膚乾燥，生黑斑、青春痘。晚上11時到凌晨3時是皮膚休息的最佳時間，也是人體的經脈運行到膽、肝的時段。如果這兩個器官沒有獲得充分的休息，就會出現皮膚粗糙、臉色偏黃、黑斑、青春痘等問題。

如果是偶爾熬夜，隔天一定要保證足夠的休息時間把睡眠補上。切記不可長期逆生理循環的作息，那樣會對身體造成無法彌補的傷害。

小提醒

熬夜後的補救措施：

⊙早晨洗臉時應冷、熱水交替，刺激臉部血液循環。

⊙塗抹護膚品時，先在臉部按摩5分鐘。

3. 熬夜加班有技巧

太太留言

過節，對於你沒有什麼不同，只是換了個地方工作而已。

醫生忠告

因為工作繁忙或應酬之故，白領們熬夜總是在所難免。他們當中習慣熬夜的人已越來越多，有的甚至將此當成生活方式的一部分。長此以往，疲憊的身心無法休養生息，健康就會亮起紅燈，出現頭痛、失眠、慢性疲勞、情緒異常、胃腸道功能紊亂等症狀。因此，應盡量避免晚睡，如果實在需要熬夜，也要學會把傷害降至最低。

首先，熬夜前晚餐不能吃太飽，也不能進食不易消化的食物，以免給腸胃增加過重的負擔而使大腦缺氧，產生睡意。要注意保暖，特別不要凍著肚子。此外，一定要喝足量的白開水，以免讓身體缺水。

中間無論感覺多累都不要上床休息，就像機器一樣，忽開忽關的危害很大。可用咖啡或茶水等來提神，但要注意熱飲，濃度不要太高，以免傷胃。熬夜時，大腦的需氧量會增大，應做一下深呼吸。事情忙完後，一定要收心，即使不睡覺，也要坐在椅子上收心。

在睡前或早晨起床後，應利用5～10分鐘敷一下臉，補充缺水的肌膚。起床後洗臉時可冷、熱水交替，刺激臉部血液循環。然後再喝一杯枸杞茶，補氣養身，或是做個簡易柔軟操，舒活一下筋骨，讓精神旺起來。

小提醒

熬夜時不要用泡麵來填飽肚子，以免火氣太大，最好以水果、麵包、土司、清粥小菜來充饑。提神飲料可選綠茶，振奮精神的同時還能消除體內多餘的自由基，讓你神清氣爽。如果胃腸功能不好，就改用枸杞子泡茶，既能解壓，還能明目呢！

4. 常熬夜要多吃胡蘿蔔

太太留言

放假那兩天一直潛心研究新買的食譜，今天就將小試牛刀，給你露一手！

醫生忠告

在昏黃的燈光下苦戰一夜，容易使眼肌疲勞、視力下降。維生素A可調節視網膜感光物質——視紫的合成，提高人對昏暗光線的適應力，防止視覺疲勞。所以經常熬夜的人，應多吃胡蘿蔔、韭菜、鰻魚等富含維生素A的食物。

為幫助保護腦細胞，迅速恢復精神和體力，還應補充B群維生素，它廣泛存在於瘦肉、魚肉、豬肝等動物性食品中。熬夜使皮膚中的水分、養分過度流失，多吃含維生素C或膠原蛋白的食物，有利於皮膚恢復彈性和光澤，防止黑眼圈的出現。

除此之外，熱量的補充也是必須的。可吃一些水果、蔬菜，以及肉、蛋等蛋白質食品來彌補體力的消耗，但切不可大魚大肉地猛吃。花生米、杏仁、腰果、胡桃等乾果類食品，含有豐富的蛋白質、維生素B、維生素E、鈣和鐵等礦物質及植物油，而膽固醇的含量很低，對恢復體能有顯著功效。

小提醒

夜貓子食譜：

⊙豬腰燉杜仲：杜仲25克，豬腰子1個（去筋膜），隔水燉1小時。每天或隔天服食1次，能消除熬夜後的腰酸背痛、四肢乏力。

⊙蓮子百合煲瘦肉：蓮子（去芯）、百合各20克，豬瘦肉100克，加水適量煲至肉熟爛，用鹽調味食用。每天1次，能緩解熬夜後乾咳、失眠、心煩、心悸的症狀。

5. 擺脫委靡，做做伸展運動

太太留言

再也難得見到你運動，我似乎聽到了你骨骼生銹的聲音呢！昨天又熬了夜，今天多動一動，呼吸一下新鮮空氣，感覺會好得多。

醫生忠告

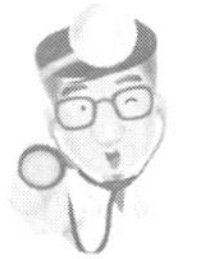

早上做做伸展運動，能讓你拋開熬夜後的疲憊，神采奕奕地迎接新的一天！這種運動的關鍵是透過對背部、脖子的伸展，將尚處於睡眠中的身體切換成活動狀態。

睡眠中的肌肉是鬆弛的，所以起床時身體會特別柔軟。然而，背部和脖子由於在睡眠中受到壓迫，反而變得僵硬，特別是在熬夜之後，僵硬、酸疼的感覺愈發明顯。更為重要的是，活動身體的中樞神經恰恰就在人體的脖子和背部，從脊椎一直延伸到全身，一旦它們受到擠壓，身體的活動能力自然就會變差。因此在起床之前，可以先在床上做個背部體操，伸展一下背部肌肉，轉動一下脖子，促進血液循環，將身體的運動神經喚醒。

在做運動的同時，還應有意識地讓呼吸的節奏加快，心跳也會隨之漸漸加快，讓身體進入活動狀態。同時，這種伸展運動還能柔軟肌腱、韌帶、關節，並活動神經系統。肌肉中的神經細胞如果未得到伸展，會讓神經的傳達變得遲緩，造成肌肉酸痛、腦筋不靈活。除活動背部與脖子之外，全身舒展地伸懶腰、打呵欠，或者大口呼吸、伸直手腳，都能幫助你擺脫熬夜後的委靡不振。

小提醒

中午讓自己打個小盹吧！專家指出，午休半小時可抵晚間睡眠1小時。睡醒後，如果覺得頭部發緊，可以做個頭部按摩：用兩手的指尖從前至後、從上至下輕叩頭部40次。這樣能促使頭部血液暢通，讓緊張的大腦鬆弛下來。

6. 輾轉難眠也是病

太太留言

半夜突然醒來，感覺你頻繁地翻身，口裡還不住地念「一隻羊、兩隻羊、三隻羊……」看見你輾轉難眠的樣子，你不知我有多心疼。

醫生忠告

失眠是一種心身疾病，是指睡眠困難或睡眠發生紊亂，使人產生睡眠不足的感覺。引起失眠的原因有很多，比如疾病、環境、心理等因素都能導致睡眠不好。治療失眠應該先找出病因，然後通過心理、軀體的綜合治療、自我調節，達到康復的目的。

（1）環境因素：臥室的環境會直接影響睡眠品質，如果聲音、光照、溫度、臥具不能讓人體感覺舒服就會干擾睡眠。

（2）生理因素：體內生理時鐘尚未適應新的晝夜節律，比如時差反應、夜班改白班工作，都會引起失眠。

（3）心理社會因素：長時間處於緊張、焦慮、害怕、悲痛的情緒中，也會引發暫時性失眠。

（4）軀體疾病：身體出現某些病變，如心肺疾病、關節炎、晚期癌症、夜尿症、胃腸疾病、腎功能衰竭、甲狀腺機能亢進、帕金森氏病等也會引起失眠。

（5）精神疾病：患抑鬱症、精神分裂症、老年癡呆、焦慮症、強迫症、邊緣性人格障礙等精神疾病的人，常伴有失眠症狀。

小提醒

失眠根據不同的症狀可以進行分類。

⊙入睡困難。指躺在床上30分鐘仍未能進入睡眠狀態。

⊙易醒。指入睡後，會頻繁地驚醒且再次進入睡眠的時間延長。易醒會導致次日疲倦和煩躁。

⊙早醒。指比正常覺醒時間提前 1 ～ 4 小時，這樣會導致睡眠時間減少或不足。

7. 「憋醒」是種病

太太留言

你怎麼每天起床後都抱怨沒有睡好，還常常說自己頭痛？

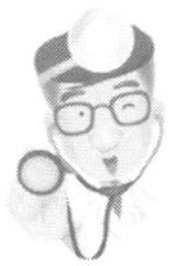

醫生忠告

很多男士有這樣的切身體會：每天睡足8個小時，仍然會出現疲勞、頭痛、精神不振、記憶力減退等睡眠不足的症狀。為什麼會出現這種現象呢？主要是阻塞性呼吸睡眠低通氣綜合症引起的。

阻塞性呼吸睡眠低通氣綜合症是一種睡眠障礙，常發生於中年男性、肥胖、酗酒及有服安眠藥習慣的人士。患者在睡眠時，上呼吸道無氣流通過，而引起暫時窒息或呼吸暫停，並從睡夢中憋醒。每次窒息至醒來的時間很短，只有10～20秒，患者常常不能察覺。有時一晚上可能發生數十次類似情況，使大腦不能完全進入睡眠狀態，得不到充足的休息，嚴重影響睡眠品質。

阻塞性呼吸睡眠低通氣綜合症除了影響睡眠品質以外，還可能導致大腦處於缺氧狀態。而缺氧會使血黏度增高，引起高血壓、心跳異常。如果心肺機能受到損壞，則可能發生中風、心臟病甚至猝死。而對於有心血管疾病的患者，病情也會因而加重。因此，發現有阻塞性呼吸睡眠低通氣綜合症的症狀，應引起重視。千萬不要以為是睡眠不好就隨意服用安眠藥，最好及時到醫院檢查。

小提醒

阻塞性呼吸睡眠低通氣綜合症的常見臨床表現：

- ⊙打鼾，張口呼吸，頻繁呼吸停止或呼吸淺慢。
- ⊙反覆憋醒，睡眠不寧，睡眠遺尿，夜尿增多。
- ⊙睡眠淺，睡醒後頭痛，白天困倦。
- ⊙白天似睡非睡，情緒抑鬱，記憶減退，反應遲鈍。

8. 咖啡，喝出輾轉難眠

太太留言

昨天晚上數了數，3個小時內你喝了5杯咖啡。最近在網上看到關於咖啡導致失眠的報導。看來，你老是睡不著的毛病有可能是咖啡惹的禍。

醫生忠告

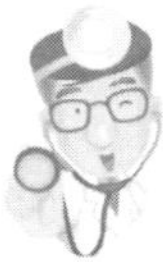

咖啡中含有咖啡因，能夠興奮中樞神經，起到提神醒腦的作用。對於白領來說，每天面對高負荷的工作，必須保持十二分的清醒。咖啡作為提神醒腦的良品，自然也成為了他們的最愛。

適量地飲用咖啡，的確能刺激大腦皮層，促進判斷、記憶、感情活動，減輕肌肉疲勞。但咖啡提神只能持續3～5個小時，在提神作用消失後，會造成體力透支。因為咖啡因會消耗大量與身體、神經及肌肉協調有關的維生素B群。缺乏維生素B群會使人容易疲勞，當咖啡因的提神作用消失後，人會感覺更加疲憊。如果一味地依賴咖啡提神，只會造成惡性循環，使身體超負荷運轉。同時，咖啡除了提神，還會促進心臟跳動。過量且無節制地飲用，會造成心率加快，精神亢奮，引起失眠、焦躁不安等副作用。夜晚空腹喝咖啡，還會刺激胃腸黏膜，引起腹痛。

小提醒

部分食物咖啡因含量：

⊙咖啡（１４２克／杯）：１１５毫克
⊙茶（１４２克／杯）：４０毫克
⊙巧克力（２８．４克）：２０毫克
⊙軟飲料（１７０克）：１８毫克

9. 睡前，給心情放個假

太太留言

馬上就到夜裡12點了，你還在電腦旁不肯休息。每天有那麼多時間在工作，難道連睡前這點時間也不分給我？知道嗎？兒子今天和小胖打架，你應該抽點時間和他談談。

醫生忠告

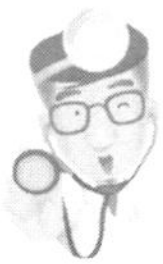

人進入睡眠狀態前，大腦思維活動會逐漸減慢，神經活動會受到抑制。如果睡前過度用腦，大腦思維活動頻繁，引起中樞神經的興奮或紊亂，就難以入眠。因此，想要有好的睡眠，睡前應該給自己的大腦放個假。

（1）睡前不要用電腦。在使用電腦的過程中，眼睛和神經系統會受到強烈刺激，體溫也處於相對較高的工作狀態，不利於睡眠。

（2）睡前不要說話。說話能興奮大腦，使思維活躍，從而影響睡眠。

（3）睡前情緒不要激動。情緒的波動會引起神經中樞的興奮或紊亂，大腦不容易過渡到睡眠狀態。

（4）睡前避免劇烈運動。過激的運動會使大腦、肌肉處於緊張狀態。運動停止後，大腦和肌肉的緊張需要時間來緩解，導致入睡的延後。

（5）睡前1小時不要工作。睡前工作使大腦活動頻繁，神經處於緊張狀態，不能馬上進入睡眠。

小提醒

睡前的幾大必備工作：

⊙泡熱水腳。睡前泡熱水腳可以促進血液循環，緩解壓力，減輕肌肉酸痛，有利於睡眠。

⊙喝杯熱牛奶。熱牛奶具有安神催眠的功效，睡前飲用不僅促進睡眠，還能補充睡眠過程中的身體消耗。

10. 喝杯牛奶，做個好夢

太太留言

給你準備的牛奶已經涼了，你卻還沒喝。放下手中的工作吧，喝了牛奶好睡個安穩覺。看見你常常被失眠困擾，我也心痛呀!

醫生忠告

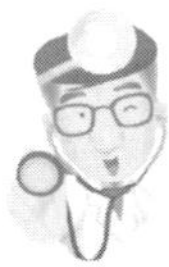

對於睡眠品質不好的人，不妨試試睡前喝一杯牛奶。牛奶中含有使人產生疲倦欲睡的生化物L-色氨酸以及微量嗎啡類物質，這些物質具有鎮靜催眠的作用。特別是L-色氨酸，對睡眠起著關鍵的作用，能使大腦思維活動暫時受到抑制，並且對人體沒有任何副作用。另外，牛奶中含有的α-乳白蛋白也是天然舒睡因子，能調節大腦神經，改善睡眠。因此，臨睡前喝一杯牛奶，具有安神作用，可以促進睡眠。

晚上喝牛奶還有利於人體對鈣的吸收。晚餐攝入的鈣，在睡前大部分已經被人體吸收利用。因此，入睡後，血液中鈣的水準會逐漸降低。為了維持血鈣的穩定平衡，甲狀腺分泌亢進，激素作用於骨組織，使骨組織中的一部分鈣鹽，溶解入血液中。長此以往，這種人體的自我調節功能會導致骨質疏鬆症。因此，睡前喝牛奶，可以使血鈣得到補充，維持平衡，不必溶解骨中的鈣，防止了骨鈣的流失、骨質疏鬆症。牛奶中的鈣還能消除緊張情緒，有利於睡眠和休息。

小提醒

早上不宜空腹喝牛奶。經過一夜的睡眠休息，胃已經做好吃飯消化食物的準備。這時的胃排空速度很快，牛奶又是流質乳汁，更容易排空，不能充分地和胃液發生反應。因此，喝奶前或喝奶時應吃些澱粉較多的食物，以延長牛奶在胃中的停留時間，使之與胃液充分發生酶解作用，促進蛋白質的消化吸收。

11. 在音樂中進入夢鄉

太太留言

喜歡這首《二泉映月》嗎？聽同事說這首曲子對失眠有顯著的治療作用，以後就讓它伴你入夢吧！真希望你在優美的音樂聲中入睡，不用再為睡不著覺而發愁。

醫生忠告

音樂通過聽覺傳入中樞神經系統，能夠作用於大腦，控制肌體本能活動、調節內臟活動、情緒活動以及記憶活動。因此，音樂的節奏、旋律、音色、速度、力度，能夠影響人的精神世界，比如激進的音樂讓人興奮，柔和的音樂使人安靜。據研究顯示，當音樂的旋律及節奏與人體器官產生共振，使各器官和各種自律運動處於一種和諧有序的狀態時，可以起到降低血壓、減慢基礎代謝和呼吸速度，調節神經興奮強度的作用。

音樂的節奏相當於人心跳的速率，節奏太快或太慢都不適合促進睡眠。節奏太快會讓人緊張，太慢則會令人產生懸疑感。音樂治療失眠，應該選用旋律優美、節奏平穩、速度徐緩、美妙動聽的音樂，這使人產生輕鬆、愉悅的感覺，起到鎮靜、止痛、催眠、降壓的作用。

因此，有睡眠障礙的人，應該多聽舒緩的民歌或輕音樂，使情緒平穩，神經放鬆，從而減輕精神壓力，解除焦躁或憂鬱的心理，使精神狀態逐漸好轉。睡前聽音樂的效果最好，能夠使呼吸均勻，心情平靜，從而提高睡眠品質。

小提醒

可藉助舒緩的民歌、輕音樂來幫助平衡情緒，保持精神放鬆、平靜平和、安然踏實，緩緩入眠。一些久負盛名的催眠曲，如《寶貝》、《小夜曲》、《二泉映月》、《平湖秋月》、《梅花三弄》、《陽關三疊》、《良宵》、《月圓曲》等，都是很有效的催眠曲。

12. 睡前，徹底清潔臉部

太太留言

真有那麼累嗎？一回家倒頭就睡，也不洗洗還殘留著汗漬和灰塵的臉。

醫生忠告

很多男性由於工作繁忙，身體過於疲憊，睡覺前常常忽視了自己的清潔衛生。有些人甚至不洗臉就直接入睡，殊不知，這樣會使你的皮膚變得非常糟糕。皮膚經過一天的風吹日曬，會受到灰塵、細菌的污染。這些污染物附著在皮膚表面甚至內部，不及時清洗掉，就會堵塞皮膚和外界的通道，造成皮膚呼吸不暢通。而睡覺前徹底清潔皮膚，能夠使皮膚清潔透氣，緩解一天的緊張狀態。

即使你非常疲憊，沒有多餘的精力去用洗面乳等物品清潔皮膚，那麼用溫水洗臉是怎麼也不能省的。溫水洗臉最大的好處就是能有效地擴張皮膚毛孔，使污垢更容易被清洗，從而去除皮膚上的油脂。

同時，用於洗臉的水溫對皮膚健康也非常重要，不宜過冷或過熱。長期使用低於20℃的水洗臉，會使皮膚血管過分收縮，汗腺分泌減少，導致皮膚彈性喪失，出現早衰現象。水溫高於38℃，會使皮膚脫脂，血管壁活力減弱，導致皮膚毛孔擴張，皮膚容易變得鬆弛無力。最適合的水溫應保持在34℃左右，這樣既能清潔皮膚，又能起到鎮靜作用，有利於皮膚的休息和解除疲勞。

小提醒

最好的洗臉方式是採用溫水和冷水交替的方法，即用溫水混著面部清潔劑清洗臉部，然後洗掉面部清潔劑後，再用冷水沖洗臉部。採用這種溫冷水交替的方法，不僅能達到清潔皮膚的目的，還能促進皮膚淺表血管擴張和收縮，增強皮膚的呼吸，促進臉部的血液循環。

13. 睡前刷牙很重要

太太留言

吃了大蒜，要多刷幾次牙，或吃一粒花生仁兒去味兒。

醫生忠告

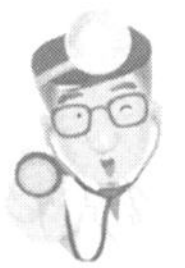

正確的口腔保健應該是早起和臨睡前各刷牙一次，並堅持飯後漱口。尤其是睡前刷牙，甚至比早起刷牙更重要。因它能清除當日三餐積存於牙齒上的食物殘渣和污垢，保護牙齒，促進睡眠。

入睡後唾液分泌減少，對口腔的沖洗作用降低。同時溶菌酶的含量比白天也有所降低，從而削弱了唾液的殺菌能力。細菌在這種環境下更容易繁殖，並因局部抵抗力減弱，在口腔裡「興風作浪」。如睡前不刷牙或刷牙不徹底，口腔內滋生的細菌、殘留的汙物與唾液的鈣鹽沉積形成菌斑及牙石，日久便會發生齲齒及牙周病。在睡眠狀態下，細菌還可能通過口腔深部相互間的「通道」感染周圍器官，常見的是咽炎、喉炎和副鼻竇炎。

對於晚上喜歡吃零食的人來說，睡前只刷牙是不夠的。因為刷牙只能清潔口腔前半部分。而吃過食物後，許多殘渣存留在口腔後半部分以及咽部、會咽部。如果不清除這些食物殘留，容易引起咽炎、喉炎、鼻竇炎等。因此，在刷牙之後應喝些白開水沖洗口腔深部。

小提醒

刷牙水應在３０℃～３６℃，這種溫度適合牙齒進行正常新陳代謝。而牙齒長時間受到驟冷或驟熱的刺激，容易引起牙齦出血，直接影響牙齒的正常代謝，易誘發牙病，影響牙齒的壽命。

14. 好睡眠要有好環境

太太留言

前兩天你說紅色的床單讓你沒有睡意。今天，我換了新的床單，是你喜歡的淺藍色。但願淺藍色能給你帶來好夢。

醫生忠告

睡眠環境與睡眠品質有著密不可分的關聯，好的環境能夠促進睡眠，反之則會抑制睡眠。因此，營造適宜的睡眠環境是改善睡眠品質的第一步。

（1）安靜：安靜是保證睡眠品質的基本條件之一。據實驗證明，音量超過35分貝，人就難以入睡；達到40分貝，5%睡著的人會驚醒；70分貝的音量，30%熟睡的人會驚醒。

（2）光線宜暗：明亮的光線能提高大腦興奮性，延長入睡時間，不易進入深睡階段。柔和、微弱的光線，對睡眠不僅沒有不良刺激，還能使人鎮靜和安定，促進入睡和熟睡。

（3）空氣新鮮：空氣的流通能避免潮濕及穢濁的空氣滯留室內。充足的氧氣，有利於解除大腦疲勞，皮膚呼吸暢通。

（4）溫度、濕度適宜：適宜的溫、濕度，會減少人體消耗，平衡新陳代謝的速度，避免皮膚受到不良刺激，保持良好的睡眠狀態。

（5）臥室顏色：臥室顏色看似無關緊要，其實對睡眠有至關重要的影響。主基調是紅色、橘紅色等令人興奮的顏色，會使人難以進入睡眠狀態；紫色、黃褐色、海軍藍等深暗的色調，會造成心情沉重；淡藍、淡綠或略帶其他色彩的白色，使人身心舒展，容易入睡。

小提醒

植物能淨化室內空氣，降低污染物質濃度，常常被請進臥室。但選擇不當，植物就會成為潛伏在臥室裡的健康殺手。香味濃烈的花會擾亂睡眠，綠色植物夜間要消耗氧氣，減少房間裡的氧氣密度。

15. 選擇適合你的枕頭

太太留言

換了一對枕頭，你昨天發現沒有？裡面填充的羽絨，你看是不是比以前那個枕頭更舒服呢？

醫生忠告

很多人在選用枕頭時，只注重於美觀大方，而忽略人體的生理需求。人的一生中有將近三分之一的時間在睡眠中度過，而枕頭的選擇能影響人體健康。因此，在購買枕頭時，應在形狀、大小、高低、硬度等方面多考慮。

枕頭的高度最好在6～8釐米，或等同人體一側肩寬。枕頭過高，會使頸椎部處於前屈位機械性扭曲，增加背部肌肉緊張，妨礙正常血液循環，影響呼吸系統的暢通，造成肩部酸痛；太低，頸椎部同樣處於不利狀態，導致胸鎖乳突肌緊張，不能達到消除疲勞的目的；太硬，會使頭部肌肉緊張，嚴重影響全身肌肉的放鬆；太軟，會導致頸部呈後伸狀，造成喉部肌肉緊張，容易打鼾。

簡單地說，符合人體生理曲度、軟硬適宜的枕頭最合適。人體生理曲度是指由7塊椎骨形成的圓滑、朝向前方的弧。生理曲度能緩衝行走、跳躍時的震盪，保護大腦。合適的枕頭能夠維持這個生理的曲度。而不合適的枕頭會破壞生理曲度，導致頸部肌肉、韌帶處於牽張受力狀態，容易落枕或患頸椎病。

小提醒

枕頭的填充物也很重要，要選用柔軟感好，富有彈性、透氣性、防潮性、吸濕性的材質。蕎麥皮、蠶砂、羽毛和羽絨的混合材料、木棉等，都是較好的用料。如木棉枕芯舒適柔軟，蕎麥皮枕心軟硬適中，蠶砂枕心清涼祛火，又有一定的硬度。

16. 趴睡有危險

太太留言

以前特別喜歡看你趴睡的模樣，像隻可愛的小狗狗。但是今天在翻雜誌時，無意中看到趴睡會壓迫內臟，造成呼吸不暢。看來，從今天開始要提醒你不要趴睡了。

醫生忠告

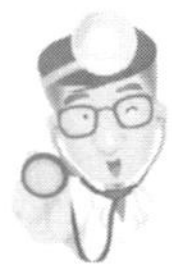

很多男性喜歡趴睡，認為這種姿勢更容易進入睡眠狀態。特別是午休，由於條件簡陋，很多人習慣趴在桌上睡覺。一覺醒來，才發現頭頸酸痛、手發麻，甚至還會導致肌肉扭傷和小關節錯位。

其實，俯臥位的睡眠方式不但容易壓迫內臟、導致呼吸不暢，還會對生殖系統帶來危害。長期趴睡會壓迫陰囊，刺激陰莖，造成遺精。頻繁遺精會導致頭暈、背痛、疲乏無力、注意力不集中，影響正常工作和生活。

採取什麼樣的睡姿比較好呢？一般來說，睡眠時的姿勢以不要壓迫內臟器官，也不要壓迫心髒以及生殖器官為宜。左側位會壓迫心臟，而仰睡時兩手會不自覺地放到胸部上面，既壓迫心、肺，又易出現噩夢或夢魘。此外，臉孔朝上，熟睡時舌根下墜或口水流入氣管還容易造成打鼾或嗆咳。右側位是不錯的睡姿，能使全身肌肉鬆弛，有利於肌肉組織休息、消除疲勞，也不會壓迫心臟。

小提醒

睡眠姿勢與性格的關係，只是流傳於民間的一種說法，沒有科學的定論，但也不無道理。

- 仰面朝天的人，性格開朗，有主見，甚至有些專橫。
- 側臥的人，富於理智，心細，辦事有條理，遇事有辦法，性格平和。
- 俯臥的人，遇事不遂，屢遭挫敗。

17. 別濕著頭髮睡覺

太太留言

洗了頭，要乾了再睡覺。

醫生忠告

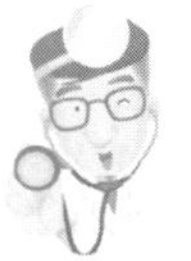

工作繁忙的上班族，由於白天忙於工作，常常喜歡晚上或早上洗頭。這本身並不是錯誤的做法，但是如果不把頭髮擦乾就睡覺或出門，會對健康造成危害。

工作了一天，身體很疲勞，很多人頭髮未乾就去睡覺。疲勞本身會降低身體抵禦病痛的能力。而睡覺時，濕氣滯留於頭皮，頭部的陽氣遇冷而凝，會導致氣滯血淤、經絡阻閉。次日起床時，會覺得頭皮局部有麻木感，並伴有隱約的頭痛。長此以往，就會出現頭頂明顯麻木，伴有頭昏頭痛。嚴重的還會引發一種稱為頭皮下靜脈叢炎的疾病，其症狀為：局部的頭皮增厚、增粗，皮下腫塊隆起。

還有些人認為早上洗頭能夠清醒大腦。但是在冬天最好不要早上洗頭。濕頭髮出門，由于頭部的毛孔完全開放，冬天的寒邪和濕氣乘虛而入，容易遭受風寒，患上感冒頭痛。經常如此，還可能導致大小關節的疼痛，甚至肌肉的麻痹。

那些喜歡在晚上或早上洗頭的人，最好將頭髮擦乾再睡覺或出門，這樣就不容易受到寒濕之氣的侵襲了。

小提醒

在用吹風機吹頭髮的時候，先用毛巾包住濕頭髮，輕輕拍打，吸乾多餘的水分。然後用粗齒的梳子梳理整齊，再進行乾燥工作。用熱風吹時，始由髮根移向髮梢，按一定方向移動，並用手指代替梳子梳理，等大約七分乾即可。

18. 午休，大腦的中場休息

太太留言.

給你說了很多次，中午一定要小睡一會兒，哪怕是10分鐘也好，你一定要努力做到。

醫生忠告

經過上午的工作，身體能量消耗較大。如果不及時調整，下午時就會感覺精神委靡、昏昏欲睡，從而降低工作效率。小睡一會兒可以解除疲勞，恢復精力和體能。可以說，適當的午睡對人體健康非常重要，能為疲勞的身體「充電」，保證下午工作時精力旺盛。午睡除了可以緩解疲勞，還能減少腦溢血、冠心病等疾病的發生。

但在日常生活中還有相當多的人不重視午睡，或沒有採取正確的午睡方法，嚴重危害了自己的身體。因此，為了健康不僅要午睡，更要正確地午睡。

（1）午睡時間不宜過長，最好在15～20分鐘之間。

（2）不要強迫自己午睡，更不要為了午睡而服安眠藥。

（3）午睡的姿勢要正確，最好是平躺，這樣可以使全身肌肉得到放鬆。

（4）午飯後不能馬上睡覺，最好是輕微活動15分鐘後再睡。

（5）夏天午睡不要貪圖涼快，讓電風扇或空調對著吹。

（6）午睡後用冷水洗臉可以清醒頭腦。

小提醒

伏桌而睡，雖然很方便，但是對身體的危害不可小視。伏桌而睡容易壓迫胸部，影響正常呼吸，使心肺負擔加重。頭部壓迫在雙臂上，會阻礙手臂血液循環和神經傳導，醒來時會感覺兩臂、雙手發麻或刺痛。眼睛貼在胳膊上，眼球受到擠壓，醒來時會出現暫時性視物不清，長期還會損害眼睛。

19. 飯前午睡更科學

太太留言

昨天沒有午睡，被我逮著了吧。還狡辯，說什麼是吃了飯睡覺不好。哎呀，你的理由總是那麼多。那你就吃飯前睡一會兒呀！

醫生忠告

午睡很多人都選擇在飯後。但是專家認為，飯前午睡半個小時比飯後午睡2個小時，更能有效地消除疲勞，提高工作與學習效率。

進餐後，血流湧向胃腸道，致使大腦與四肢的血流量相對減少。大腦和肢體得不到足夠的氧氣與養分供應，乳酸等代謝產物就無法及時排出，醒來後會覺得頭昏腦漲，四肢乏力，周身酸軟。特別是上班族，經常趴在辦公桌上小睡一會兒。如果胸部受到壓迫，會影響呼吸，加重大腦的缺氧程度，出現生理性的暫時「腦貧血」。飯後午睡，大腦和胃腸同時「爭搶」血液，會顧此失彼，造成消化和神經系統都不能全力工作。

胃腸功能不好，體重超過標準體重20%，血壓很低及血液循環系統有嚴重障礙的人，更應盡量避免飯後午睡。如果沒有充足的飯前午睡時間或不習慣飯前午睡，也應進行至少15分鐘的飯後活動，如散散步、揉揉腹，然後再踏踏實實地「高枕無憂」。午睡盡量把皮帶放鬆，讓大腦和胃腸都能得到更充分的休息。

小提醒

午睡的時間應控制在１５～２０分鐘，最長不能超過１小時。否則由淺度睡眠進入到深度睡眠階段，不但不容易醒，醒來還會有輕微頭痛或全身無力的感覺。

20. 不要再吞雲吐霧

太太留言

又是一煙灰缸的煙頭。讓你多吃口香糖，少抽煙，你大概是當做耳邊風了。包裡放了戒煙丸，可不要又當了擺設。

醫生忠告

香煙能夠刺激神經，興奮大腦，因此，很多人把它當做提神醒腦的良品。但是香煙燃燒時會釋放4000多種化學物質，其中大部分都會對人體造成傷害。

（1）放射性物質：香煙中主要致癌物質是放射性釙。釙的α射線能量大，電離能力強，能摧毀活細胞中的遺傳因子，或將其轉化為癌細胞。

（2）一氧化碳：一氧化碳與血紅蛋白結合後不易分解，會降低血液運輸氧氣的功能。體內一氧化碳增多會使人體缺氧，出現頭暈、噁心、無力等症狀，還會影響心血管功能。

（3）焦油：焦油能夠引起多種慢性肺部疾病，甚至誘發肺癌。

（4）尼古丁（煙鹼）：尼古丁的毒性極大，會使中樞神經產生依賴性，這也是香煙容易上癮的主要原因。產生依賴後，戒斷時會產生頭痛、失眠、煩悶、暴躁、注意力不集中等不適症狀。

（5）苯並芘：苯並芘有強烈毒性，可引起多種中毒性病變。

小提醒

有過戒煙經歷的人都知道戒煙最容易半途而廢。但「世上無難事，只怕有心人」，只要找對方法，加上堅韌的毅力，戒煙也不是難事。

⊙下定決心，永不回頭。

⊙尋找替代品。用口香糖、戒煙丸等物品代替香煙。

⊙享受戒煙的樂趣。把注意力轉移到戒煙節省下的開支，以及在戒煙過程中變好的身體，盡最大可能去挖掘戒煙的好處。

21. 吸煙誤區，害上加害

太太留言

剛吃了晚餐，你就拿出了你的「三五」。看見我板著臉，便嬉皮笑臉地套近乎，還美其名曰地說什麼，飯後一支煙，賽過活神仙。

醫生忠告

吸煙本來就有害健康，如果時間、環境、場合掌握不好更是害上加害。

（1）清晨吸煙。在老煙民中流傳這樣一種說法：清晨一支煙，精神好一天。的確，清晨抽煙能將一夜新陳代謝後血液中降下來的尼古丁濃度「彌補」上來，使精神「為之一振」。但是，清晨空腹吸煙，煙氣會刺激支氣管分泌液體，久而久之容易引發慢性支氣管炎。

（2）飯後抽煙。飯後吸一支煙，比平常吸十支的毒害還大。飯後人體熱量增加，吸煙會抑制蛋白質和重碳酸鹽的基礎分泌，妨礙食物消化，影響營養吸收。同時胃及十二指腸也會受到直接損害，使胃腸功能紊亂，膽汁分泌增加，引起腹部疼痛等症狀。

（3）如廁吸煙。廁所裡氨的濃度較高，氧的含量相對較低。煙草在低氧狀況下會產生更多的二氧化硫和一氧化碳，連同廁所裡的有毒氣體及致病細菌被吸入肺中，極大程度地危害人體健康。

（4）煙酒不分家。煙酒不分家比單獨喝酒或吸煙的危害更大。酒精溶解於煙焦油中，會促使致癌物質轉移到細胞膜內。同時肝臟代謝功能顧及清除酒精，會延長煙草的有毒物質在人體內的停留時間，加大煙草對身體的危害程度。

小提醒

不要認為吸煙危害主要發生在吸煙者本人身上，其實被動吸煙的人也會受到很大的傷害。

22. 預防肺癌，從控煙開始

太太留言

今天熬了一碗「銀耳枸杞湯」，紅白相間，讓人一看就忍不住想吃。

醫生忠告

導致肺癌的因素很多，包括吸煙、高苯環境及瀰漫煙草煙氣的環境等。長期吸煙，是導致肺癌重要的危險因素，煙氣中的亞硝胺、稠環芳烴苯等物質可直接或間接致癌。

根據肺癌的發病成因，提出以下幾點預防方法：

（1）不吸煙。吸煙量越大，得肺癌的危險性就越高。美國癌症協會調查發現，每天吸煙1～9支，危險性是不吸煙者的3倍；每天吸煙40支以上，危險性是不吸煙者的19倍。為此已經吸煙的人要努力戒煙或少吸煙，不吸煙者要盡量避免吸入「二手煙」。

（2）改善環境，加強自我保護。據統計，城市居民肺癌發生率明顯高於農村，在污染嚴重的城市中，空氣中致癌物質苯並芘的含量明顯居高。因此要做好職業防護。另外，還應注意家庭、辦公室和汽車內等小環境的污染。裝修中含有大量的揮發性有毒氣體和放射性物質，要予以防護。

（3）積極治療肺部慢性炎症、肺結核等肺部疾患。

小提醒

煙癮與人體體液的酸鹼度有關。吸煙者口腔中酸性體液分泌過多，就出現煙癮，而吸煙之後的尼古丁呈鹼性，煙癮便會受到抑制。因此，可適當增加鹼性食物攝入，如各種蔬菜、水果、豆類製品、海藻類、茶葉、牛奶等。這有助於將體液維持在正常的弱鹼性狀態，對戒煙有利。另外，用穀物釀製的各類白酒均屬酸性食品，所以戒煙的同時，也要少喝酒。

23. 過度喝酒傷身

太太留言

每次聽你說要出去應酬，我就心驚膽戰的。我知道應酬是少不了喝酒的，但最怕看見你喝醉的樣子。

醫生忠告

其實，酒本身並不是「毒品」。適量地飲酒不但對身體沒有危害，還能怡情健體。但很多人不懂得健康飲酒，飲酒量過度，對胃、肝臟、神經等多種器官造成傷害。

（1）對肝臟的損害：酒精量超過人體肝臟的代謝和解毒能力，就會對肝細胞產生直接或間接的損害，如酒精性脂肪肝、酒精性肝炎、酒精性肝硬化，甚至演變為肝癌。

（2）對胃的損傷：正常的胃黏膜能夠保護黏膜上皮細胞不被胃酸損傷。酒精不僅促進胃酸分泌損傷胃黏膜上皮組織，還可直接破壞正常的胃黏液——黏膜屏障。因此，長期飲酒過度的人，容易發生急性胃炎和胃潰瘍。

（3）對神經系統的損傷：酒精是親神經物質，對人體許多系統臟器均會造成損傷，其中神經系統是主要的損傷器官之一。酒精能夠抑制或麻痺中樞神經系統，引起精神異常和運動失調。

（4）對生殖能力的損傷：鋅是保障前列腺健康和精子活動能力的重要元素，酒精會加速體內鋅的代謝，長期酗酒的男人體內比較缺鋅。酒精會降低睪丸激素分泌量，增加精液中不良精子的數量，極易引起人體染色體畸變。長期飲酒或大量飲酒會造成慢性或急性酒精中毒，導致70％的精子發育不良或喪失活動能力。

小提醒

酗酒不僅對身體造成傷害，還會影響正常的生活、工作。

⊙酗酒者情緒易激動，對外界刺激敏感，易與人發生衝突。

⊙當酒精麻痺神經系統時，易出現失常行為。

⊙酒後精神不佳，容易影響工作效率。

24. 在「夜光杯」中保持清醒

太太留言

今天晚上要出去應酬吧。記得我給你說的話，喝酒適可而止，必要時耍耍小聰明。

醫生忠告

對於在商場打拼的「白骨精」，喝酒應酬自然少不了。是不是顧了生意就不能顧身體？其實，只要根據實際情況健康飲酒，科學應酬，魚與熊掌是可以兼得的。

（1）瞭解自己的酒精耐受量。研究表明，人體內酒精代謝酶的含量直接決定酒精耐受力的強弱。一般來說，1千克體重最高對應1克酒精。如果能找到自己的酒精耐受量，就能有效地控制飲酒量。

（2）選擇合適的酒種。白酒含乙醇量高，營養價值有限。黃酒含有21種氨基酸，含氨基酸的量達到5647毫克/升。啤酒除了少量的酒精，還含有碳水化合物、蛋白質、多種氨基酸、維生素以及鈣、磷、鐵等微量元素。紅酒含有人體維持生命活動所需的維他命、糖及蛋白質。

（3）放慢飲酒速度。飲酒 5分鐘內，乙醇進入血液，1.5～2小時後，血液中的乙醇濃度達到高峰。喝酒喝得越快，血液中酒精濃度升高得越快，容易喝醉。

（4）不要空腹喝酒。空腹喝酒有助於酒精的吸收，因此在酒前、酒中、酒後都要適當進食，減少酒精的吸收。

小提醒

千奇百怪的解酒法：

⊙將生蛋清、鮮牛奶、霜柿餅煎湯服，可消渴、清熱、解醉。

⊙將５０克醋、２５克紅糖、３片生薑煎湯飲服，可減輕酒精對人體的損害。

⊙將芹菜擠汁飲服，不僅可以醒酒，還可消除醉酒後的頭疼腦脹，面部潮紅等症狀。

25. 喝酒就喝紅酒

太太留言

今天買了一瓶紅酒回來，等你有空的時候咱們來個浪漫的燭光晚餐。是不是很驚訝，一向不允許你喝酒的我，怎麼會買酒回來？紅酒可不比其他酒，它可以延年益壽。以後你出去應酬，就盡量喝紅酒吧。

醫生忠告

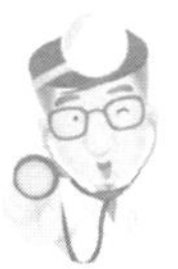

當面對不可避免的應酬時，紅酒是最好的選擇。與其他酒類相比，紅葡萄釀成的紅葡萄酒，不容易使尿酸上升。而且紅酒屬於鹼性含酒精飲料，可以中和應酬時吃下的大魚大肉等酸性食物。

紅酒富含維持生命活動所需的營養素：維生素、礦物質、糖及蛋白質，還含有24種人體不可缺少的氨基酸。葡萄糖是人體能量的主要來源，是維持生命、強身健體不可缺少的營養成分。豐富的維生素及礦物質，能夠起到補血、降低膽固醇的作用。另外，葡萄酒中的有機酸成分，如葡萄酸、檸檬酸、蘋果酸等，能有效調解神經中樞、舒筋活血，對腦力和體力勞動者來說，都是不可缺少的營養物質。

有營養學家認為：每天飲60毫升以下的紅酒，是種健康的膳食行為。紅酒能提高抗氧化作用，預防動脈硬化；能促進血液循環，預防冠心病；能降低肺內有害化合物，預防慢性支氣管炎和肺氣腫。最新的科學研究還顯示，適量喝紅酒能夠延年益壽。

小提醒

飲紅酒前，必須注意室內溫度是否適宜，一般來說，紅酒適合在室溫１４℃～１８℃的環境飲用。開啟後先聞聞木塞的氣味，判斷紅酒是否變質。如果木塞散發很重的木塞味、硫磺味、酸味、霉味，表明酒已經過期。如果木塞散發花香、果香等芬芳味，則可以放心飲用。

26. 莫貪杯，小心喝出酒精肝

太太留言

昨晚又違規了，但看著你「人在江湖」的無奈神情，暫且原諒你。下不為例！

醫生忠告

酒精肝全稱酒精性肝病，是因長期的過度飲酒，透過乙醇及其衍生物乙醛，使肝細胞反覆發生脂肪變性、壞死和再生而致，包括酒精性脂肪肝、酒精性肝炎、肝纖維化和肝硬化。在歐美國家，酒精性肝病是中青年死亡的一個主要原因。隨著生活條件的改善，酗酒的增多，酒精肝的發病率逐年攀升。

為什麼長期酗酒會引起酒精肝呢？肝臟好比人體化工廠，各種營養物質的轉化合成都由它來完成，各種毒素也是經過它排解，酒精的代謝也是在肝臟進行的。如果只是少量飲酒，經過肝臟解毒代謝後，可變成無毒物質排出體外。但若是長期大量飲酒，酒精的代謝物乙醛將對肝細胞產生很大的毒性。

多數情況下，人們並不知道自己患上了酒精性肝病，待出現肝區疼痛、全身無力、食慾不振、消化不良、噁心嘔吐、腹脹腹瀉等症狀時去檢查，常是轉氨酶、轉肽酶升高，這已是酒精性肝炎。此時若不及時治療或繼續喝酒，極容易發展成酒精性肝纖維硬化和酒精性肝硬化，繼而還會出現腹水、消化道大出血等，危及生命。

小提醒

喝哪一種酒、怎麼喝會損害肝臟呢？義大利學者研究認為，最低每天攝入30克酒精就有肝損害危險，且危險性隨每天酒精攝入量的增加而增加。空腹飲酒、飲用不同種類的酒（即「摻著喝」）都會讓酒精肝的危害性增加。

27. 讓維生素C和煙酒同步

太太留言

多吃點蘋果，維生素C含量高。

醫生忠告

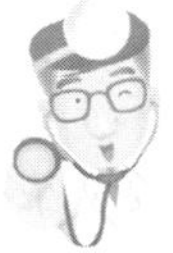

過量飲酒或吸煙的人，體內維生素C會大量流失，造成血液中維生素C的含量明顯偏低。而維生素C是維持身體健康必不可少的營養素，具有防止維生素A和維生素E氧化、促進損傷組織癒合、提高肌體免疫力等功效。如果身體長期缺乏維生素C，並得不到及時的補充，就容易引發疾病。

抽煙、喝酒的人比常人更需要補充維生素C。一方面是彌補身體大量流失的維生素C，另一方面，維生素C能夠醒酒，預防肺部疾病。維生素C可以保證體內維生素E的含量保持正常水準，防止維生素E的流失。而維生素E能夠殺死香煙中的部分有害物質，保護肺黏膜。另外，肝臟要分解酒精，需要大量的維生素C作催化劑。因此，維生素C具有醒酒護肝的作用。

維生素C的主要來源是新鮮蔬菜和水果。不過，維生素 C 不穩定，容易被氧化和分解。因此，儲存和烹調過程中應盡量注意減少維生素C的損失。對於維生素C嚴重缺乏的人，應在醫生的指導下服用維生素C的制劑。

小提醒

維生素Ｃ是無毒的營養素，但每天攝入量超過８克也會對身體產生危害。維生素過量的危害有：鐵過量吸收，紅血球被破壞，血漿膽固醇升高，對大劑量維生素Ｃ形成依賴，甚至導致出現噁心、腹部痙攣、腹瀉等症狀。

28. 山珍海味不及粗茶淡飯

太太留言

昨天說是想吃我做的小米粥，說在外面吃那些山珍海味都膩了。現在知道了吧，那些價格昂貴的東西，還沒有我做的粗茶淡飯好吃。

醫生忠告

「應酬飯」最大的弊病在於膳食不均衡。魚蛋肉等動物性食物攝入過量，穀類、蔬菜、水果等植物性食物攝入不足，長此以往，會導致體內飽和脂肪酸升高，引發肥胖症、糖尿病、高血壓、心血管疾病等「富貴病」。因此，在吃「應酬飯」時，應該注意營養的搭配。

（1）食物多樣化。不同的食物所含的營養成分也不盡相同，沒有一種食物能給人體提供全部的營養。

（2）以穀類為主。穀類食物是人體能量的主要來源，能提供人體必需的碳水化合物、蛋白質、膳食纖維及B群維生素等。

（3）多吃蔬菜、水果。蔬菜、水果含有較豐富的維生素、礦物質、膳食纖維等營養素，經常食用能起到保護心血管健康、增強抗病能力的作用。

（4）多吃乳類、豆類及其製品。乳類食品是天然鈣和優質蛋白質的最佳來源。豆類含豐富的優質蛋白質、不飽和脂肪酸、鈣及B群維生素。經常吃這類食物，可改善膳食的營養素供給。

（5）食物清淡。少吃動物性食物及油炸、煙熏食物，同時還要少吃醬油、鹹菜、味精等高鈉食品，避免患高血壓病的危險。

小提醒

吃生猛海鮮已經成為一種飲食時尚。但這些食物中存在寄生蟲和細菌的機率很高，如果一味追求味道的鮮美，烹調不夠充分，就會在不知不覺中把疾病吃到肚裡。

29. 宵夜，吃出來的毛病

太太留言

昨天回家居然嚷著說餓。你不是才吃了飯回來，怎麼又餓了？還好意思說光顧著喝酒忘了吃飯了。

醫生忠告

隨著夜生活的興起和頻繁，宵夜綜合症也悄然走入人們的生活。正常情況下，人進餐的次數、數量和時間是相對固定的，如果破壞已經形成的飲食規律，胃腸功能難以適應，會造成胃腸功能紊亂。頻繁的宵夜會導致失眠、健忘、不思早餐和身體發胖等症狀，甚至引發消化系統、心血管系統疾病。

要預防宵夜綜合症，最好的辦法當然是不吃宵夜。但對於每天忙於應酬的精英一族來說，卻是人在江湖身不由己。如果不能選擇不宵夜，那麼只能選擇科學宵夜，把對身體的傷害降低到最小程度。

（1）食物少放鹽和味精等調味品，盡量清淡。

（2）限制動物性食物的攝入量，最好以蔬菜、豆製品等多水分易消化的食物為主，避免給胃腸道增添過重的負擔。

（3）宵夜時要做到不挑食、不偏食、不暴飲暴食。

（4）宵夜安排的時間過晚，可在正常晚餐時間補充些易消化的食物，如水果、牛奶等。

（5）飯後不要馬上喝茶和吸煙，防止食物中鈣、鐵的吸收受到阻礙。

小提醒

從營養學來說，最理想的三餐能量攝入比例是早餐占２５％至３０％，午餐占４０％左右，晚餐占３０％至３５％。晚餐的營養搭配中脂肪類最好占２５％左右，蛋白質占１２％，其餘的都應該是碳水化合物。最好在睡前４小時內不要進食，這樣有足夠的時間讓腸胃排空，減少腸胃負擔，提高睡眠品質。

30. 早餐，來點稀飯加點心的溫情

太太留言

今天早上剛一轉身，就看不見人了。桌上的稀飯沒有動，點心倒是少了幾塊。有這麼忙嗎，連吃個早餐也像是在打仗。

醫生忠告

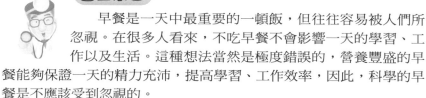

早餐是一天中最重要的一頓飯，但往往容易被人們所忽視。在很多人看來，不吃早餐不會影響一天的學習、工作以及生活。這種想法當然是極度錯誤的，營養豐盛的早餐能夠保證一天的精力充沛，提高學習、工作效率，因此，科學的早餐是不應該受到忽視的。

（1）準時就餐。起床20～30分鐘後再吃早餐最合適。需要注意的是，有早起習慣的人不要急於吃早餐，起床後應飲1～2杯溫開水，它對人體內器官有洗滌作用，而且對改善器官功能、防止一些疾病的發生都有很大好處，早餐則安排在7點後吃。

（2）營養搭配：葷素搭配，占全天熱量的30％即可。合理的早餐食品應該是富含水分和營養的。牛奶、豆漿符合上述要求，可任選一種，還要有適量的蛋白質和脂肪，吃一些雞蛋、豆製品、瘦肉、花生等，這樣不但可使食物在胃裡停留較久，還能使人整個上午精力充沛。另外還需吃一點水果和蔬菜，這不僅是為了補充水溶性維生素和纖維素，還因水果和蔬菜含鈣、鉀、鎂等礦物質屬鹼性食物，可以中和肉、蛋、穀類等食物在體內氧化後生成的酸根，達到酸鹼平衡。

小提醒

營養早餐的百變搭配：

⊙白米粥50克，煎蛋1個，菜包1個，優酪乳250毫升。

⊙牛奶250毫升，穀物30克，火腿腸25克，早餐麵包 1 個，香蕉1根。

⊙優酪乳250毫升，蛋餅 1 個，大蘋果 1 個。

31. 飲食習慣要科學

太太留言

吃飯慢一點。給你說了多少次了，還是老樣子。你看你那模樣就像有人跟你搶一樣。我知道你是想快點吃了，去繼續你未完成的工作。都不知道你這麼辛苦是為了什麼，居然連吃飯也成了負擔。

醫生忠告

規律的三餐能保證食物的吸收及營養的攝取。而不正常的就餐習慣會增加胃腸負擔，導致腹脹、消化不良等異常身體狀況。長此以往，還容易導致膽囊炎、膽石症等疾病。因此，要想身體健康，必須要養成良好的就餐習慣。

（1）按時吃飯。時間是進食的一種條件刺激，接近吃飯的時候，便自然產生食慾，促使胃腸道分泌消化液，有利於消化、吸收。延後吃飯時間，會因饑餓導致血糖下降，使注意力不集中，工作效率降低。提前進餐會影響胃腸道的休息調整，增加胃腸負擔，使食物不能充分消化吸收。

（2）提倡細嚼慢嚥。在咀嚼的過程中，食物變細，有利於消化和吸收。咀嚼時，唾液也會增多，從而促進食物的消化。咀嚼動作還能使胃腸消化液反射性分泌，有利於下一步的消化。

（3）控制食量。根據自身情況控制每餐的攝入量。食物攝入過少，不能補充身體的消耗，直接影響工作效率。攝入過多，會使胃、腸等消化系統處於緊張的工作狀態，甚至引發胃病、肥胖等疾病。

小提醒

不同的食物在胃內停留的時間長短不一，如澱粉類食物需兩小時，通常吃的混合食物需 4 ～ 5 個小時。因此，兩餐保持 5 ～ 6 小時的間隔比較合理，即早餐 7 點，午餐12點，晚餐 6 點左右，這樣能保證胃排空後有一定的休息時間。

32. 暴飲暴食有害健康

太太留言

一回來你就說你快餓死了，居然吃了一大碗麵。中午兩點鐘才吃飯能不餓嗎？能不多吃嗎？看你饑一頓飽一頓的，真讓人擔心呀！

醫生忠告

吃飯不定時、狼吞虎嚥、暴飲暴食是很多男人的陋習。特別是對於工作繁忙的職場精英來說，飽一頓饑一頓是常見的事情。如果你自恃身體強壯，對這些不良習慣不加以重視，等胃病發作時就後悔莫及了。

食物進入人體後，是依賴於胃腸道及消化附屬器官的正常運作來完成消化和吸收的。但是人體的消化能力有一定限度，過度就會造成消化系統運轉不規律或超負荷。而暴飲暴食完全打亂了胃腸道對食物消化吸收的正常節律。比如在短時間內需求大量消化液，明顯加重附屬消化器官的負擔，影響控制食物消化和吸收的中樞神經系統，導致胃腸道動力失調。

暴飲暴食對人體的危害非常大，可能會導致頭昏腦漲、精神恍惚、腸胃不適、胸悶氣急、腹瀉、便秘，甚至引起急性胃腸炎，導致胃出血。特別是吃「應酬飯」，大量進食高蛋白質食物會加重肝膽負擔，加快肝細胞代謝速度，造成肝功能損害，誘發膽囊炎，促使肝炎病人病情加重。

由此可見，有節制的飲食是保證人體健康的重要因素。

小提醒

據研究顯示，不吃早餐的人更容易發胖。因為不吃早餐，到午餐時間就會感到非常饑餓。這種饑餓感會促使人進食更多的食物，同時所攝入的食物也極易被吸收轉化成脂肪儲存起來，從而導致肥胖。

33. 別把細菌吃進肚裡

太太留言

今天打電話給張小姐，讓她給你準備了一個飯盒。平時在公司就用飯盒吃飯吧，出去應酬時記得讓服務生拿消了毒的餐具。

醫生忠告

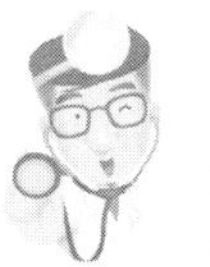

俗話說得好，病從口入。如果不注意飲食的清潔衛生，很有可能把細菌病毒吃進肚裡，導致細菌性食物中毒。因此，要增強自我健康意識，做好清潔衛生工作，把不潔的飲食拒絕在口外。

（1）注意自身的衛生。上幼稚園的時候，老師就反覆告訴我們飯前便後要勤洗手。手會接觸不同的物體，同時也會沾染物體上的病菌、病毒及寄生蟲卵。如果不洗手就用餐，手上的細菌，不僅會污染食物，還會和食物一起進入體內。

（2）注意飲食衛生。食物要妥善保管，防止蒼蠅、蟑螂等病媒昆蟲污染食物。食用涼拌菜時，要注意原料的新鮮和製作過程的衛生要求。對於市場上購買的熟食及家庭、飯店的剩飯菜，無明顯變質的應加熱後再食用，出現變質的不應再食用。

（3）注意餐具衛生。餐具要經常消毒，不要和病原體攜帶者混用一個餐具，減少餐具上的細菌病毒。

小提醒

細菌性食物中毒的特點是發病快、病情重，潛伏期一般在２～１２小時之間。發病的主要症狀有：陣發性腹部絞痛，反覆拉水樣便甚至血水樣便，伴有噁心、嘔吐、畏寒、發燒等全身中毒症狀。

發生食物中毒後要及時治療，否則會導致體內水分大量流失，電解質平衡失調，並發酸中毒、低血容量性休克和中毒性休克等嚴重症狀，甚至危及生命。

34. 電腦前不宜就餐

太太留言

手沒洗，你就吃蘋果。你的手前一秒鐘還在用鍵盤和滑鼠，不知道上面有多少細菌。說不定現在細菌已經在你肚子裡搭上「安樂窩」了。

醫生忠告

邊使用電腦，邊用餐，在白領人群中是常見的事情。在他們看來，這樣既能解決生理需要，又不會耽誤工作，是一舉兩得的好事。殊不知，胃病就是這樣吃出來的。

邊用電腦，邊吃飯，胃液分泌會受到抑制，導致消化能力大大減弱。從而增加胃腸道的負擔，久而久之，就容易引發胃病。同時，在用電腦時，身體呈蜷縮狀態，胃部被壓迫難以活動，食物進入胃內，被擠壓在狹小的空間裡，就造成胃腸負擔，難以消化吸收。另外，操作電腦時，手必然和鍵盤、滑鼠等物品接觸，沾染上細菌。如果用沾有細菌的手進食，細菌就透過口腔進入身體。

因此，應該在專門的就餐環境進餐。良好的就餐環境能夠增加胃液的分泌，有利於消化吸收。飯後走動也可以給胃充足的運動空間，能促進食物的消化。即使回到辦公場所，也最好先站立20分鐘。站立時腹部自然收縮，可以防止胃下垂和脂肪在腹部的堆積。

小提醒

很多人有飯後鬆腰帶的習慣，以為這樣給腸胃更充足的活動空間。其實，飯後鬆腰帶會使腹腔內壓下降，增加消化器官的負荷量，從而促使腸道蠕動加劇，易發生腸扭轉，出現腹脹、腹痛、嘔吐等症狀，還可能導致胃下垂。

35. 營養在「偏」食中流失

太太留言

你簡直是個肉食性動物。桌上的宮保雞丁和回鍋肉都被你吃進了肚子，而那盤菠菜卻是一點也沒有動。看見你油膩膩的嘴，真想問問你，肉就那麼好吃嗎？

醫生忠告

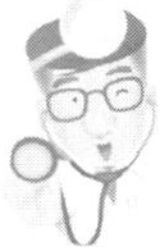

偏食是一種不良習慣。人體需要全面充足的營養進行生命活動。偏食勢必會影響營養的全面，還會造成營養失調，影響身體的正常運作。

人對食物的喜好存在明顯的個體差異，有的人喜歡吃素，有的人喜歡吃葷，這本無可厚非。但人體需要的營養素較多樣化，如蛋白質、脂肪、維生素、礦物質等。某一類食物不能提供所有的營養素，也不能完全滿足人體的需求。

長期偏重某類食物，會造成某種營養素過剩，其他營養素缺乏的現象。長此以往，會破壞正常的生理環境，導致抵抗力下降，發育不良，還會誘發貧血、胃病等多種疾病。當然，缺乏不同的營養素，造成的後果也不一樣。比如，偏愛甜食容易引發糖尿病、佝僂病等，過量攝入動物類食物會導致冠心病、肥胖症等。

小提醒

偏食是一種奇妙的心理現象，很多人都存在偏食問題。輕微偏食，只要沒有妨礙營養的吸收，不必過分擔心。如果給身體帶來了負面影響，就應及時找出原因。

⊙長期吃一種東西，會對這種食物產生厭惡或抵制，因此，口味最好經常更換。

⊙不必要的擔心。過分誇大某種食物帶來的危害，如，擔心吃雞蛋膽固醇過高，吃菠菜易患腎結石、缺鈣等。其實，只要掌握好適當的分寸，這些食物並不會給你帶來傷害。

36. 別隨「速食主義」走

太太留言

兒子鬧著要去吃漢堡，你居然也遷就他。還說什麼老爸是速食店的常客。你們父子倆呀，一個模子刻出來的。要不怎麼會說，有其父必有其子呢？

醫生忠告

很多職場精英的一日三餐是這樣安排的：早餐抓個饅頭或蛋餅了事，中餐不是速食麵就是漢堡，晚餐隨便一點麵包牛奶應付。對於他們來說，時間就是金錢，每天工作忙都忙不完，哪有閒工夫去研究吃飯的問題。速食憑藉其方便快捷的優點為他們解決了時間問題，但有造成營養素嚴重缺乏的後果。

人體正常生命活動需要六大營養素：蛋白質、脂肪、碳水化合物、礦物質、維生素和水。長時間缺乏任何一種營養素，都容易患病。速食大多是高碳水化合物、高脂肪的食物，長期食用，這兩種營養素容易過剩，其他營養素容易缺乏。

速食大多是油炸食品，熱量、脂肪含量較高，經常食用會促使人體發胖。經常食用速食，體液逐漸酸性化，要保持體內酸鹼平衡，必須動用體內鈣、磷、鎂等礦物質進行中和，從而導致這些元素的減少。經常吃速食的人容易患缺鐵性貧血病、骨質疏鬆、糖尿病、高血壓、心腦血管病等，嚴重危害人體健康的疾病。

小提醒

儘管現在速食麵都號稱不用油炸，但多少還是會含有一定的食用油。放置時間過長，油脂被空氣氧化分解，生成有毒的醛類過氧化物，會引起頭暈、頭痛、發熱、嘔吐、腹瀉等中毒現象。同時速食麵的主要成分是碳水化合物，遠遠滿足不了人體所需的營養量。在吃速食麵時，應添加一些副食，如蔬菜、肉類、蛋類等。

37. 給午餐加點綠色

太太留言

在我監督下，居然把青菜挑出去扔了。可想而知，在我的視線以外，你大概是不會用正眼去瞧綠色蔬菜的。

醫生忠告

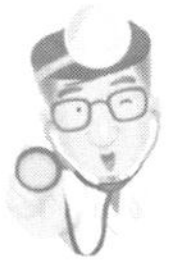

眾所周知，多吃蔬菜有益於身體健康，因為蔬菜裡蘊含著豐富的維生素、礦物質以及纖維素。

不同的蔬菜蘊含的營養價值也有所不同。如何判斷蔬菜營養價值的高低呢？主要是以蘊含的維生素、微量元素、纖維素及對人體有益的活性成分含量為標準。據科學家分析，蔬菜的顏色越深，營養價值就越高。並總結了這樣的規律：按綠、黃、紅、紫、白的順序，營養價值依次降低。

（1）綠色蔬菜主要包括芥菜、菠菜等。這類蔬菜蘊含豐富的維生素C、維生素B1、維生素B2、胡蘿蔔素及多種微量元素。經常食用有益肝臟，對高血壓及失眠有一定的治療作用。

（2）黃色蔬菜主要有韭黃、南瓜、胡蘿蔔等。由於這類蔬菜中富含維生素E，多吃能減少皮膚色斑，調節胃腸道消化功能，有益脾、胰等臟器。

（3）紅色蔬菜有番茄、紅辣椒等。這類蔬菜能提高食慾、刺激神經系統興奮。

（4）紫色蔬菜有紫茄子、紫扁豆等。主要作用是調節神經和增加腎上腺分泌。

（5）白色蔬菜有茭白、蓮藕、竹筍、白蘿蔔等。多吃這類蔬菜可以調節視覺、安定情緒，對高血壓和心肌病有一定的緩解作用。

小提醒

眾所周知，多吃蔬菜有益於身體健康。但如果不正確食用也會危害身體，比如，豆角不煮熟，含有一種叫「凝聚素」的毒蛋白，使人發生中毒症狀。

38. 人到中年要補鉻

太太留言

老公，多吃點牛肉，聽說蘊含豐富的鉻。

醫生忠告

鉻是人體必需的微量元素，是胰島素不可缺少的輔助成分。它將參與糖代謝過程，促進脂肪和蛋白質的合成，對人體的生長發育有著積極的促進作用。人體在生長發育過程中，體內鉻的含量會發生一定的變化。一般來說，過了30歲，體內鉻的含量逐步減少。若不能及時補鉻，則容易導致近視、血糖增高、血管硬化等多種疾病。

一般中年男子每天至少需要50微克的鉻，那些活動量較大的男士每天則需要100～200微克的鉻。而每天從食物中攝入的鉻在5～80微克，不能完全滿足人體需要。

雖然鉻對人體健康有著十分重要的作用，但食用不當也會帶來很大的危害。鉻只有以有機化合物的形式才能被人體吸收，而無機鉻是不容易被人體吸收的。另外，鉻的化合物中，六價鉻具有很強的毒性，特別是鉻酸鹽和重鉻酸鹽。若吸入含重鉻酸鹽微粒的空氣，容易引發鼻中膈穿孔、眼結膜炎及咽喉潰瘍，長期吸入還會引發癌症。若口服則會引起嘔吐、腹瀉、腎炎、尿毒症，甚至危及生命。因此，補充鉻一定要選擇安全可靠的途徑。

小提醒

如何從食物中獲取鉻？

- 少吃過度精細的食品。穀物中所含有的微量元素主要分佈在麩皮裡，穀物加工得越細，其製成品的微量元素損失得就越多。
- 多吃含鉻量較多的食物，如動物的肝臟、牛肉、胡椒、小麥、紅糖等。

39. 男人飲食從大豆開始

太太留言

晚上吃大豆燉排骨怎麼樣？

醫生忠告

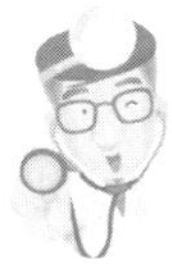

多吃大豆，對男人最明顯的好處就是能保護攝護腺。據研究顯示，每天喝一杯豆奶，男性患攝護腺癌的風險能降低30％；喝兩杯，風險則降低70％。為什麼大豆具有這種神奇的功效呢？專家解釋：在食用大豆及其製品後，腸中會分解抑制乙羥基睾丸素形成的物質。而乙羥基睾丸素很有可能會導致攝護腺癌。同時，這種物質還能預防脫髮，對有脫髮趨勢的男性無疑是個福音。

大豆中含有豐富的植物蛋白。並且，與肉類相比，蛋白質豐富而不含膽固醇，飽和脂肪酸含量低，對健康更為有利。對於想擁有完美身材的男士來說，豆類中豐富的蛋白質能給予肌肉充足的營養補充，加強健身效果。

很多男性拒絕吃大豆，是對大豆中的雌激素類似物——異黃酮，心存疑竇。但實驗證明：日常生活中的大豆食用量，不會導致雌激素過剩，出現睾丸萎縮和乳房增長等現象。相反，大豆對人體具有很多的保健作用。比如，其富含碳水化合物，不會提高血糖水準；能促進胃腸道中有益細菌的生長，防止直腸癌。同時還能預防心血管疾病、骨質疏鬆等多種疾病。

小提醒

大豆的醫療保健功效，主要是由所含的蛋白質及植物雌激素來完成的。不同的豆製品其有效成分含量也不相同，純豆粉含量最高，其次為豆腐腦、豆粉類飲品及豆腐。

40. 剩飯熱後吃可致胃病

太太留言

飯菜都在鍋裡，要熱熱再吃，早點回來吃熱騰騰的多好。

醫生忠告

人們總習慣把冷飯重熱，事實上重熱的剩飯再吃難以消化，久而久之可能引起胃病。我們先來看看米飯中所含的主要成分——澱粉在體內是怎樣被消化吸收的。

首先，口腔內的唾液澱粉酶將澱粉水解成糊精及麥芽糖。接著，在小腸內由胰腺分泌的胰澱粉酶和雙糖酶將糊精和麥芽糖分解為單糖，供腸黏膜細胞吸收。在加熱到60℃以上時，澱粉會逐漸變成糊狀，這個過程稱為「糊化」。

這種糊化的澱粉分子結構，較容易被人體的消化酶水解。然而，糊化的澱粉冷卻後，澱粉中的分子重新排列並排出水分，這稱為澱粉的「老化」。

老化的澱粉分子重新加熱，即使溫度很高，也不可能再恢復到糊化時的分子結構，從而降低了人體對它的水解與消化能力。因此，長期食用冷後重熱的飯，容易導致消化不良和胃病。為了維護胃腸健康，不要圖一時省事而經常吃重熱的剩飯。

小提醒

「湯泡飯」是一種不良的飲食習慣，因為以湯送飯，常常是還沒認真咀嚼，就把飯吞下了肚，造成消化困難、胃口不好。長期如此，可導致胃炎甚至胃潰瘍。

不少人喜歡一邊吃熱騰騰的食物，一邊大口喝加冰塊的冷飲，這也是一種壞習慣。如果脾胃虛弱，造成的傷害更大，會讓胃病找上門來。

41. 從飯後反應窺胃腸疾病

太太留言

有文章說，從一些飯後反應可預知胃腸疾病，我已把它整理好放在你文件夾裡了，有空看看。

醫生忠告

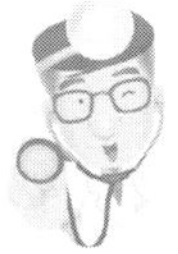

消化道疾病很多，但往往由於症狀不明顯而被忽視。因此，我們應該從飯後一些反應中學會自檢，早發現早治療。

（1）進食時有胸骨後受阻、停頓、疼痛的感覺，並且時輕時重，提示可能有食管炎或食管早期癌。

（2）飯後飽脹或終日飽脹、噯氣但不泛酸，胃口不佳，體重逐漸減輕，面色輕度蒼白或發灰，應留意是否患有慢性胃炎，特別是慢性萎縮性胃炎、胃下垂。

（3）飯後上腹痛，或有噁心、嘔吐、積食感。若症狀持續多年，常於秋季發作，疼痛可有節律性，生氣、受涼或吃了刺激性食物後發作，可能是胃潰瘍。

（4）常於飯後2小時胃痛，或半夜痛醒，進食後可緩解，並常有泛酸現象，提示十二指腸潰瘍或炎症。

（5）飲食不當或受涼後腹痛、腹瀉，伴有嘔吐、畏寒發熱，可能是急性胃腸炎、急性痢疾。

（6）飯後立即腹瀉，稍有受涼或吃東西不當時就發作。時而腹瀉時而便秘，腹瀉為水樣，便秘時黏液較多，有時腹脹有便意卻並無大便排出，數年並未見消瘦，多為慢性過敏性腸炎。

小提醒

專家指出，胃部不適應首先明確診斷，然後再對症用藥，自己趕緊吃藥來緩解胃部不適，很可能掩蓋真正的病情。

42. 調節好你的「胃動力」

太太留言

最近你沒什麼胃口啊，都瘦了。我熬了點酸菜鯽魚湯，要喝哦!

醫生忠告

經常有人抱怨自己的三餐就像任務一樣，吃一點就感覺飽了，這是「胃動力」出了問題。所謂胃動力，是指胃部肌肉的收縮蠕動力，包括胃部肌肉收縮的力量和頻率。當人的胃動力出現障礙時，會出現上腹脹滿、易飽、飯後腹脹、噁心、嘔吐等消化不良症狀。造成胃動力障礙的主要因素有：

（1）精神情緒變化。精神緊張和情緒悲傷可使胃的活動紊亂，造成胃肌收縮頻率緩慢。胃中的食物不能及時進入腸道，會使胃內食物和氣體滯留，產生腹脹、噯氣、噁心等不適。

（2）胃分泌功能紊亂。胃壁中有兩種具有分泌功能的細胞，分別分泌出消化酶和胃酸。當這些細胞功能下降時，消化酶和胃酸分泌相應減少，抑制胃部肌肉的收縮和蠕動。

（3）功能性消化不良。由於人的近端胃容納及儲存食物的功能下降，在進食後不能正常舒張，易出現飽脹感，並常伴有噯氣、腹脹、噁心、嘔吐症狀。

為了保持正常的胃動力，應在飲食習慣上稍作改變：少食多餐，減少每餐的分量，並在兩餐之間加一些點心，避免過飽或空腹，尤其不能忽略早餐；不吃太油膩的食物，油脂在胃中停留過久易致腹脹；飯後不宜立即躺下，並避免睡前吃東西。

小提醒

為了加強「胃動力」，請在進餐時保持愉快的心情。因為好心情可促使消化腺分泌、消化功能增強。反之，情緒不佳，可抑制消化腺分泌、消化道蠕動，使消化功能下降。

43. 防胃炎要忌的飲食因素

太太留言

是去吃火鍋嗎？可別像上次那樣又叫冷飲了。

醫生忠告

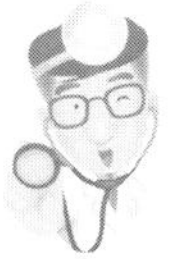

胃炎習慣上被分為急性胃炎和慢性胃炎兩類，慢性胃炎又分為淺表性胃炎和萎縮性胃炎。要防治胃炎，首先應注意飲食禁忌：

（1）忌飲食無規律。應以飲食規律，勿過饑過飽，少食多餐為原則，盡量選食清淡、對胃黏膜刺激小的食物。注意食物中糖、脂肪、蛋白質的比例，及維生素等身體必需營養素的含量。

（2）忌辛辣刺激食物。辣椒、芥末、胡椒、濃茶、咖啡、可可等食品或飲料，會刺激胃黏膜，使胃黏膜充血，加重炎症，應盡量少食。

（3）忌過冷、熱、硬食物。過涼的食物和飲料可導致胃痙攣，胃內黏膜血管收縮，使炎症難以消退；過熱的食品，會直接燙傷或刺激胃黏膜。胃炎病人的食物還應軟硬適度，過於堅硬粗糙的食品、粗纖維的蔬菜，以及用油煎炸或燒烤的食品，可加重胃的機械消化負擔，摩擦並損傷胃黏膜，加重胃黏膜的炎性病變。

（4）忌不潔飲食。注意飲食衛生，生吃瓜果要洗淨，不要吃變質食品。被污染變質的食品中含有大量的細菌和細菌毒素，會直接破壞胃黏膜。冰箱內的食物，一定要燒透煮透後再吃，如發現變質應堅決扔掉。

小提醒

上餐館吃飯時，最好不要空肚吃下一些太刺激的開胃小菜，諸如泡菜、辣椒、生洋蔥之類，以避免腹脹、傷風，在飯後帶來很不舒服的感覺。

44. 哪些吃法有損胃健康

太太留言

從今天開始，不許邊吃飯邊看電視或報紙，不然罰洗碗。

醫生忠告

據統計，急慢性胃炎和胃潰瘍等患者中，青壯年占多數，而且還在呈上升趨勢。究其原因，主要與進食不科學有關。以下幾種吃法，有損於胃的健康：

（1）吃得過快。狼吞虎嚥，食物咀嚼不充分，消化液分泌不足，會讓食物難以充分消化。長此以往，易導致胃病。

（2）吃得過飽。暴飲暴食，不僅使胃的消化能力難以承受，造成消化不良，嚴重時還可導致急性胃擴張、胃穿孔等疾患。

（3）邊讀（玩）邊吃。有些人喜歡邊看報邊吃，或邊玩邊吃。由於閱讀或玩耍時大量血液供腦，而供給胃腸道的血液相對減少，影響消化吸收。久而久之，易導致慢性胃病。

（4）愛吃零食。經常吃零食，會破壞胃消化酶分泌的正常規律，使胃得不到正常合理的休息而「積勞成疾」。

（5）蹲著吃飯。蹲著吃飯會使腹部及消化道血管受擠壓，不利於血液供應。而進餐時，恰需大量血液入胃用於消化，因此要改掉這種習慣。

小提醒

飯後不宜馬上吃水果，因為這樣很容易形成脹氣。水果中含有不少單糖類物質，極易被小腸吸收，如果被堵塞在胃中，會形成脹氣，以致便秘。因此，水果最好在飯後 2 ～ 3 小時吃。

45. 胃腸健康需要膳食纖維

太太留言

專心吃飯之後，是不是腹脹的症狀也減輕了呢？所以相信我沒錯的。

醫生忠告

膳食纖維是維護人體胃腸健康的「多面手」，它具有細菌發酵作用，使腸道內有益菌增加，並有一定黏度，可降低餐後血糖的升高幅度。膳食纖維包括可溶性和不可溶性兩種，前者更利於胃腸道健康。

（1）完善功能。可溶性膳食纖維主要是指果膠、樹膠等，經結腸細菌酵解後，可產生短鏈脂肪酸，提供結腸黏膜所需能量的70%。另外，它還能刺激消化酶分泌，促進結腸血液循環。如果缺少膳食纖維，可引起胃腸道結構損害和功能障礙，患潰瘍性結腸炎等疾病。

（2）平衡菌群。人體腸道內有很多有益菌，能抑制某些病原菌的生長，還可合成B群維生素和維生素K。可溶性膳食纖維的容水量大，為腸內菌群提供了理想的增生場所，當增生過度時，能透過促進腸蠕動而加速其排出。此外，它還可防止腸內致病菌通過腸壁向外移動，維護人體健康。

（3）防治便秘，清「毒」排「廢」。食物中的膳食纖維能促進腸壁蠕動，起到通便的作用，同時協助人體清除腸道內毒性物質。

小提醒

吃水果也是有講究的：有潰瘍病和便秘者不宜吃酸性水果；脾胃虛弱者最好不吃性寒的梨子、柚子；空腹時不能吃番茄、柿子、橘子、山楂、香蕉、杏仁等。因為，空腹吃番茄會升高胃內壓力，引起脹痛；空腹吃橘子容易胃脹、呃酸；空腹吃山楂會使胃感覺噁心如饑，甚至疼痛；空腹吃香蕉，會使血中鎂含量升高而抑制心血管，不利於身體健康。

46. 魔芋，胃腸道的「清道夫」

太太留言

再次獻上拿手菜：魔芋燒鴨子。

醫生忠告

魔芋又稱「鬼芋」，中醫稱「蛇六谷」，其性味辛寒，有消腫解毒、抗癌、健胃、利尿、去肺寒、消飽脹等多種效能。

近年來的研究表明：魔芋含有多種氨基酸，塊莖的粗蛋白質含量為9.7％，16種氨基酸總含量為7.8％，7種人體必需氨基酸總含量為2.5％。此外，還富含鈣、鐵、鎂、鉀、鈉、錳、銅等微量元素。

魔芋總含糖量為16％，其中D－甘露聚糖就占了30％以上。甘露聚糖能擴張毛細血管，興奮血管，降低血壓和膽固醇，有效抑制肥胖並防治冠心病。它消化吸收慢，能清除腸壁上的廢物，且低熱低脂，是肥胖者及糖尿病、便秘患者理想的保健食物。

在國外市場上，魔芋被譽為「胃腸道清道夫」、「血液淨化劑」。作為膳食纖維食品，它與組織食品、植物蛋白質食品同為食品工業的三大潮流。

小提醒

魔芋具有的幾種保健功能：

- 降低血脂、血糖、擴張微血管，平衡體內胰島素。
- 高纖維低熱量，有助於控制體重，是減肥良品。
- 解毒、通便、利尿，促進腸胃蠕動，清除腸胃、膽囊中的滯留物。
- 抑制腸道內腐敗細菌的繁殖，防止癌變。

47. 合理飲食安慰「胃休期」

太太留言

冰箱裡有剛買的水果，別一拿出來就吃，會傷胃的。

醫生忠告

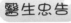

在各種節假日尤其是春節，難免飲食不規律，暴飲暴食的機會增加，而且營養搭配不均衡，高蛋白和高脂肪攝入過多將，使人體各器官超負荷運作，影響胃腸功能。因此，節後應進入休養生息期。

「胃休期」並不等於禁食期，不少美味的食物本身就有調理作用：

（1）紫菜：除了富含維生素A、維生素B1及B2外，還蘊含豐富的纖維及礦物質，能幫助排出體內的廢物和積聚的水分。

（2）芝麻：它的「亞麻仁油酸」可去除附在血管內的膽固醇。

（3）香蕉：雖然卡路里很高，但脂肪卻很低，而且還富含鉀。

（4）蘋果：獨有的蘋果酸，能加速代謝。

（5）紅豆：所含的石鹼酸可增加大腸的蠕動，促進排尿並減少便秘。

（6）木瓜：獨特的蛋白質分解酵素，能清除積聚在體內的脂肪。

（7）西瓜：是生果中的利尿專家，多吃可減少體內的多餘水分。

（8）菠菜：可以促進血液循環，平衡新陳代謝。

（9）奇異果：除了富含維生素C外，纖維含量也很豐富，可增加脂肪的分解速度。

（10）番茄：新鮮的番茄可以利尿，生吃效果更好。

小提醒

水果沙拉：選新鮮的蔬菜，如黃瓜、萵苣、荸薺、芹菜、紅心蘿蔔等可生吃的品種，水果可選梨、蘋果、桃子、鳳梨等；加上沙拉醬拌勻，一份色澤鮮豔、營養豐富的美味沙拉就完成了。

48. 胃經常泛酸是否有毛病？

太太留言

曬在陽臺上的雞蛋殼別給我丟了，有用的。

醫生忠告

當胃酸過多時，酸性分泌物會刺激胃黏膜，引起泛酸，產生燒心的感覺。胃泛酸是一種常見的消化道症狀，並非都是胃有毛病。造成胃酸過多和泛酸的原因很多，主要有以下兩種：

（1）生理性泛酸。在精神緊張、疲勞過度、情緒不佳的時候，大腦皮質功能紊亂，不能很好地制約胃酸分泌的神經，促使胃酸分泌增多；飲食不當，如過甜、過鹹、過辣、過酸、過燙、過冷的食物均可刺激胃酸分泌；某些粗糧及紅薯、馬鈴薯等富含澱粉、糖、酸等，會刺激胃酸大量分泌；不易消化的食物，剩餘的糖分在胃腸道裡發酵，也會誘發泛酸。

（2）病理性泛酸。慢性胃炎、胃或十二指腸潰瘍等疾患，可促使胃酸增多，經常出現泛酸現象。

如果是生理性泛酸，不需要特殊治療，消除誘發的因素即可。而病理性泛酸除了要尋找病因外，還需服用抑制酸的藥物，如碳酸鈣、胃舒平，或者中藥烏貝散、左金九等。

小提醒

治療胃酸的小偏方：將雞蛋殼焙乾研末沖服，一天２～３次，１次３～５克，見效後用量逐減。

蛋殼的主要成分是碳酸鈣，約占93%，有抑制酸作用。研成的粉末進入胃部，覆蓋在炎症或潰瘍表面，能降低胃酸濃度，保護胃黏膜。蛋殼中還含有對人體有利的蛋白質、碳酸鎂、碳酸鈣及磷酸鎂。而且，蛋殼的內膜也有很好的保護胃黏膜的作用，對胃病尤其是胃潰瘍療效顯著。

49. 為什麼會出現胃灼熱？

太太留言

我得忙著走了，沒來得及給你備好早餐，覺得自己有點失職。冰箱裡有牛奶，要熱熱再喝。

醫生忠告

人體的食管末端有一個瓣膜，叫食管底部括約肌。正常情況下，食物進入胃後它就會關閉，但當瓣膜軟弱無力而關閉不全時，便可導致胃酸返流，引起食道灼熱，也即我們平常所說的胃灼熱。引起胃灼熱現象的原因是多方面的：

⊙吸煙者因為尼古丁的刺激使瓣膜軟弱，易發生胃灼熱現象。

⊙脂肪、巧克力、薄荷和酒精等，都可使瓣膜關閉無力。

⊙妊娠期婦女分泌的激素可鬆弛平滑肌，包括這個瓣膜。

要減少或防止胃灼熱，應注意以下事項：

（1）避免穿緊身衣服。

（2）盡量避免屈身下俯。

（3）夜間睡覺可抬高床頭，防止胃酸返流。

（4）可適量採用滅吐靈或抗酸藥。

小提醒

早餐不宜先喝冰咖啡、冰果汁、冰紅茶等冷飲，以免傷了「胃氣」。中醫所說的胃氣，並不單純指「胃」，還包含了脾胃的消化吸收能力、後天的免疫力、肌肉的功能等。早晨，身體各個系統器官還未走出睡眠狀態，這時接觸冰冷的食物，易出現攣縮、血流不暢。日子一久，就發現自己小毛病不斷：大便老是稀稀的，皮膚越來越差，喉嚨隱隱有痰不清爽。這即是傷了胃氣，傷了身體的抵抗力。

50. 單獨進餐易患胃病

太太留言

這兩天你沒在家吃飯，我好像吃什麼都沒胃口，糟了，是不是得了「厭食症」啊？

醫生忠告

營養學家新近研究指出，經常單獨進餐的人易患胃和十二指腸潰瘍。這是什麼原因呢？

當家人、朋友、同事一道進餐時，大家說說笑笑、輕鬆愉快，氣氛融洽溫馨。而人在精神愉悅時，胃液的分泌也相對旺盛，可促使腸胃加快蠕動，保證食物盡快地消化和吸收。

一個人吃飯，因為沒有伴兒，吃起來很慢，有的是邊看報或電視邊吃，有的還想著不愉快的事情或沒完成的工作。單獨進餐容易使人心情不開朗，產生緊張、煩惱、氣憤等不良情緒。不良的情緒能使胃腸的血管收縮，阻礙正常的消化活動，抑制消化液的分泌。

從胃壁分泌出的胃液中含有鹽酸和胃液素，可使食物消化、溶解。同時也不斷地分泌黏液，以保護胃壁不受胃液的侵害。但是，當人情緒不穩定，甚至出現孤獨、苦悶、緊張、煩惱或氣憤時，胃壁的血管便自動收縮，血液循環減慢，黏液的分泌也大為減少。在這種情況下，極易導致胃壁穿孔，造成胃潰瘍或十二指腸潰瘍。胃潰瘍可能是因長期單獨進餐形成，也可能在受到沉重打擊的極短時間內造成，即「突發性胃潰瘍」。

小提醒

胃酸過多者的飲食指南：

⊙不宜食用的食物：巧克力、咖啡、辣椒、薄荷、柑橘、番茄、全脂牛奶及洋蔥等。

⊙宜食用的食物：高蛋白(禽蛋)、含纖維食物(蔬菜、穀類)、易於消化的米粥等。

51. 「胃痛」不一定都是胃病

太太留言

這兩天覺得心口有點不舒服，晚上回來給我揉揉。

醫生忠告

人們常把心窩部的疼痛稱為胃脘痛，該部位的疼痛大多來自胃及十二指腸。然而除此之外，膽囊、總膽管、胰腺、肝左葉以及心臟等器官都緊貼或臨近心窩部，當這些臟器出現病變時，同樣可引起「胃痛」。

（1）膽石症。膽石的刺激，可讓膽囊及膽管出現不同程度的炎症。病患多有心窩部（或右肋下）的不規則隱痛及不適感，有時還可出現上腹部飽脹、噯氣等酷似胃病的症狀，並常因飲食不當或進食油膩而加重。許多患者因此而長期被自己或醫生誤診為胃痛。

（2）胰腺疾病。慢性胰腺炎或胰頭癌患者，也常出現心窩部隱痛及噁心、嘔吐的症狀，須仔細檢查加以鑒別。

（3）肝膽系統惡性腫瘤。肝癌（以左葉居多）、膽囊癌及總膽管癌都可表現為「胃痛」，並伴有上腹部飽脹、乏力、納差、黃疸等症狀，容易被誤診為胃病而耽誤及早醫治。

（4）心肌梗塞。心梗時不一定都會有心前區絞痛，可僅表現為「胃痛」或心窩部不適，並有噁心、嘔吐。如果不加以鑒別，盲目按胃病處理，很容易導致誤診甚至發生意外。

可見，「胃痛」的症狀並非一定是胃病，應告知醫生詳細的病史，並結合全面的檢查，發現病變的癥結所在。

小提醒

「飯後百步走，活到九十九。」其實不然，飽餐後，為保證食物的消化吸收，腹部血管擴張充血。如果此時運動量增加，會影響消化道對營養物質的吸收。

52. 胃病與腹瀉

太太留言

今天和一位老朋友喝茶，發現她簡直變了個人，皮膚和頭髮都好了。她笑說自己現在很愛吃「醋」，還說醋不僅能美容，對腸胃也有一定的保健作用呢！

醫生忠告

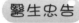

胃病引起的腹瀉稱為胃源性腹瀉，主要表現為腐敗性消化不良，每天大便多次，常在晨起或餐後。一般無腸絞痛，大便呈深褐色，帶泡沫，以糊狀居多，具有刺鼻的惡臭。

胃源性腹瀉常見於以下幾種情況：

（1）胃酸過少或缺乏，如慢性萎縮性胃炎、胃黏膜萎縮、晚期胃癌都可伴有腹瀉。

（2）胃酸分泌過多，如胃泌素瘤所致的腹瀉。

（3）胃大部切除、胃空腸吻合術或形成胃腸瘺管時，胃內容物流入腸腔過快引起腹瀉。

（4）腸內容物或膽汁經常反流入胃，使胃內細菌繁殖，黏膜發生慢性炎症，胃酸分泌缺乏或被鹼性腸內容物所中和，都可誘發腹瀉。

治療胃源性腹瀉要針對病理，不可一味止瀉，強行止瀉易造成嘔吐、腹脹腹瀉、不能進食。限制蛋白質的攝入，尤其是肉類與蛋類，可緩解腐敗性消化不良。

小提醒

喝保健醋的潮流源於歐美和日本。國外的保健醋品種多樣，有橙、檸檬、桂圓、提子、香蕉等幾十種水果。

醋雖有益，但要注意：不能大量喝也不要空腹喝，或不經開水稀釋。喝醋能幫助消化，喜歡吃肉的人可在每餐之後飲用 1 杯水果醋，若吃素或消化功能本來就很好的，則沒多大必要。

53. 胃病與哮喘

太太留言

洗頭時用了一點醋，果真是一順到底，現在就到超市給你買保健醋去。

醫生忠告

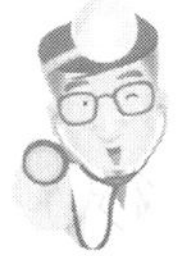

哮喘是呼吸系統一種變態反應性疾病，其發生與自身過敏體質和外界過敏原有關。表面看來，它與胃病是不同系統的疾患，似乎毫不相干，然而調查顯示，哮喘病人中胃食管返流的發生率在50％左右，明顯高於一般人群。由此得出，胃食管返流是哮喘的一個重要誘因。

胃病為什麼會引發哮喘呢？胃病患者胃酸、胃蛋白酶或十二指腸液等消化液分泌水準較高，在食管下端括約肌處於鬆弛狀態時，就會發生返流。一方面，返流物到了咽喉部被吸入氣管，成為引發或加重哮喘的過敏原；另一方面，夾有胃酸等消化液的胃內容物刺激黏膜酸敏感受體，啟動食管至肺的迷走神經反射弧，造成支氣管痙攣，從而誘發哮喘。

如確診為胃性哮喘，用藥須慎重，盡量不要用茶鹼類及β2受體興奮劑。應以增加胃動力及抗酸類藥物為主，以增加內容物身下排空，減少胃酸分泌返流。

小提醒

俗話說：「十個胃病九個寒。」這確是經驗之談，因此注意冷暖十分重要。在氣候變化無常時，有虛寒胃痛的病人要注意保暖，不要受涼；有脾胃泄瀉的，可在臍中貼暖臍膏藥，並少吃生冷瓜果。如果感到胃脘部發冷，可及時服用生薑茶。

54. 急性胃炎的飲食管理

太太留言

我們老闆今天照「胃鏡」去了，回來直喊難受。都是吃飯沒規律造成的，你可不許這個樣子啊！

醫生忠告

急性胃炎是一種常見病，主要表現為上腹疼痛、不適，食慾下降，噁心嘔吐，有時伴腹瀉，嚴重的可引起嘔血、便血等症狀。在日常生活中經常遇到的是急性單純性胃炎，可由以下因素引起：吃了細菌及其毒素污染的食物；過度飽餐和酗酒；服用損害胃黏膜的藥物（如阿司匹林、保泰松、利血平、激素及某些抗生素等）。

對於急性胃炎，應去除病因，對症治療，其中管理好飲食是關鍵：

（1）急性發作時最好用清流質食物，例如米湯、清湯、藕粉、杏仁茶、淡茶水、薄麵湯、去皮紅棗湯等，待病情緩解後，可逐步過渡到少渣半流食。應以鹹食為主，盡量少用產氣及含脂肪多的食物，如牛奶、豆奶、蔗糖等。

（2）嚴重嘔吐腹瀉，建議飲糖鹽水，以補充水分和鈉鹽。若因嘔吐丟失大量水分導致電解質紊亂，應靜脈注射葡萄糖鹽水等溶液。

（3）劇烈腹痛時應禁食，讓胃腸得以充分休息，腹痛減輕時再酌情飲食。烹調時以清淡為主，少用油脂或其他調料。禁止生冷、刺激食品，例如醋、辣椒、花椒、薑、蔥、蒜等。

小提醒

急性腸胃炎發作時，醫生總會建議你多多補充水分，但這並不是要你猛灌白開水。如果拼命喝白開水，恐怕會導致體內電解質不足，引發抽筋現象。所以最好是飲用含適當鹽分、糖分的電解質水溶液，也可到藥店買補鹽液來自己沖服。

55. 慢性胃炎怎麼吃？

太太留言

晚上想熬紅棗蓮子粥，你下班順便捎點材料回來。

醫生忠告

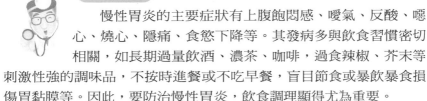

慢性胃炎的主要症狀有上腹飽悶感、噯氣、反酸、噁心、燒心、隱痛、食慾下降等。其發病多與飲食習慣密切相關，如長期過量飲酒、濃茶、咖啡，過食辣椒、芥末等刺激性強的調味品，不按時進餐或不吃早餐，盲目節食或暴飲暴食損傷胃黏膜等。因此，要防治慢性胃炎，飲食調理顯得尤為重要。

（1）定時定量。每日三餐應按時進食，且不宜過飽。正餐之間可少量加餐，但不宜過多。

（2）宜軟宜精。食用的主食、蔬菜及魚肉等葷菜，特別是豆類、花生米等硬果類都要煮透、燒熟至軟爛，便於消化吸收。少吃粗糙和粗纖維多的食物，要求食物精工細作，營養豐富。

（3）新鮮清淡。各種食物均應新鮮，不宜存放過久食用。多吃新鮮而含纖維少的蔬果，如冬瓜、黃瓜、番茄、馬鈴薯、菠菜葉、小白菜，以及蘋果、梨、香蕉、橘子等。膳食要清淡少油，既易消化吸收，又利於胃病的康復。

（4）講究烹調方法。宜用蒸、煮、燜、燉、燴、汆等烹調方法，而最好不選用煎、炸、燻、烤。因為這些方法加工的菜肴不易消化，肌體難以吸收。

小提醒

蓮子粥：蓮子、糯米各５０克，紅糖一匙。蓮子用開水泡脹，削皮去芯，加水用小火煮半小時待用。糯米加水用旺火煮１０分鐘，倒入蓮肉及湯，加糖，改用小火燉半小時即可。此款粥可作早餐或下午當點心吃，能補中祛濕，健脾暖胃，適於胃寒怕冷、遇冷則瀉、睡眠不好者。

56. 淺表性胃炎無需長期服藥

太太留言

燉了豬肚，晚上早點回來。不是說什麼「同位補素」嗎，就暫且相信一回吧。

醫生忠告

有些患者常感到上腹飽脹不適、噯氣，診斷為「淺表性胃炎」，長期服用多種中西藥並無顯著療效。其實這類患者中有50％屬於功能性消化不良，其中不少人伴有失眠、焦慮、疑心病等精神症狀。

在胃鏡檢查時，只要見到胃黏膜有充血水腫，但不伴有潰瘍、糜爛、出血、腫瘤等實質性病變，一般都可報告為「淺表性胃炎」。因為在大多數時間裡，胃都處於工作狀態，負荷較重，黏膜難免出現不同程度的水腫。所以醫生會結合症狀，分別診斷為「功能性消化不良」或「慢性淺表性胃炎」。

患者除了戒煙戒酒、避免刺激性食物及暴飲暴食的同時，更應放鬆自己的心態，增加體力勞動和鍛鍊，提高肌體的抗病能力和免疫力。總的來說，無需耗費鉅資長期服藥，或做頻繁的胃鏡檢查，增加不必要的心理負擔。個別患者若症狀持續、漸重，應及時復查胃鏡，以免漏診惡性疾病。

小提醒

人參煨豬肚：豬肚１個，人參１５克，糯米１５０克，乾薑、蔥白適量。將人參、糯米、薑、蔥段放入洗淨的豬肚中，用線縫合。砂鍋內加水，放入豬肚，先用旺火燒沸，撇去湯面上的浮泡，改用小火煮至極爛熟。空腹溫食。能治療胃虛寒症、胃脘冷痛、食慾不振、大便泄瀉。

57. 萎縮性胃炎要注重自我保護

太太留言

這段日子老闆的胃口好了，不知是和大夥兒一塊兒用餐，還是他太太的功勞。改天向他老婆討點祕訣去！

醫生忠告

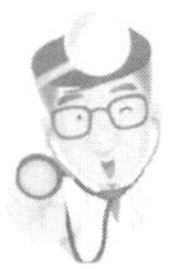

慢性萎縮性胃炎是常見的消化系統疾病，多見於中老年人。其臨床表現主要為：食慾減退、噁心、噯氣，上腹出現持續或間斷性飽脹或鈍痛，少數患者可有上消化道出血、貧血、體質消瘦等營養不良症狀。如果同時存在胃潰瘍、胃息肉、胃黏膜脫垂等症，其症狀往往會加重。此病的形成除了環境、污染、情緒等因素外，還與不良飲食習慣、吸煙飲酒、膽汁返流、免疫力低、幽門螺旋桿菌感染等有關。

對患者來說，首先須規律飲食，及時戒煙忌酒，不食用過鹹及辛辣食物。如果無泛酸現象，可適量使用蛋白酶及多酶片治療，以改善消化不良症狀。一定要避免用損害胃黏膜的藥物，如阿司匹林、消炎痛、紅黴素等。對幽門螺旋桿菌檢出陽性患者，可加服抗生素，如得樂沖劑、阿莫西林膠囊。為加強胃黏膜保護，增加胃黏膜更新，提高細胞再生能力，可使用維生素A和維生素E等。

再則，加強胃動力也很重要。如嗎丁啉、普瑞搏思（西沙比利）等，可使食道下段括約肌張力增加，加強胃蠕動，促進胃排空，協調胃和十二指腸運動。同時防止膽汁返流，調節和恢複胃腸運動，消除飽脹感、腹脹、餐後不適、上腹燒灼感、噁心等不適，且無副作用。但要注意胃黏膜脫垂患者不宜使用。

小提醒

大量喝啤酒可引起慢性胃炎，或加重原有病情。胃黏膜主要合成一種叫前列腺素 E 的物質，它可抑制胃酸分泌，保護胃黏膜。

58. 心病，竟使胃炎難癒

太太留言

老胃病都一樣，好起來跟「抽絲」似的。所以別急，慢慢來，不是還有我這個「後勤部長」嗎？

醫生忠告

有的患者已有幾年胃病史，中西藥吃了不少，但症狀總不見好轉，伴有煩躁不安、長期失眠等。儘管胃鏡檢查一切正常，但仍自我感覺胃炎症狀越來越嚴重。這是由心理因素引起的胃腸功能紊亂，即「胃腸神經症」。

胃腸神經症在臨床十分常見，其主要特徵有：

（1）以胃腸不適症狀為主，但患者訴說的症狀往往繁雜、彌散，難以定位，常表現為誇張性、多樣化。

（2）軀體症狀與客觀檢查不一致，即實際檢查情況不像患者訴說的那麼嚴重。病情隨情緒波動而起伏，常伴有失眠、頭暈、健忘、敏感、注意力難以集中及陣發性面部潮紅、出汗、手足冷等症狀。

（3）病程遷延易反覆發作。患者求治心切，到處求醫問藥，一旦失望即灰心喪氣。

此種胃腸道功能變化，多因長期的緊張焦慮、抑鬱、惱怒等情緒所致。性格內向、情緒不穩、自控能力差、多思善慮、適應性差等，也容易讓情緒緊張，導致胃腸功能紊亂。而過度關注自身健康，一有病痛就猜疑、焦慮、恐懼，也會干擾中樞神經的正常活動，影響到胃腸功能。另外，此病還有一定的家族遺傳性。

小提醒

胃腸神經症的治療理念：

⊙安其心：告訴他一切不是想像中的那麼糟糕。

⊙動其神：放鬆情緒，調動其抗病信心。

⊙養其性：打太極拳、聽音樂、唱歌，樂觀自信。

59. 別讓藥物損傷胃

太太留言

別有事沒事就忙著找那些「強勁」的西藥，要注重調理。

醫生忠告

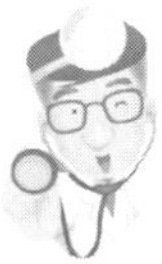

許多藥物可直接或間接地損傷胃黏膜，引起炎症和潰瘍，主要有以下幾類：

（1）解熱鎮痛抗炎類：如阿司匹林、撲熱息痛、保泰松、消炎痛、布洛芬等，以及由這幾種藥混合而成的止痛片。這類藥物可直接損傷胃黏膜，造成急性胃炎或胃出血。如果患有慢性胃炎、消化性潰瘍等症，其胃黏膜本身有病變，服此類藥物更會加重病情。

（2）腎上腺糖皮質激素類：如強的松、地塞米松、可的松等，可促進胃酸和胃蛋白酶的分泌。高酸性胃炎、胃和十二指腸潰瘍患者使用後，易加重病情，嚴重者可出現胃出血和穿孔。

（3）碘劑、洋地黃、四環素、氯化胺、奎寧、利血平、組織胺等藥物，均對胃黏膜有不同程度的損害。

另外，心血管病患者常需口服小劑量阿司匹林腸溶片。這種溶片雖然對胃腸道的刺激作用比普通阿司匹林小得多，但因需長期服用，所以刺激會逐漸累積，最後引起急性胃黏膜病變、糜爛出血性胃炎、消化性潰瘍。因此，若需長期服用小劑量阿司匹林腸溶片，則不可過量，須飯後服，並同時服用胃黏膜保護劑，定期復查胃鏡。

小提醒

怎樣將藥物對胃的傷害降到最低呢？首先，應避免空腹服，以減少藥物與胃黏膜的直接接觸。服藥前，可先服用胃黏膜保護劑，如硫糖鋁、麥滋林、胃速樂、胃舒平、胃必治、甲氰米胍等，健脾丸、香砂養胃丸等中成藥也可。另外，有時候可用中藥代替，如用追風透骨丸取代消炎痛、布洛芬。

60. 青香蕉防治胃潰瘍

太太留言

今天的香蕉很新鮮，雖然有點澀口，但就是這種吃了最好。

醫生忠告

過度緊張、焦慮或有毒物質，可使胃保護層受到胃酸或酵素破壞，導致胃潰瘍。香蕉可刺激胃壁黏膜細胞生長，形成胃保護層。因此，經常吃香蕉特別是未成熟的青香蕉，可預防和治療胃潰瘍。一些胃潰瘍患者治療時需要服用保泰松，但服用後往往會誘發胃潰瘍出血。建議在服藥後吃些香蕉，就可以起到保護胃的作用。

常喝優酪乳也可治療胃和十二指腸潰瘍。優酪乳中的乳酸桿菌能殺死人體中的幽門螺旋桿菌，而這種細菌正是引起胃潰瘍的元兇。試驗證明，用優酪乳加上少量普通抗菌素，7天之後就會有80%的幽門螺旋桿菌被殺死。

另外，紫菜內維生素A的含量非常豐富，約為捲心菜的70倍左右，並且富含碘、鈣、鐵、鋅和錳等多種礦物質，是防治胃潰瘍的理想食物。

小提醒

用手指（四指併攏）拍打另一隻手背正中央的「胸腹區」，如果疼得很厲害，說明你有胃潰瘍或即將患胃潰瘍。趕快指壓或拍打胸腹區，以控制病情。經常刺激、拍打、按摩此處，可消除胃腸痙攣，而且可以厚實胃壁，避免或治療胃潰瘍。

61. 高鹽食物與胃癌零距離

太太留言

姐姐一直向我推薦那種「紫椰菜」，今天在超市裡看到了，裹得緊緊的，很可愛。一個能吃好幾天，營養又實惠。

醫生忠告

鹽是我們生活中不可缺少的物質，但長期食用高濃度鹽的食品，不但可誘發心血管疾病，而且還可以引發胃炎、胃癌。

研究證明，在導致胃癌的飲食因素中，高鹽食品為首要因素。過去，日本人喜歡吃魚乾、魚醬及醃菜等鹽漬食物，因此成為胃癌的高發國家。隨著家庭電冰箱的普及與飲食習慣的改變，其食用鹽漬食品的時間大大減少，胃癌發病率也日趨下降。

人們醃製臘肉時要加入大量食鹽，是因為高濃度的鹽分不僅可讓細胞脫水、蛋白質凝固，而且還能使細菌脫水死亡，使肉質長時間不腐壞。同樣的，人體攝入過多的高鹽食物，因食鹽的滲透壓高，會直接損害到胃黏膜。實驗發現，當餵大白鼠高濃度（12%～20%）的食鹽水後，其胃黏膜發生廣泛性瀰漫性充血、水腫、糜爛、壞死和出血，而低濃度的食鹽水則不會引起這些病理改變。

高鹽食物還能使胃酸減少，並抑制前列腺素E的分泌，使胃黏膜易受損而導致胃炎或胃潰瘍。此外，高鹽及鹽漬食物中還含有大量的硝酸鹽，它在胃內被還原菌轉變為亞硝酸鹽，再與食物中的胺結合成亞硝酸胺，致癌性極強。

小提醒

色彩豔麗的蔬菜有極佳的防癌作用，可選擇幾樣爽口而又悅目的蔬菜餐前開胃。如：將青蘿蔔切成細絲，放點醋和糖，或切成塊直接食用。胡蘿蔔去皮生吃；番茄拌白糖或空口吃；黃瓜切條生吃。

62. 春天飲食調理四原則

太太留言

入春了，天氣也逐漸轉暖。不過這正是細菌繁殖的季節，出門用餐也要講究衛生。

醫生忠告

春天到了，氣溫逐漸由寒向暖轉換，細菌、病毒等微生物開始繁殖，活力增強，容易侵犯人體而致病。而科學飲食對身體健康、疾病預防有很大的幫助。因此，在安排飲食時應遵循下列的調理原則。

（1）充足熱量。特別是早春，氣溫仍較寒冷，為了維持基礎體溫，人體要消耗一定的能量。所以，早春期間的營養構成應以高熱量為主，除穀類製品外，還應選用黃豆、芝麻、花生、核桃等食物。

（2）攝取足夠的維生素和礦物質。維生素C具有抗病毒作用；維生素A可以保護和增強上呼吸道黏膜，以及呼吸器官上皮細胞的功能；維生素E能提高人體免疫功能，增強肌體的抗病能力。因此，蘊含各種維生素和礦物質的蔬菜，是春天餐桌上的必備佳品。

（3）少吃酸性食物。春季，肝氣過旺，而酸性食物不利於春天陽氣的生發和肝氣的疏泄，容易使偏旺的肝氣更旺，對脾胃產生不良影響，妨礙食物正常消化吸收。

（4）飲食清淡。春季容易上火，出現舌苔發黃、口苦咽乾等症狀。因此，飲食上以清淡為主，忌油膩、生冷及刺激性食物。對於上火症狀明顯的人應吃一些清火的食物，如綠豆湯、菊花茶等。

小提醒

春季是海產品的產出淡季，市場上的海產品大都是冷凍存放時間較長的食物。而海產品存放時間過長，容易腐敗變質，使蛋白質分解，產生胺類、可溶性毒蛋白、惡臭素等有毒害的物質。因此，春季應慎食海產品，尤其變質的海產品更不可食用。

63. 春暖花開，多吃大棗和山藥

太太留言

今天早上的大棗粥好吃嗎？我知道你吃應酬飯時總是吃不好，冰箱裡還給你留了些粥，自己熱一下就可以了。

醫生忠告

唐代著名醫學家孫思邈在《千金方》中曾說道，春季飲食應「省酸增甘，以養脾氣」。他的意思是指春天要少吃酸味食物，多吃甘味的食物。這裡的甘味食物不僅是指口感帶甜味，更重要的是具有補益脾胃的作用。

大棗和山藥是甘味食物中具有代表性的。現代醫學研究顯示，大棗和山藥，具有提高人體免疫力的作用。如果將大棗和山藥煮成粥，可以預防胃炎、胃潰瘍的復發，還能減少流感等傳染病的患病機率。

甘味食物除了大棗和山藥外，還有：白米、小米、糯米、高粱、豇豆、扁豆、黃豆、甘藍、菠菜、胡蘿蔔、芋頭、紅薯、南瓜、馬鈴薯、黑木耳、香菇、栗子、桂圓等。不同的人可以根據自己的口味選擇。除了甘味食物還要多吃大蔥、生薑、大蒜、韭菜、洋蔥等溫性食物，這些食物能起到祛陰散寒的作用。對於黃瓜、冬瓜、綠豆芽等寒性食品不宜過多食用，它們會阻礙春天體內陽氣的生發。

對於北方春季多風乾燥的地區，應增加養陰潤燥的食物，如蜂蜜、梨、香蕉、百合、冰糖、甘蔗、白蘿蔔等。這些食物可以緩解咽喉疼痛、口臭、便秘等「上火」的症狀。

小提醒

春季容易復發慢性胃炎、胃潰瘍、膽結石、肝炎等疾病。對於有過患病經歷的人，在飲食上應格外注意。平時最好多喝點山藥粥、小米粥，對山楂、烏梅等酸性食物要敬而遠之。

64. 春季，打響防病第一槍

太太留言

我看見今天陽光明媚，就把厚重的冬裝脫了，但一出門就感覺冷颼颼的。你今天是不是也把毛衣脫了。明天記著穿上，不要只貪圖風度。到時感冒了，受罪的還是我們自己。

醫生忠告

初春氣溫開始回升，但氣候容易乍暖還寒，變化無常。另外，春暖花開的時節也是各種致病原滋生的時節，各種危害人體健康的病菌異常活躍。因此，這種季節有利於流感、病毒性肝炎等傳染性疾病的發生和傳播，同時忽熱忽冷的天氣易使人體血管不斷收縮擴張，導致心血管疾病。對於疾病的高發現象，最根本的解決方法還是做好預防工作。

（1）強調「春捂」。隨著氣溫回升，體內產熱逐漸減少，代謝也隨之變化，同時早春忽冷忽熱的氣候給肌體調節增加了困難。強調「春捂」是為了使體內的熱量下降後免遭春寒侵襲。

（2）除塵通風。春天細菌的繁殖較旺盛，因此，有必要加強防護，控制及殺滅各類害蟲、病菌，以減少疾病的發生。另外，在寒冷的冬天，通風工作相對不足，室內會積聚大量灰塵，早春除塵通風，能保持室內空氣新鮮，減少和抑制病菌病毒繁殖。

（3）加強鍛鍊。運動可以改善心肺功能，提高大腦興奮度，使肌體更快地調節體溫，適應春季多變的氣候。同時陽光中的紫外線能抵禦和殺死多種病菌，能預防流腦、流感、麻疹等疾病。

小提醒

春季容易引發過敏性結膜炎。此病發病症狀為雙眼奇癢，並伴有燒灼感，如果用手揉擦，會引起眼皮紅腫、結膜充血，甚至出現流淚怕光的症狀。這種疾病是由於對飄浮於空氣中的某些花粉、灰塵等物質過敏所致。

65. 隨時留意身體異常

太太留言

到了該檢查身體的時間了，別等到病情嚴重的時候才想起去醫院，發現苗頭就要及時制止。

醫生忠告

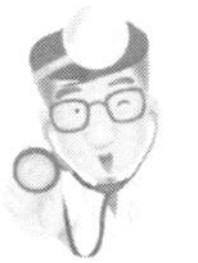

男人大多都粗心大意，不拘小節，對於身體出現的異常症狀也容易忽視。很多人非要身體功能出了大毛病才會去醫院，這樣往往延誤了治療的最佳時機。

任何疾病的發生都會伴有身體異常症狀，雖然早期症狀不明顯，但如果能及時發現，治療效果會大幅度提高。疾病發展到了後期，不但給身體帶來傷害，治療上也更加棘手，浪費更多的精力和財力。

要怎樣才能及時發現疾病呢？最重要的是隨時關注自己身體的變化，如大便及小便情況、腸胃情況等。如果發現不尋常的出血或便秘、無法治癒的喉痛、任何部位的硬塊、消化不良或吞嚥困難、不停的咳嗽或聲音嘶啞等異常症狀，就應該引起警惕。不要以為身體出點小毛病是正常的，小毛病不及時治療就會演變成大毛病。

同時定期的體檢也能幫助你隨時掌握身體的狀況。一旦發現有疾病徵兆，最好是到醫院進行科學詳細的檢查。在醫生的指導下進行治療，切記不可想當然，或是聽從別人的經驗之談。

小提醒

在治療過程中，不可憑自我主觀診斷而隨意中斷治療。任何疾病的治療都需要相應的過程，才能取得治療效果。而中斷治療會使前面的治療功虧一簣，還會導致疾病復發，甚至加重病情，嚴重的還可能危及生命。

66. 患病不可硬熬

太太留言

頭還痛不痛？不要硬撐了，當心把身體拖垮。今天還是抽個空到醫院去檢查一下吧。

醫生忠告

從職場的角度出發，帶病工作是以事業為重，精神可嘉。但是，從醫學的角度看，這是有違於健康的不明智行為。

從疾病演變和發展規律可以看出，大病大多是由小病發展而來的。患病早期，身體抵抗力強，這一階段治療，不但有利於身體恢復，還可節省大量經費和時間。有病不醫，只會延誤治療，增加疾病治療難度。特別是中年人，大腦、心臟、肝腎等重要器官的生理功能在逐漸衰退，細胞免疫力、再生能力和肌體的內分泌功能日益下降。如果為了眼前的事業發展，對頭痛發熱、咳嗽、乏力、腰酸、腿痛、便血等不適症狀視而不見，聽之任之，拖延耽誤治療時機，只會釀成重症。

對於一些流行病症，帶病工作，不只是影響自己的健康，還可能把疾病傳染給他人。傳染病，如皮膚病、流感、痢疾、肝炎等，是透過相互接觸、空氣、飛沫、水源、食品等多種管道傳給他人的。因此，患了傳染病的患者，應進行及時有效的治療和隔離，避免危及他人健康，或造成大面積傳染病流行。

小提醒

對健康應該有正確的認識，要明確身體是自己的，是任何財富和權力都不能交換的。領導者也應該矯正觀念，不要一味提倡「帶病工作」。要設身處地去關心和愛護自己的員工，發現患病員工應及時勸其治療，清楚地認識只有健康的員工才能創造價值。

67. 藥，胡亂吃不得

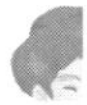

太太留言

你是不是還是沒有去醫院。你以為自己是醫生呀，可以給自己開藥。要知道藥是不能亂吃的。不行，今天我要陪你去醫院。

醫生忠告

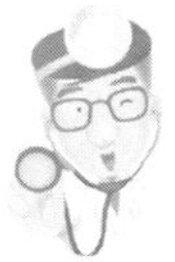

很多家庭都會備有醫藥箱，準備一些常見的藥物，如感冒藥、抗菌藥、止痛藥等。當身體發生輕微不適時，為了避免上醫院的麻煩，就自己根據經驗判斷服用藥物。但這種看似有備無患的做法，實際上存在著巨大的用藥「安全隱患」。

藥品不像食品，可以隨便食用。藥品具有很強的專業性，藥品的服用與診斷、適應症狀、適應人群等諸多環節有密切關係。如果缺少專業知識的判斷，很有可能會導致藥不對症，不能達到有效的治療效果。比如最常見的感冒，有風熱引起的，也有風寒引起的，風熱引起的就該吃辛涼解表的藥，而風寒引起的則要吃辛熱解表的藥。

生病了，在醫生的診斷下，才能判斷病因。在病因不明確的情況，根據症狀服藥也具有很大隱患。比如，闌尾炎會引起腹痛，當作簡單的腹痛來治療不僅不能達到治療效果，還可能延誤治療時機，甚至危及生命。同時，人還存在個體差異，即使患同樣的病，不同的人服用的藥物也不盡相同。沒有醫生的指導，我們根本不知道自己適合哪些藥物，不適合哪些藥物。

小提醒

要求醫生開「好藥」、「貴藥」的患者不在少數，存在這種思想的人大多是受到藥物廣告的影響。其實，藥物的療效只取決於是否對症用藥，藥價不是衡量效果的標準。在臨床治療中，價格低廉的普通藥的藥效，並不比價格昂貴的差。

68. 肺炎的誘因

太太留言

昨晚聽你咳嗽了，今天要把外套穿上。

醫生忠告

肺為「嬌臟」，與大氣相通，全身血液流經肺臟，使其易遭受病原微生物的侵襲而導致發炎，即為肺炎。大多肺炎是因病原微生物感染而起，但還存在其他一些致病因素，如過敏性肺炎、放射性肺炎等。肺炎的特徵為：在肺間質和肺泡內有滲出性炎症，使肺組織呈或多或少的實變。肺炎是一種常見病，人一生很可能會患一種或多種肺炎。

正常情況下，由於人體呼吸道防禦機制，病原體進入體內不一定會引發肺炎。然而當防禦功能下降時，病原體就會乘虛而入，導致發病。其誘因有：

（1）上呼吸道病毒感染：病毒感染能破壞支氣管黏膜的完整性，影響黏液、纖毛活動，導致細菌感染。

（2）饑餓、疲勞、醉酒等，可消耗全身的抵抗力，使細胞吞噬作用減退，降低免疫力，導致發病。

（3）昏迷、麻醉、鎮靜劑過量，易發生異物吸入，引起細菌感染。

（4）患有免疫缺陷、糖尿病、腎功能衰竭等基礎疾病。

小提醒

當人吃得太飽時，胃部充盈就會把橫膈往上推，壓迫肺部。原已得不到足夠氧氣的肺病患者，呼吸會更加困難，加劇病情的發展。而且飽食之後，消化食物也需要大量的氧氣，從而影響心臟、大腦等重要器官的供氧。

因此，有肺部疾患的病人，應該「飯吃七分飽」，特別是在喜慶或節假日裡，切忌暴飲暴食。

69. 初春，打好肺炎「預防針」

太太留言

春天萬物生長，連細菌也來湊熱鬧，所以要注意冷暖，別見著點陽光就什麼都忘了。

醫生忠告

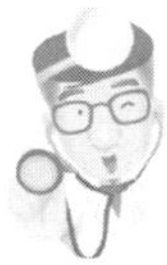

初春的季節轉換，使日溫差、氣壓、濕度的變化幅度都很大，應特別注意預防呼吸道感染。除此之外，「打預防針」也是一種預防肺炎的有效途徑。

肺炎的致病細菌很多，其中最常見的是肺炎球菌（也稱肺炎鏈球菌）。健康人的鼻咽部也可有肺炎球菌存在，在人的抵抗力降低時可致病。由於越來越多的肺炎球菌已對青黴素類抗菌素產生耐藥性，因此一旦發生感染，治療的難度就增大。如果接種肺炎球菌疫苗，可提高身體的抗病能力，有效抵抗肺炎球菌感染。

與流感疫苗不同，肺炎球菌疫苗不必每年注射。研究證明，接種一次肺炎球菌疫苗有效期為5年，而且安全性很高。如果原有慢性呼吸道疾病，如支氣管哮喘、慢性支氣管炎、支氣管擴張、肺氣腫、肺心病、肺間質纖維化、慢性中耳炎、副鼻竇炎，更應考慮注射肺炎球菌疫苗。平時易得支氣管炎、肺炎的健康人以及糖尿病患者，也很有必要注射此種疫苗。

小提醒

防治肺病試試「枇杷枸杞銀耳湯」：枇杷葉、枸杞各２０克，銀耳３０克。先將枇杷葉煮２０分鐘，去渣後加入枸杞和泡發好的銀耳，用文火煮１小時，出鍋後加蜂蜜食用。能清肺和胃、化痰降氣，適用於肺燥咳嗽、頭暈乏力、咯痰等。枇杷葉含有防癌作用的維生素B_{17}，它安全可靠，無毒副作用。

70. 春天，養腎的好季節

太太留言

天氣轉暖了，萬物復甦，花兒也競相開放，是個踏青的好季節。

醫生忠告

春天這個舒爽的季節，是腎功能不佳患者調養的好時機。臨床經驗發現，此時服用強腎配方與固腎藥膳，對腎功能初期惡化與腎病末期患者的療效甚高，可達 6成以上。

對於腎臟疾患，除了根據病情予以治療外，也可依據節氣的不同加以配合用藥。在 3、4月份這個春暖花開的季節裡，可使用應季的「春天強腎方」。其藥材包括：柴胡、枳榖、萆薢、桂枝、赤芍、春附、丹參、大黃、茯苓、白術。服用後可讓氣血循環通暢，使五臟六腑得以調和。

腎病患者春季的生活調理也不可忽視，例如晨起呼吸新鮮空氣，做柔軟體操，還應注重保暖工作，以免罹患感冒；飲食方面，不可吃過於辛辣油膩的食物，以免損及肝腎，建議食用蔬果清淡食品，如黃瓜、香瓜、山竹、蓮藕及薏仁等。

小提醒

春天要想保肝健脾、固腎強體，有 4 帖藥膳可供參考，分別是：以山藥、白果及芡實為主的「健脾固肝粥」；以白木耳、枸杞子與豬肝為主的「春天養肝湯」；以白木耳、蓮子、枸杞子為主的「春天養肝固腎湯」；冰糖大麥茶。

71. 腎虛別心虛

太太留言

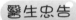

今天報紙裡夾的又是男性廣告，打擊面有點大，看來男人的錢也很好賺啊！

醫生忠告

現在不少男性總覺得自己「腎虧」，需要進補，但是不是腎真有問題呢？根據世界衛生組織的定義，腎虛是一種文化特定性障礙，僅存在於中國、印度等特定的文化區域內。在中醫看來，「腎」並不等於西醫所說的腎臟，包括內分泌、泌尿、生殖等系統。

腎藏精，能充養骨髓、腦髓，調節生殖、泌尿功能，在生長發育和生命進程中起著重要作用。中年男性由於腎精漸衰，生殖、記憶、運動、泌尿及內分泌等功能都必然會下降。但由於對「腎虛」缺乏必要的瞭解，人們往往片面地將「腎虛」理解為性能力降低，與西醫所說的ED(即勃起功能障礙)等同。這就給自己增加了心理負擔，以致一提到腎虛就讓男人感到「心虛」。

其實，男士們大可不必言腎就虛。據統計，很多「腎虛」都是心理因素在作怪。即使出現腎虛，也不代表性功能就一定降低。

中年人精力充沛，但由於負擔重，身體各臟腑要付出巨大的能量，其中腎臟對人體的影響較大。要保持腎氣旺盛，在日常生活中應注意勞逸適度、積極鍛鍊、節制房事、及時治療慢性病，並有針對性地進行滋補。

小提醒

國際腎臟病協會（ＩＳＮ）和國際腎臟基金聯合會（ＩＦＫＦ）共同倡議，將每年３月份的第二個星期四定為「世界腎臟日」，以促進各界對慢性腎臟病的重視，強化人們對慢性腎臟病護理及治療的認識。第一個世界腎臟日訂為２００６年３月９日。

72. 注意腎虛的警報

太太留言

這幾天聽你喊腰痛，但願不是腎的問題。

醫生忠告

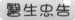

若同時出現以下情況中的3種，就很可能是腎虛。

（1）將少許尿液倒入一杯清水中，如果水仍很清淨，說明身體健康；如果變得渾濁或有油脂浮於水面，則多為腎虛。

（2）在正常飲水情況下，夜尿超過3次。

（3）小便無力，滴滴答答，淋漓不盡。

（4）早晨起床，眼睛浮腫。

（5）並未提重物，但走到3樓就兩腿無力。

（6）坐2小時以上就感到腰酸，站立時間超過1小時兩腿就發軟。

（7）總想閉目養神，不願思考問題，注意力不集中。

（8）總感到有睏意，卻睡不著，好不容易睡著了，又醒好幾次。

（9）洗頭時，頭髮大量脫落。

小提醒

腎虛的三個誤區：

- 並非體弱就是腎虛：引起體質虛弱的原因還有很多，例如脾胃受損、肺氣虧虛、肝血不足、心陰虧耗等。
- 並非患上腎炎就是腎虛：中醫認為，風邪外襲、肺氣不宣、脾不健動、勞累過度等也可引起腎炎。
- 並非怕冷就是腎虛：怕冷可分為脾陽不足和腎陽不足。前者主要是腹部怕冷，伴消化不良、食慾不振、腹瀉、腹脹等；後者主要是腰膝怕冷，伴夜尿頻尿短。

73. 防治腎虛的簡易運動

太太留言

買了個搓腳的工具，就放在沙發邊，晚上可以邊看電視邊踩踩。

醫生忠告

預防腎虛首先要注意休息，勞逸結合，善於透過一些休閒活動來減輕精神壓力。下面這些簡單的運動，既能強身健體，預防腎虛，也可作為腎虛患者的輔助治療。

（1）常打太極拳。這是以腰部為樞紐的一項緩慢運動，最好是清晨在空氣清新的公園內、樹下、水邊練習。

（2）自我按摩腰部。兩手掌對搓至手心發熱後，放於腰部兩側上下按摩，至有熱感為止。每次約200下，早晚各1次。

（3）搓腳心。腳心的湧泉穴是濁氣下降的地方，經常按摩可補腎益精、強身健體、防止早衰。方法為：兩手掌對搓熱後，以左手搓右腳心，右手搓左腳心。每次搓300下，早晚各1次。

（4）縮肛運動。全身放鬆，自然呼吸。吸氣時做縮肛運動，呼氣時放鬆，反復做30次左右。可增強盆腔周圍的血液循環，促進性器官的康復，有助於防治腎氣不足引起的陽痿、早洩等。

小提醒

腎氣與牙關係密切，腎氣充則牙齒堅固。不妨經常叩擊上下齒，以利於齒根氣血流暢，延緩牙齒脫落。與之相結合，可試試吞津嚥唾法，對腎臟健康大有裨益。每天進行數次，時間不限，多多益善。

74. 強壯腎臟，按摩腰眼

太太留言

在你的誇獎和鼓勵下，我的按摩技術已經日益精進了，又去學了一招，晚上要不要試試？

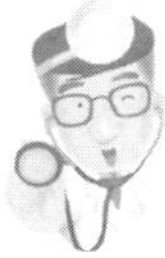

醫生忠告

腰眼穴位於背部第三椎棘突左右兩側3～4寸的凹陷處。經常按摩腰眼部位，能溫煦腎陽、暢達氣血，增強腎的納氣作用，益壽強身。方法如下：

（1）將兩手對搓發熱，緊按腰眼處，稍停片刻，再用力向下搓至尾閭部位(長強穴)，然後再回頭重搓。每次做50遍以上，早晚各1次。

（2）兩手輕握拳，用拳眼或拳背旋轉按摩，每次5分鐘左右。

（3）雙手握拳，輕叩腰眼處，也可用手捏抓腰部，每次3到5分鐘。

（4）用兩手掌心緊貼兩耳，十指按抱後腦，然後用食指尖有節奏地彈向枕背凹陷處。左右手各彈50下，早晚進行。可幫助治療眩暈、耳鳴、健忘、思維能力減退等症。

以上的保健按摩，不僅可溫暖腰眼、強壯腰脊，而且還有聰耳明目、固精益腎之效，防治遺精、早洩等症。現代醫學證明，按摩腰部能使局部皮膚內的毛細血管網擴張，促進血液循環，加速代謝產物的排泄。同時還可刺激感覺神經末梢，有利於病損組織的修復，提高腰肌的耐受力。

小提醒

抽時間去散散步、騎騎車或者爬爬山吧！多活動下肢可延緩腎氣衰老，因為下肢主要為腎所主，多鍛鍊下肢即有補腎之功。

75. 洗腎保健，不可盲從

太太留言

這兩天晚上聽你起來了好幾次，如果一直這樣，咱們也去找找那位老中醫吧。

醫生忠告

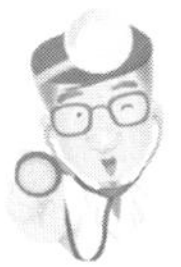

如今透過洗器官進行排毒的做法已不鮮見，除了洗腸、洗肺之外，也出現了洗腎。對於這種「保健手段」，健康人不可聽信廣告去盲從。

醫療上的洗腎是一種腎臟替代療法，即血液透析療法，通常只是針對腎功能不全者的一種補救治療措施。透過血液透析儀，幫助病變的腎臟排泄體內代謝廢物，加速血液中毒素的排出。因為當腎臟功能衰退或喪失時，過多的代謝廢物和水分積蓄在體內不能排出，需要依靠外力來維持基本的新陳代謝。而對健康人來說，所謂的「洗腎保健」危害很大。

健康人去「洗腎」，雖然會有一些心理上的安慰和滿足，但是這會打亂人體自身的平衡調節機制，擾亂體內環境，破壞腎的自我調節能力，對人的傷害是很大的。臨床上對有的病人（比如甘油三酯高的病人）採用血液透析療法，結果發現，雖然當時甘油三酯水準會立刻下降，但一周後再次化驗，甘油三酯水準比之前還高。可見，這種方法不能從根本上解決問題，要謹慎才是。

小提醒

去「洗腎」不如採取一些中醫的助腎排毒法，雖然慢一些，但卻安全可靠。其重點為：保持大便通暢，可用大黃、蒲公英、龍骨、牡蠣等煎湯灌腸；利水，根據自身的寒熱虛實採用相應的驗方，透過增加尿量促進代謝廢物排泄。

76. 濫用藥物易致腎病

太太留言

今天買了兩斤炒板栗，很香，張太太說有很好的補腎作用。

醫生忠告

損害腎臟的因素很多，如飲水不足、經常憋尿、感染等，而濫用藥物，更是導致腎臟受損的罪魁禍首。

藥物大多是透過腎臟排泄的，種類太多、劑量過大就會加重腎臟負擔。特別像四環素、鏈黴素、新黴素、慶大黴素、卡那黴素、利福平、止痛藥、某些抗癌藥物等，若應用不當或劑量過大更容易給腎臟帶來損害，導致腎功能發生障礙。1997年10月，德國腎病專家在柏林召開的年度會議上，向人們發出了服用止痛混合劑有損腎臟的警告。專家們指出，過去人們只認為止痛藥中非那西丁對腎臟損害嚴重，事實上醋氨酚與阿司匹林等都對腎臟有不同程度的損害。

不少人認為中藥安全，其實很多中藥也有副作用，少數還有嚴重毒性。特別是一些有利尿、活血化淤及一些有劇毒的藥物，如木通、甘遂、大戟、商陸、三棱、蜈蚣、斑蝥、雄黃、砒石及一些草藥偏方等，如果使用不當或劑量過大，均會嚴重損害腎臟，所以絕不可濫用。

中老年人由於臟器功能衰退，或患有動脈硬化、高血壓、糖尿病等疾患時，若用藥不慎更容易對腎臟造成損害。所以在患病時，一定要在醫生指導下用藥，而不可自己盲目購買。

小提醒

腎虛有陰陽之分。腎陰虛者，可服知柏地黃口服液，每天3次，每次1支；腎陽虛者，可用腎氣丸，每次6～9克，每天3次；腎陰陽兩虛者，則選用補腎益氣膠囊，每天1～2次，每次1粒。

77. 腎病莫依賴補品

太太留言

今天晚上還是煮蓮子粥吧，清清火。

醫生忠告

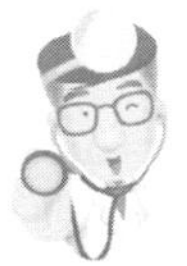

有的人患了腎病就大補特補，其實這樣往往會適得其反，應根據自身情況合理安排飲食。

（1）宜食清淡易消化食物，忌牛肉、羊肉、海鮮及辛辣刺激性食物，以及酒、五香大料、咖啡、香菜等物。

（2）吃新鮮蔬菜和適量水果，適當飲水。忌食補品、補藥及荔枝、巧克力等上火食品。

（3）水腫嚴重者應忌鹽，限制蛋白食物的攝入量，少飲水。鏡下血尿及宜上火者則要多飲水，多吃蘋果、白糖、黑芝麻、黑木耳等養陰降火的食品。

（4）尿毒症高血鉀者，應忌食高鉀食品，例如香蕉、柑橘、馬鈴薯、南瓜、番茄、茶葉、醬油、味精；血鉀低的患者則相反。

（5）血尿酸高的應忌食動物內臟、魚蝦蟹蚌、菇類、豆類、菠菜、啤酒。

小提醒

與「多飲水有益健康」的流行論調相反，有些嚴重的腎病患者要適當限制飲水。例如，對慢性腎功能衰竭少尿的病人來說，應根據他的尿量多少來決定飲水量，一般是前一天尿量再加上兩飯碗水（約５００毫升）就可以了。

腎臟病人飲水的原則是：順其自然，口渴就飲水，不要勉強，要信賴人體的自動調節。當然，也有例外的，如腎結石、尿路感染的病人，就要多飲一些水，但前提是腎功能要正常。

78. 治腎病不宜濫用黃芪

太太留言

抓了幾味中藥來熬，要喝啊！

醫生忠告

治腎病的中藥處方中大都有黃芪。一般來說，屬於肺脾氣虛的腎病患者可考慮用黃芪，其臨床表現有疲乏無力、腹脹腹瀉、易出汗等，通常夜間較重。但不同的腎病或腎病的不同表現，在用藥上應有所區別。

（1）水腫。腎病綜合征、慢性腎炎等出現水腫，並有肺脾氣虛表現者，可選用防己黃芪湯，藥物有黃芪、防己、白術、生薑、大棗。黃芪的用量一般為15克，最多不超過30克，可加淮牛膝、車前子。

（2）蛋白尿。蛋白尿並有肺脾氣虛表現者，可用香砂六君子湯加黃芪，藥物有黃芪、白術、木香、陳皮、砂仁、半夏、人參、茯苓、炙甘草。

（3）腎性貧血。慢性腎功能衰竭導致的腎性貧血，並有脾氣虛弱表現者，可選用歸脾湯或當歸補血湯。前者的藥物為黃芪、人參、白術、當歸、遠志、茯神、木香、炙甘草、酸棗仁、龍眼肉、生薑、大棗；後者的藥物為黃芪、當歸。

屬陰虛、濕熱、熱度熾盛的腎病患者，用黃芪會出現毒副作用，應禁用。即使要用也必須配伍運用，而不可單獨大量使用。

小提醒

對多數人來說，楊桃是一種可口的水果，但對於腎病患者來說，其毒性非常強。近年來，相繼出現慢性腎病患者食用楊桃後中毒的病例。相關實驗提示，楊桃中的某種物質可損傷腎小球毛細血管基底膜和上皮細胞，從而導致血尿。

79. 吃豆角可補腎

太太留言

買了你最愛吃的豌豆，可嫩了。不過，今天是不是輪到你下廚了？

醫生忠告

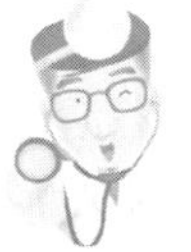

豆類蔬菜主要有扁豆、刀豆、豌豆、豇豆等，人們大都知道它們富含優質蛋白與不飽和脂肪酸，礦物質和維生素含量也高於其他蔬菜，卻忽略了其重要的藥用價值。中醫認為，豆類蔬菜具有性平、化濕補脾的共性，尤其適合脾胃虛弱的人。但是種類不同，它們的食療作用也有所區別。

（1）扁豆：多在夏秋季食用。對由脾胃虛弱導致的食慾不振、腹瀉、嘔吐等症，有一定的療效。糖尿病患者因脾胃虛弱之故，常感到口乾舌燥，應多吃扁豆。

（2）刀豆：性溫、味甘，有暖脾胃、下氣、益腎之效，適用於氣滯、打嗝、胸悶不適、腰痛等症狀。嫩刀豆用來煮食或製成醬菜，味道鮮美並有溫補作用；老刀豆則對治療打嗝效果最好。

（3）豇豆：除了有健脾合胃的作用外，最重要的是能夠補腎。李時珍曾稱讚它能「理中益氣，補腎健胃，和五臟，調營衛，生精髓」。此外，多吃豇豆還能治療嘔吐、打嗝等不適。

（4）豌豆：味甘、性平，常吃能夠補中益氣，利小便。適用於因脾胃虛弱而致的食少、腹脹等症狀。

小提醒

患有腎炎、慢性腎炎和腎功能不全的人不宜吃香蕉。香蕉含有比較多的鈉鹽，而腎炎患者的浮腫、高血壓都須限制鈉鹽攝入。如果腎炎患者經常吃香蕉，會使腎臟負擔加重，浮腫、高血壓的症狀也隨之加重。此外，消化不良和腹瀉病人吃後也會加重病情。

80. 吃畸形草莓，小心傷腎

太太留言

知道我喜歡吃草莓，今天你提了一大袋回來，差點沒把我感動得哭了。

醫生忠告

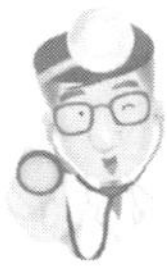

市場上有些草莓看起來個頭很大、顏色漂亮，但吃起來卻索然無味，這是怎麼回事呢？

其實，這些個頭異常、甚至長得奇形怪狀的畸形草莓，是在種植過程中噴施膨大劑造成的。膨大劑為植物生長調節劑，能促進果實中的細胞分裂和體積增大。在草莓種植中是可以使用膨大劑的，但一定要按照規定使用，並採用正規廠家生產的產品。

然而，有些果農為使草莓提前上市，獲取更高的經濟效益，在種植過程中濫用膨大劑。這樣的草莓中殘留大量膨大劑，出現畸形的比例更高。研究證明，長期食用這樣的果實，可能對腎臟造成潛在的危害。

要辨認出哪些草莓經過膨大劑、催紅劑等處理，只要看它的大小是否均勻、果實形狀是否正常、色澤是否自然就可以了。更為重要的是，最好吃應季草莓，不要為了嘗新鮮而購買提前上市的草莓。一般來說，露天草莓在4月中下旬開始上市，這樣的草莓不僅營養價值高，而且口味極佳，吃起來也更安全。

小提醒

急性腎炎患者在尚未痊癒的恢復階段，不宜出遊。慢性腎炎患者在依靠腎透析降低血尿素氮、肌肝等期間，及腎功能不全並在反覆波動期間，一般不出遊；腎功能基本正常，最近３～６個月病況較穩定，無明顯的併發症，精神、體力也較好，可選擇交通工具舒適的短途旅遊，到達目的地後應控制活動量。

81. 補腎食品推薦

太太留言

裝了些冰糖和枸杞在你提包裡，泡菊花茶的時候放點進去。

醫生忠告

俗話說，藥補不如食補，要防治腎臟疾病，還是應在飲食上多下功夫。在此，推薦幾種能補腎的食品：

（1）山藥：性平、味甘，為中藥中的上品。除了能補肺、健脾外，還能益腎填精。

（2）干貝：性平，味甘鹹，能補腎益精。

（3）鱸魚：性平、味甘，既能補脾胃，又可補肝腎，益筋骨。

（4）栗子：性溫、味甘，除有補脾健胃的作用外，更有補腎壯腰之效。

（5）枸杞子：性平、味甘，可補腎養肝、益精明目、壯筋骨、除腰痛。

（6）何首烏：有補肝腎、益精血的作用，腎虛者適用。

小提醒

山藥、熟地、山萸肉，補腎健脾為「三補」；茯苓、澤瀉、丹皮，利水滲濕、平肝之火為「三瀉」。

如果腎陰虛，出現頭暈、耳鳴、潮熱、盜汗的症狀時，就加上知母、黃柏；有夜間口乾的腎陰虛症，就加上麥冬、五味子；若有頭暈目眩、視物昏花的現象，則加枸杞子、菊花。

82.「啞巴腎炎」會咬人

太太留言

藥沒怎麼喝，堂堂男子漢還怕苦不成，忘了上次是怎麼教導我的了？

醫生忠告

提起腎炎，人們馬上就會想到一種「腎炎面容」──浮腫的臉。其實，腎炎的表現除水腫外，還有貧血、高血壓、少尿、多尿，若發展為尿毒症，會有消化道出血症狀。還有的腎炎毫無症狀，我們稱之為隱匿性腎炎。

有人被查出得了慢性腎炎後感到疑惑不解，自己沒有覺得不舒服，怎麼就惹上這個病了呢？事實上，慢性腎炎症狀隱匿是有原因的。人體的一個腎臟具有100萬個腎單位，兩個腎臟加起來，就有200萬個腎單位，擁有強大的代償能力。就算一半的腎單位損壞了，剩下的一半也足夠擔負起全部的腎臟生理功能。當腎炎未累及絕大多數腎小球時，是不會出現症狀的。

除了水腫外，急性腎炎的腰痛、疲乏等症狀沒有特殊性，也不易引起人的警覺。只有15％～20％的慢性腎炎是由急性腎炎轉變而來，大部分患者找不到明確的病因，自我感覺良好。但潛伏的病灶在悄悄地侵蝕著腎組織：腎小球硬化、過濾障礙、內分泌失調等會引發高血壓；腎臟破壞，促紅細胞生成素減少，可造成貧血；腎臟排毒功能下降，積聚在體內的毒素可刺激消化道，引起噁心、嘔吐、腹瀉等消化道症狀。而高血壓、貧血、消化道症狀沒有特異性，易被忽視。直至腎功能實在無法支撐，病人才會因爆發出尿毒症的症狀而就診。

小提醒

喉部或扁桃腺遭鏈球菌感染時，務必根治，否則容易導致腎臟發炎。

83. 慢性腎衰要以預防為重

太太留言

今天表現不錯，醫生說一個療程就能見效，要堅持。

醫生忠告

在各種腎臟疾病的晚期，腎功能減退，水、電解質失衡，毒素不能順利經尿液排出，引起全身中毒症狀，這就是慢性腎衰。

預防慢性腎衰，關鍵是要控制好原發病。這其中最常見的是慢性腎小球腎炎，占50％以上。其他如急性腎小球腎炎、腎病綜合征、慢性腎盂腎炎、狼瘡性腎炎、尿路結石、糖尿病腎病、高血壓腎動脈狹窄、藥物中毒性腎病等。

對這些原發病要重視，積極治療。例如急性腎小球腎炎可發生於任何年齡，絕大多數發生感染，尤其是溶血性鏈球菌感染後，可透過免疫機制引起腎小球炎症改變。這種感染多見於呼吸道感染、皮膚感染及猩紅熱。發生上述感染，除了積極治療外，還應在2～3周內檢查尿常規。若是腎盂腎炎，一定要足療程治療（急性腎盂腎炎兩周，慢性腎盂腎炎兩個月），聯合使用抗菌素。

由於腎臟具有強大的代償功能，加之其本身缺乏痛覺神經，以致有時已受到嚴重損害也不易察覺。為了早期發現腎衰，當出現不明原因的食慾不振、噁心嘔吐、頭痛、失眠、抽搐、浮腫、高血壓、貧血、出血時，應到醫院診查。

小提醒

每到秋季，有些人的頭部和四肢等部位長出許多大小不等的癤子，俗稱「秋癤」。這是病菌侵入皮膚毛囊，引發皮下組織感染而致。如果病菌由皮下組織侵入血液循環，隨血流到達腎臟，便可引起腎臟發生變態反應性炎症。因此長了「秋癤」的人若感到疲倦乏力、眼瞼腫脹、小便疼痛且次數增多，就應警惕發生腎炎的可能。

84. 慢性腎衰的飲食治療

太太留言

牛奶喝完了，你下班後順帶扛一箱回來。

醫生忠告

慢性腎衰患者應減少蛋白質的攝取，以減輕腎臟負擔，從而延緩腎衰的過程。此外，還應根據病情的不同，選擇限制鈉、鉀或磷的飲食。

（1）供給優質蛋白質。通常建議蛋白質攝取量為每公斤體重0.6克，例如體重為50公斤，則每天蛋白質的攝取量應控制為30克。肉類、蛋、奶類富含優質蛋白，人體利用率高。

（2）低鹽低鈉。慢性腎衰合併高血壓和浮腫者，要限制鈉鹽和含鈉豐富的食品，必要時忌鹽。

（3）慢性腎衰血鉀高時，應限制含鉀食物，不要飲果汁，慎重選用蔬菜和水果。

（4）供給高鈣低磷飲食。在部分慢性腎衰的病人中，可有血鈣下降和血磷升高的現象，易誘發骨質疏鬆，為此提倡高鈣低磷飲食。含鈣豐富的食物有牛奶、綠葉蔬菜、芝麻醬等。為降低魚、肉的含磷量，在烹調時應先用水煮一下，再進行熱炒。

（5）補充維生素。慢性腎衰患者一定要補充維生素製劑，因為此病多合併有消化吸收不良，僅靠食物補充維生素已不能滿足需要。

小提醒

鉀離子含量高的食品：

- ⊙蔬菜：香菇、莧菜、花菜、菠菜、空心菜、竹筍、番茄、胡蘿蔔、芥菜等。
- ⊙水果：芭樂、枇杷、桃子、柳丁、硬柿、橘子、釋迦等。
- ⊙飲品及調料：咖啡、濃茶、雞精、人參精、濃肉湯、薄鹽醬油、無鹽醬油、半鹽、代鹽等。

85. 慢性腎衰病人也能吃豆製品

太太留言

昨天和小麗發現附近有家賣生豆漿的，很新鮮，比有些早餐店賣的強多了，決定今後就在那兒買回家煮了。

醫生忠告

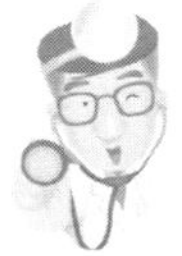

一般認為，植物蛋白質因非必要氨基酸含量高，人體利用率低，會加重腎臟負擔，使血液肌酐、尿素氮增高。大豆及豆製品中蛋白質含量高達35%以上，為植物性食品之冠，因此傳統上是腎衰病人的禁忌食品。然而，近幾年的研究表明，大豆蛋白質對腎功能並無不利影響，反而有利於腎功能的恢復。

首先，大豆蛋白屬於優質蛋白質，必需氨基酸含量較高。測定表明，大豆蛋白質的氨基酸模式非常接近人體所需，特別是其種類、數量、比例，都符合優質蛋白質必需氨基酸組成的要求。大豆及豆製品的吸收率很高：大豆為75%，豆漿為80%，而豆腐可達90%以上。

其次，大豆蛋白質對腎血管擴張影響不大，優於動物蛋白。它可降低腎衰病人的尿蛋白排泄率、腎小球濾過率、腎血漿流量及白蛋白清除率。

另外，任何類型的慢性腎病患者，幾乎都有脂質代謝紊亂。脂質具有「腎毒性」，可透過系膜細胞增殖、影響前列腺素合成、損傷腎小球毛細血管等途徑，導致進行性腎損傷，表現為腎功能進行性惡化。

小提醒

海鮮豆腐湯：魚片５０克，蝦仁３０克，菜心５０克，豆腐１５０克。將豆腐爆炒後備用，魚片、蝦仁加生油、鹽、糖、味精、胡椒粉拌勻。煲清水適量，水滾時下魚片、蝦仁、豆腐，滾幾滾後，下菜心，加鹽調味即可。此湯富含優質蛋白，能補腎益精，尤其適用於慢性腎衰者多尿期。

86. 腎病不一定都要忌鹽

太太留言

我到張太太那裡去一趟，晚點兒回來。豆腐已經切好了，用來煎或煮湯都可以。

醫生忠告

腎臟病人的飲食要低鹽，這個常識幾乎人人皆知。但其實不一定都如此，有些腎臟病不必忌鹽，有時甚至還需要補充鈉鹽。

在夏天出汗多時，尿量會相應減少，尿色變深，鈉的排出量也減少；冬天尿量多，尿色變淡，鈉的排出量也增多。有人把腎臟比作人體內環境平衡的調節器，當外環境或生活變化時，內環境的恒定就靠其調節功能來維持。當水和鈉等進入人體增多或減少時，腎小球濾過水和鈉就增多或減少，同時腎小管重吸收水和鈉也隨之增減，從而維持人體水和電解質的平衡。

腎小球病變和慢性腎功能不全時，腎小球濾過排出水和鈉減少。體內水和鈉的蓄積導致尿少、水腫、高血壓時，需低鈉甚至忌鹽。然而，腎小管病變、腎盂腎炎和間質性腎炎時，腎小管重吸收功能受損而保留水和鈉減少，排出水和鈉增多，以致出現多尿、失水、低鈉、低血壓等。這時不僅無需忌鹽，反而還要增加水和鈉的攝入，以補充從尿中丟失的水和鈉，保持體內平衡。

小提醒

睏了，累了，飲料可得慢著點喝。過度勞累會引起肌體脫水，腎臟的血液灌注下降，此時易出現腎功能的損傷。如果大量喝下含糖分的飲料，可能會使血漿滲透壓明顯改變，在正常情況下的「安全」成分，此時可能會「攻擊」人體，損傷臟器。有些功能飲料中含有咖啡因，過多攝入會導致神經系統興奮，心率加快，增加心臟負擔，一些人會產生心慌、煩躁等現象，尤其是心腦血管病人。

87. 腎炎病人怎樣烹製美食

太太留言

昨晚張太太的幾道菜，鹽和調料都放得不多，卻很讓人回味。原來不一定是味重的菜才好吃，又長見識了。

醫生忠告

腎炎病人在飲食上有一定限制，尤其是鈉鹽的攝入。怎樣才能不違背其飲食原則，又烹製出可口的美食呢？

（1）多利用食物原有的風味。選用有季節性的新鮮材料，不論是魚類、蔬菜或水果，在當季出產的都比較新鮮，同樣的烹調味道卻不同。

（2）善用酸味和香味。加些檸檬、柚子、柑橘、柳橙的汁，其酸味和香味，可彌補少鹽的缺憾，使烹調出的菜肴更加可口。

（3）使用香辛料調味。適當加些咖喱粉、辣椒、胡椒、芥末、薑等，可使菜肴更加美味，並可增加餐桌上的氣氛。

（4）使用油。蔬菜、魚、炸肉、炒菜等，都可列入功能表中，油應使用植物油。

（5）增加煎物的焦味。將食品煎至稍許發焦的金黃色，可增進食慾。飯團也可煎烤，風味極佳。

小提醒

簡便可行、經濟實惠的羊脊骨湯：將羊脊骨洗淨煮兩小時，加蔥、薑調味。腎虛瘦弱、乏力、虛損、腰脊痛者可把羊脊骨剁碎，加中藥肉蓯蓉３０克，菟絲子１～３克(用布包好)加水同煎，２～３小時後取汁加米熬粥，加調料食用。

88. 每天8杯水，遠離腎結石

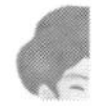

太太留言

屋角的飲料瓶都放一排了，就像一道獨特的風景。為什麼不試著多喝白開水呢？申明一下，這不是因為我小家子氣。

醫生忠告

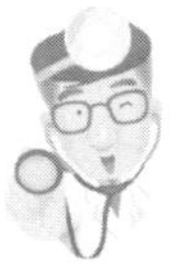

在生命活動過程中，人體會產生許多廢物，需由排泄器官不斷排出。這些器官包括腎臟、輸尿管、膀胱、尿道等。腎臟除了擔負「排汙」任務外，還負責著有益物質的吸收。時刻都有大量的血液流經腎臟，由腎小球負責「過濾」，汙物和雜質濾出來，「合格」的血液則重新流回體內。腎臟要接觸體內各種各樣的物質，因此易致腎炎和腎結石。

要避免患上腎結石，最重要的是要多喝水。每天應喝水2000毫升以上，相當於8～10大杯。人體內的水分極易喪失，必須隨時補充以保持平衡，即便不特別口渴，也要記得喝水。這樣才能加快尿液排出，把沉積在腎臟中的鈣質、雜物排出體外，避免形成結石。

在氣候炎熱的季節或大量運動、出汗後，更應多飲水，以避免尿液過分濃縮，尿中晶體沉澱。運動時補水，最好的方式是量少次數多，每20～30分鐘一次，每次120～240毫升。

雖然果汁、湯和牛奶都能作為輔助飲料，但用清水補充體內水分仍是最佳選擇。茶、咖啡和酒精飲品有利尿的作用，會加速體內水分的流失。汽水之類的軟飲料含有較高的糖分和熱量，但相對來說補充水分的作用要比清水小。

小提醒

體內初有結石者，可堅持每天吃１～２次黑木耳，一般２～４天內疼痛、嘔吐、噁心等症狀可緩解，１０天左右結石可消失。黑木耳含有能酵素和生物鹼，能促進消化道與泌尿道各種腺體分泌，催化結石，潤滑管道，使結石排出。

89. 有腎病，每天喝杯牛奶

太太留言

「為心愛的人做一份早餐，讓他在奶油香中醒來」，很小女人的一首歌，但很好聽。不過，別嫌我的雞蛋煎得太老，麵包太焦哦。

醫生忠告

腎病患者常發生腎功能不全，造成蛋白質代謝產物排泄障礙。然而，蛋白質在人體健康中起著重要作用，為了保證肌體所需，必須適量攝入優質蛋白，如牛奶、雞蛋、瘦肉等。特別是每天喝一杯（250毫升）牛奶是必不可少的。

牛奶中優質蛋白的含量占總蛋白含量的80％左右，不僅所含的必需氨基酸種類齊全、數量充足，而且結構還非常接近人體所需，易於吸收和利用。另外，慢性腎衰患者體內的鈣磷比例失調，而牛奶中鈣磷比例合適，恰好能糾正這種失調。

腎病患者蛋白質攝入少，所以不必過分限制熱量的攝入。牛奶中的脂肪含量約為2％～3％，能量豐富，且極易消化吸收。常喝還可使人皮膚潤澤，減輕患者皮膚乾澀、毛髮枯黃等症狀。

牛奶中所含的碳水化合物為乳糖，能調節胃酸、促進胃腸蠕動和消化腺分泌，並促進鈣的吸收。

一般來說，腎病患者每天喝250毫升牛奶，吃一個雞蛋（去蛋黃），再加上60克左右的瘦豬肉，蛋白質的攝入量就較為合適了。

小提醒

腎臟疾病的康復需要良好的環境。我們喝的酒９０％以上由肝臟代謝，這是逐漸導致肝纖維化以至肝硬化的罪魁禍首。而且喝酒還會導致貧血、血小板功能紊亂、胃腸吸收不良、高脂血症、動脈粥樣硬化等，都對腎病康復不利。

90. 被牛奶拒絕的4種食物

太太留言

我知道你昨天喝牛奶後為什麼會腹瀉了！你不是在喝了牛奶後又喝了點果汁嗎？王醫生說，喝牛奶前後1個小時最好不要吃酸性食物，以免造成消化不良。

醫生忠告

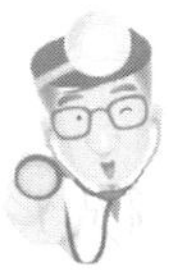

牛奶是種營養豐富的食物，常喝牛奶對身體有好處。但是有些食物是不能和牛奶混吃的，否則會給身體帶來傷害。

（1）酸性食物。牛奶中的蛋白質大多為酪蛋白。酪蛋白在酸鹼度4.6以下，會發生凝集、沉澱，難以消化吸收，影響牛奶的消化與吸收，嚴重者還可能導致消化不良或腹瀉。所以，牛奶中不宜添加果汁等酸性飲料，喝牛奶前後1小時左右，也不宜吃酸性食物。

（2）糖。牛奶中含有的賴氨酸在加熱條件下會與果糖發生反應，生成有毒的果糖基賴氨酸，這種物質有害於人體。因此，鮮牛奶在加熱時不要放糖，即使要放，也要等到牛奶稍涼後再加糖。

（3）巧克力。牛奶含有豐富的蛋白質和鈣，而巧克力含有草酸，兩者同食會發生化學反應生成不溶性草酸鈣，影響鈣的吸收。同時還會引起頭髮乾枯、腹瀉、生長緩慢等症狀。

（4）藥物。用牛奶代替白開水服藥，會影響人體對藥物的吸收。牛奶容易在藥物的表面形成覆蓋膜，使奶中的鈣、鎂等礦物質與藥物發生化學反應，形成非水溶性物質，從而影響吸收。因此，服藥前後1小時，最好不要喝牛奶。

小提醒

牛奶是種低熱量食物，每１００克牛奶含水89.8克、蛋白質3.0克、脂肪3.2克、碳水化合物3.4克，總熱量保持在５７千卡左右。

91. 鈣片別和牛奶同步

太太留言

老公，你說把鈣片和牛奶混合服用，會不會增加補鈣的效果呀。有些拿不定，要不再去問問王醫生。

醫生忠告

在補鈣的時候，很容易走進這樣一個誤區，為了達到更好的補鈣目的將牛奶和鈣劑同時服用。其實，這種做法並不合理。牛奶本身是種含鈣量極高且易吸收的食物，每100毫升牛奶中含有鈣質約120毫克。單純喝牛奶，鈣的吸收就能達到或接近飽和狀態，如果將鈣劑與牛奶同時服用，只會造成鈣質的浪費。

人體對鈣質的攝入達到一定量時，再增加鈣的攝入只會導致胃腸道降低對鈣的吸收。而且鈣劑與牛奶混合後，還可能使牛奶中的大分子膠質發生變性，形成絮狀沉澱，影響牛奶的感官性狀。由此看來，補鈣不要急功近利，不要以為雙管齊下效果就是最好的。補鈣時，牛奶應該單獨喝，也可配合小點心。服用鈣劑的最好食物組合是米、麵等富含澱粉、乳糖、葡萄糖的食品，這樣能夠更有利於鈣質的吸收。

小提醒

牛奶不要與咖啡、茶一起飲用。牛奶中含有豐富的鈣離子，咖啡中的咖啡因是強脫鈣劑，而茶葉中含有單寧酸，都會影響鈣的吸收。據調查顯示，大量或長期喝茶、飲用咖啡的人，患骨質疏鬆的機率相對要高。

92. 喝牛奶不可過量

太太留言

我去問了王醫生，他說牛奶最好不要和鈣片一起服用。另外，他對我說，飲用牛奶也不要過量，否則也會造成身體不適。

醫生忠告

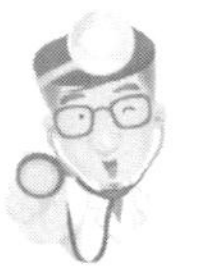

隨著生活水準的日益提升，人們開始重視食品的營養性。牛奶憑藉著營養價值極高的優點，逐漸成為人們每天必不可少的營養品。但是，凡事過猶不及，牛奶也是一樣，如果沒有掌握適合的尺度，牛奶也會給身體帶來危害。

一次性喝奶過多，有可能會誘發乳糖不耐症，導致腹脹、腹氣、腹瀉等消化不良症狀。對於男性來說，喝過多的牛奶還易患攝護腺癌。據研究表明，每天攝入600毫升牛奶的男性與攝入150毫升的男性相比，前者血漿中具有抗攝護腺癌作用的1,25－二羥維生素D3濃度顯著降低，增加患病的可能。

那到底每天應該喝多少牛奶呢？對很多人來說這是個不好掌握的尺度，喝少了難以發揮牛奶的作用，喝多了又不利於消化吸收。其實，牛奶的攝入量應該根據自身的年齡、工作消耗和經濟條件來確定。一般來說，成年人每天應喝400～500毫升牛奶，經濟條件不允許時可以保持250毫升左右，經濟條件許可時，可以增加到750毫升左右，但最好不要超過1000毫升。

小提醒

空腹喝牛奶容易腹瀉。因為牛奶中的乳糖需要乳糖酶分解，只有分解後，乳糖中的單糖才能夠透過小腸壁進入血液，被人體吸收。如果小腸中沒有乳糖酶或者其活力低下，乳糖就不能被分解，這樣容易被大腸桿菌等細菌代謝、發酵、產酸、產氣，導致腹瀉。

93. 加熱牛奶，別蒸發營養

太太留言

今天用微波爐加熱盒裝牛奶的時候，差點就發生了火災。你又不在身邊，當時可把我嚇壞了。

醫生忠告

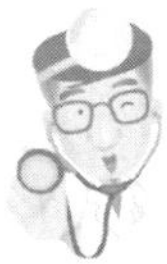

很多人不習慣喝冷牛奶，喜歡把牛奶加熱。但是專家認為，牛奶最好不要加熱，這樣才能保留完好的營養價值。牛奶加熱時，其中的蛋白質微粒會發生變化，在60℃～62℃時出現脫水現象，變成凝膠狀態。煮沸後，鈣會出現磷酸沉澱現象，影響鈣的吸收，同時維生素C也會大量流失。達到100℃時，牛奶中的乳糖會焦化，使牛奶失去本身的味道。

因此，對於那些經過嚴格消毒滅菌處理的包裝牛奶，最好不要加熱。即使要加熱，也要掌握正確的方法。

（1）牛奶切忌煮沸。加熱盒裝牛奶可用100℃以下的溫開水，溫度超過115℃盒裝牛奶奶膜的主要成分聚乙烯，會發生分解和改變，對人體健康產生影響。煮牛奶可用明火70℃的溫度煮牛奶3分鐘，60℃的溫度煮牛奶6分鐘。

（2）用微波爐加熱時，必須倒入微波專用容器。特別是鋁箔包裝的牛奶，因為鋁箔屬於金屬性材料，微波加熱容易著火，發生意外。

（3）微波加熱時間不宜過長。微波爐加熱速度較快，1分鐘左右就可以使牛奶溫度上升。如果時間過長，會使牛奶中的蛋白質出現凝膠狀態，導致沉積物出現。

小提醒

微波爐加熱和水加熱的熱量傳遞方式不同。水加熱是從外向裡加熱，而微波爐是採取塑膠分子正負極的碰撞，產生高熱。因此，對於包裝材料上沒有注明「可用微波爐加熱」字樣的牛奶，切記不能放入微波爐裡加熱。

94. 每天喝足8杯水

太太留言

一晚上，你大概連1杯水也沒有喝到。叫你喝水，你還不耐煩地說自己又不口渴。不口渴就不能喝水了？

醫生忠告

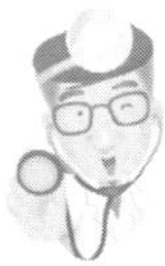

對於一個成年人來說，身體的60％～65％是水，其中肝、大腦、皮膚含水70％，骨骼含水45％，血液含水80％。由此可見，水是人體細胞的重要組成部分，也是生命活動的必需物質。無論是食物的消化吸收、運輸代謝，還是廢物的排出、體溫的調節，都離不開水的參與。

男人相對於女人更容易忽視水的補充。在他們看來，水是口渴時才喝的。其實，對於一個中等身材的男士來說，每天必須飲足8杯水。口渴時才喝水是種錯誤的做法，當體液流失超過2％時，大腦的「渴中樞」才開始工作，這時的身體已經處於缺水的狀態。喝水應該一口口慢慢喝，最好先將水含在口中，再緩緩喝下。

那到底應該在什麼時候喝水呢？一般來說，應在兩頓飯之間適量飲水，最好隔1小時喝一杯。也可以根據自己尿液的顏色來判斷是否需要喝水。人的正常尿液為淡黃色，顏色太淺，則可能是喝水過多，顏色偏深，則表示需要補充水分。

小提醒

飲水的4個最佳時間

- 早晨剛起床，經過一夜的睡眠，人體流失的水分在450毫升左右，血液處於缺水狀態。
- 上午8～10時左右，應補充工作時間流失的水分。
- 下午3時左右，補充午餐消耗的水分。
- 睡前適量飲水會沖淡積壓液，擴張血管，對身體有好處。但飲水量不宜過大，以免眼皮浮腫，夜尿頻率增加。

95. 白開水更有益身體健康

太太留言

兒子今天纏著要喝可樂。跟他說，可樂喝多了不好。他卻說，爸爸就經常喝可樂，說可樂喝了好。你看看你都是怎麼影響兒子的，你現在可是他的榜樣，但別成了壞榜樣了。

醫生忠告

白開水雖然無味，但不含熱量，不用消化就能被人體直接吸收利用，進入血液循環發揮新陳代謝的功能，也不會給肝腎增加負擔。同時，白開水不僅解渴，還能促進新陳代謝，調節體溫、輸送養分及清潔身體內部的功能。煮沸後自然冷卻的涼開水具有特異的生物活性，容易透過細胞膜進入細胞內，很快被吸收利用。同時還能增加血液中血紅蛋白含量，增強肌體免疫功能，提高人體抗病能力。習慣喝涼開水的人，體內脫氫酶活性高，肌肉內乳酸堆積少，不易疲勞。

飲料中含有糖和蛋白質，有的還添加香精和色素，對人體新陳代謝會產生不良影響。尤其是碳酸類飲料容易引起胃腸道脹氣。碳酸飲料裡的磷酸，會妨礙體內鈣和鐵質的吸收，影響骨骼生長，甚至誘發缺鐵性貧血。經常喝飲料，還容易造成糖攝入過量，能量增加，引起肥胖。因此，用飲料代替水，不但補水作用不如開水，而且會降低食慾，影響消化和吸收。

小提醒

民間流傳著早晨喝鹽開水能清胃火的說法，但這在醫學上是沒有任何科學依據的。人在睡眠過程中，呼吸、泌尿及出汗等生理活動會消耗大量水分，因此，在晨起時，人處於高滲性脫水狀態，血液高度濃縮。飲白開水使血液得到稀釋，糾正夜間的高滲性脫水，而鹽開水則會加重高滲性脫水。

96. 不要被「概念水」所迷惑

太太留言

到底應該給你們爺倆喝什麼水呢？現在水的品種太多了，什麼純淨水、礦泉水、磁化水。真不知道是不是有廠家宣傳的那種效果。你也參謀一下嘛，不過不要提出什麼可樂的方案。

醫生忠告

市面上層出不窮的「概念水」，打著健康用水的旗號逐漸被大多數人所接受。但是大多數的「概念水」並不比白開水更有益身體健康。

（1）純淨水。採用特殊過濾裝置、經過多層過濾生產的飲用水。在過濾的過程中，除了過濾水中各種有害物質，還會過濾掉對人體有益的礦物質。長期飲用純淨水，會破壞人體內的酸鹼平衡，影響神經、肌肉和多種 酶的活動，降低人體免疫力。

（2）礦泉水。深層流經岩石的地下水。礦泉水含有一定的微量元素，能夠補充體內的礦物質，促進新陳代謝。但是，礦泉水的微量元素含量比較單一，不能提供全面、均衡的礦物質。經常飲用會導致某些元素過量，致使微量元素代謝失調，多餘的元素在血液、細胞中沉積，增加腎臟負擔，易引發腎結石、尿道結石和膽結石等。

（3）磁化水。磁化水是透過磁場的能量來打破長鏈水分子團，提高水的活性和能態以及水對營養的輸送能力。但是，水一旦離開磁場，就會回到原來的狀態，達不到磁化的目的。

小提醒

自來水燒開後，不僅除去了有害的有機物，還能有效地保留鈣、鎂等人體所需的礦物質。相對於礦泉水、純淨水，燒開的自來水成本低廉，同時更有益身體健康，是日常飲水的最佳選擇。

97. 給性愛來點紅酒

太太留言

那瓶紅酒擺那兒很久了，我今天特地去買了兩個高腳杯，晚上咱們也來浪漫一下吧！

醫生忠告

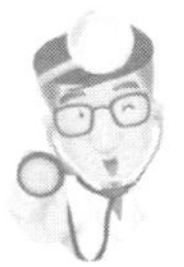

為了增強性感受，必須在性敏感區給予充分的刺激。每個人的敏感地帶不完全相同，不要讓害羞阻礙你表達自己的性感受。你可以透過語言、手勢等方式告訴你的愛侶，讓她知道你喜歡在哪裡得到她怎樣的撫摸。當然，同樣的情況也適用於你的妻子。

做愛時身心要充分放鬆，將注意力集中在性愛的愉悅體驗上。必要時可以藉助具有性描寫的影片、音樂、讀物等視聽材料，再適當配上一些性幻想、性遊戲等來增加感受。盡你所能來讓妻子興奮和激動，她的積極參與和興奮表現，將反過來帶動你的性感受。

當然，並非每次性愛都要達到你的要求，因為各種因素使性生活不盡如人意，也是在所難免的。只要相互體諒，即可在下次得到補償。為保持性生活的和諧，可以試著多營造一下氣氛，例如洗洗「鴛鴦浴」，品品紅酒，還可以播放一段浪漫的背景音樂。在如此輕鬆的氛圍中，夫妻倆的「性」致自然會提高。

小提醒

給她送一件內衣，或者一瓶香水吧！這是一種浪漫的時尚。內衣讓她更顯性感動人，給她柔和舒心的呵護，還有許多「副作用」。而女人與香水，正如鮮花與花香，永遠不可分割。香水的選擇因人而異，有的神祕，有的濃豔，有的清新淡雅。都會給人親切感，渲染一種愛的氛圍，而且給她不小的「迷惑」。

98. 讓維生素家族來助「性」

太太留言

偶爾浪漫一下果真不錯，當做回憶和經驗收藏，呵呵！

醫生忠告

一些維生素對增強「性」趣大有助益，如果感到自己的「性」趣正在下降，不妨試試補充以下維生素：

（1）維生素A：維生素A缺乏可影響睪丸組織產生精母細胞，導致精囊變小，攝護腺角質化等。卵巢缺乏維生素A，則會影響雌激素的正常分泌。

（2）維生素C：可降低精子的凝集力，有利於精液液化。其抗氧化功能，還可以保護遺傳基因DNA不被破壞。

（3）維生素E：能改善血液循環，提高毛細血管尤其是生殖部位毛細血管的運動性，能促進性慾，增加精子的生成。

（4）維生素B12：長期堅持素食者會因為缺乏維生素B12，使精液中精子的濃度明顯低於其他人，精液產生量也相對要少，影響正常的性功能。

小提醒

讓你「性」趣盎然的食物：

⊙紅辣椒：其中所含的「辣椒素」能刺激人體神經末梢，使心跳加快、情慾高漲。另據專家指出，辣椒可以促進「內啡肽」的分泌，使人心情愉快，精力充沛。

⊙巧克力：研究顯示，大腦對愛情的反應，與品嘗巧克力後產生的反應是一樣的，所以生理學家稱之為「愛情激素」。它能帶給人輕鬆、興奮的感覺，有助於創造完美的性愛。

99. 水果也能增加陽剛氣

太太留言

我買的「補品」是否按時吃了？改天我可要突擊檢查。

醫生忠告

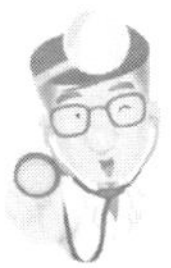

說到水果，人們一般的瞭解是其減肥與美容的功效。其實，水果對治療性功能障礙也很有幫助。

（1）荔枝：用荔枝核15～20顆，打碎後加水煎服，能治睾丸腫痛。

（2）芒果：取芒果核10克，打爛後用水煎服，每天1次，連續服用兩周，能治睾丸炎和睾丸腫痛。

（3）蓮子：取新鮮蓮子（不要剝去綠色小芽芯）15克，用水煎服，和蓮了　起服用，可治夢遺過多。

（4）葡萄：將250克新鮮葡萄去皮、核搗爛，加適量溫開水飲服，每天1～2次，連服2周，可治攝護腺炎和小便澀痛。

（5）奇異果：將50克新鮮奇異果搗爛，加溫開水250毫升（約1茶杯），調勻後飲服，能治攝護腺炎和小便澀痛。

（6）木瓜：將250克木瓜切片，放入1000克米酒或低度白酒中，浸泡兩周後啟用。每天飲用兩次，每次15毫升，兩周後可明顯改善腎虛和早洩。

（7）紅棗：紅棗能益氣養血，對早洩和陽痿患者有食療效果。

（8）核桃：每天吃2～4個，可健腎補血，並能輔助治療腎結石和尿路結石。

小提醒

美國科學家經研究發現，西瓜有能夠壯陽的作用。西瓜中含有大量的瓜氨酸，而瓜氨酸進入人體後，可增加流入陰莖海綿體內的血液量，並促進血管內釋放出一氧化氮。但西瓜並非人人皆宜，腎功能不全、糖尿病患者和脾胃較弱者不宜多吃。

100. 完美性愛的心理因素

太太留言

昨晚的電視劇裡，男主人公忙於事業，常常喝得醉醺醺地回家。妻子提出離婚，他總也想不明白為什麼？這樣的例子似乎很多，應引以為戒！

醫生忠告

和諧的性愛是維繫夫妻親密關係的紐帶，並且可以減少生活上的壓力，讓人看起來更加健康自信。然而現實生活中，卻有許多夫妻的性生活並不和諧，這可能是因為雙方缺乏性知識，不能夠很好地配合，或者是丈夫只顧自己滿足，而忽略了妻子的感受。還有可能因為妻子把做愛看成一件「醜」事，在性生活中始終處於被動地位。

沒有性愛的婚姻是不完美的，夫妻之間和諧的性生活應具備以下的心理特徵：

⊙雙方都有做愛的要求，而不是一方熱烈，另一方卻漠然。

⊙做愛過程中要集中精力，完全排除其他無關的意念和干擾。

⊙雙方激動、歡快的情緒應趨濃烈，並互相感染、激勵對方。

⊙要在高度的愉悅和滿足中完成，而不是索然無味。

性愛的結束應該是互相照顧、互相等待的，這一點丈夫應尤其注意。男性常常在自己滿足後就酣然入睡，而女性則需要很長時間才能平靜。這時，丈夫應給予妻子溫存、愛撫，讓她感受到你的溫情。

小提醒

現代科學證實，經常飲茶能夠提高「性」趣。茶葉中含有茶多酚，可抑制和殺滅細菌，預防性器官炎症。所含的咖啡鹼、茶葉鹼和可可鹼，能提神益思，解除疲勞，夫妻倆可以在睡前共飲。茶中的芳香油，可使茶水散發出沁人肺腑的清香，能興奮神經，讓人「性」致勃勃。

101. 不良習慣可導致不育

太太留言

今天上班忙裡偷閒，去網咖遛了遛，本想看女性美容，不想進到了男性保健。不看不知道，原來生活中很多習慣都有必要改一改，建議你明天也去看看。

醫生忠告

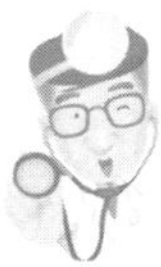

很多時候，損害男性生殖能力的往往不是疾病，而是一些長久以來的生活習慣。

（1）穿緊身牛仔褲。緊身牛仔褲不但會壓迫到男性生殖器官，影響睾丸的正常發育，而且還因不透氣、不散熱，而不利於精子的生存。

（2）久騎賽車。賽車車把的高度低於車座，騎車時重心前傾，腰彎曲度增加。這就使得會陰部的睾丸、前列腺緊貼在車座上，受到長時間的擠壓後會發生缺血、水腫、發炎等，影響精子的生成及精液的正常分泌。

（3）洗澡溫度過高。睾丸產生精子，需要比正常體溫37℃低1℃～1.5℃的環境。實驗證明，原來精子密度正常的人，連續3天在43℃～44℃的溫水中浸泡20分鐘，精子密度可降到1000萬/毫升以下，這種情況可持續3周。可見過頻、過久的熱水浴，會降低精子的數量和成活率。

（4）運動過於粗魯。一些強度較大的運動，例如足球、曲棍球、網球、騎馬等，可能對生殖器官造成損害，影響產生精子和射精的能力。

小提醒

上海鐵道大學醫學院新近研究發現，廚房油煙中竟含有74種可致細胞突變的化學物質，成為又一影響生育的「家庭殺手」。

102. 性生活後不宜喝涼水

太太留言

那事之後，不要馬上喝涼水。口渴就喝溫開水。

醫生忠告

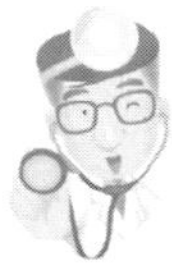

性生活是精神、心理和身體都會參與的劇烈活動。隨著性器官的活動，全身血液循環加快，各系統器官均呈現充血狀態。因此，在性生活結束後，人會感到疲乏、燥熱和口渴。有些人在性生活剛剛結束後，急於喝冷飲，或為了袪汗而洗冷水澡，這種做法對身體的健康不利。

性生活過程中，胃腸道的血管處於擴張狀態。在胃腸黏膜充血未恢復正常之前，攝入冷飲會使胃腸道突然遇冷而加快蠕動，損傷胃腸黏膜，甚至引起胃腸不適或絞痛。同理，在性交過程中，皮膚血管也處於充血擴張的狀態，汗腺毛孔完全開放排汗。此時洗冷水澡，皮膚血管會驟然收縮，使大量血液流回心臟，加重心臟的負擔。同時還會突然關閉汗腺排泄孔，使汗液貯存於汗腺而有礙健康。

性生活，會消耗大量體能，隨呼吸和汗液分泌也會喪失較多的水分。在性生活後補充水分，能促進代謝產物的排出。但不應喝冷飲，最好是溫熱的開水。待房事結束後1小時左右，身體各系統器官的血液循環恢復正常後，再喝冷飲或洗冷水澡。

小提醒

夜晚進行性生活，可喝點乳製品，因為乳製品有鎮靜催眠的作用。清晨進行性生活，由於隨後要面對緊張工作，最好喝純果汁飲料。因為糖分較高，能夠提供恢復體力的熱量。同時含有豐富的鉀，可以補充大量出汗後缺失的鉀。

103. 不能隨「性」所欲

太太留言

老公，先去洗洗自己，再睡覺吧。

醫生忠告

據臨床資料顯示，大多數男性都曾被「男性病」困擾過。「男性病」是指男性生殖器官的毛病，常見的有，攝護腺炎、睾丸炎、附睾炎、遺精、早洩、陽痿、不射精、陰莖癌等，「男性病」是男性心中的痛，會給他們帶來心理和身體上的折磨。不良性生活是導致「男性病」的主要原因。

科學適度的性生活能給人帶來愉悅的心境與體驗，有益於身體健康。但很多男性一味追求性生活帶來的快感，常常會走進性生活誤區。性生活過頻是男性最容易走進的誤區。如果恣情縱慾，不知節制，生殖器官長期處於充血狀態，就會引起性功能下降，導致攝護腺炎、攝護腺肥大、陽痿、早洩、不能射精等毛病。

不潔性交也是男性常犯的錯誤。很多男性不注意外生殖器官的衛生，比如，不及時清除包皮垢，不僅自己容易患上陰莖癌，還易使配偶致病。如果在性交對象不固定的情況下，一定要做好保護措施，以防被染上性病。同時要經常檢查自己的生殖器官，發現異常就到醫院檢查。因為，很多生殖器官疾病發現得越早治癒率越高，一旦到晚期，療效則不理想。

小提醒

保險套不僅是安全可靠的避孕方法，還能避免陰莖與宮頸的接觸，這樣能防止性傳染病，如梅毒、淋病、衣原體感染、皰疹、愛滋病等，在一定程度上能降低性傳染疾病的發生率。

104. 不要迷信「壯陽藥」

太太留言

大街上那些漂亮小姐發給你的花花綠綠的傳單，不要輕易相信哦！

醫生忠告

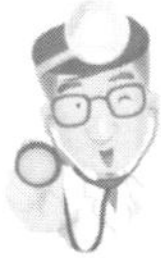

所謂壯陽藥，是指具有溫補腎陽、補益精髓、強壯筋骨的一類藥物，若合理使用，確實可治療陽痿、早洩、性慾減退等症。然而有些人期望值過高，病情基本好轉卻仍不滿意，自行購買鹿茸、海馬、蛤蚧、海狗腎等大量服用，甚至還加用雄性激素甲基睪丸素等。一段時間後，發現性功能大增，於是驚喜不已。然而好景不長，不僅再度出現陽痿，而且病情比之前更嚴重。

為什麼會如此呢？原來，人體性激素的分泌有一定的規律，並且有「負反饋」效應。睪丸在腦垂體促性腺激素的作用下分泌性激素，當性激素水準達到一定的限度時，便會抑制腦垂體促性腺激素的分泌。而濫用含有性激素的中西藥，便會促成這種「負反饋」作用，造成難以逆轉的性功能障礙。

在購買此類藥物之時，應注意以下幾點：

⊙讓泌尿科醫師親自診斷檢查，如有潛在病因如糖尿病或高血壓等應先治療，再服用適當藥物。

⊙切不可在網路上購買壯陽產品，以免吃出問題，求救無門。

⊙不要隨便服用偏方，或使用特殊器具，以防性器官受損。

小提醒

網路上熱賣的「Ｙ」是否具有傳說中的功效呢？Ｙ原本是西非的一種常綠大樹，高100英尺，是攻打其他部落之前勇士們的專用草藥。醫界發現它有壯陽的功效，就把它作為了性功能障礙的治療藥物。但因為其毒性大、副作用強，使得醫界不得不宣佈禁止使用，同時將其列為毒性藥物。

105. 雄性激素慎重補

太太留言

回來你就和我說，你要補雄性激素，弄得我莫名其妙的。這能夠亂補嗎？還是先諮詢王醫生再做決定吧。

醫生忠告

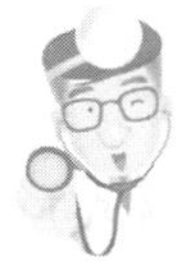

男性從胚胎發育到衰老的全部生理活動中，都需要雄性激素作用。但到了一定年齡，男性體內雄性激素會降低，並伴隨一些臨床症狀：體毛減少、肌肉鬆弛、精力衰退、性慾及性功能降低等。為了解決雄性激素減少帶來的健康隱患，最直接的辦法就是缺什麼補什麼。但是補充時，切記不可盲目服用。

正確地補充雄性激素可增加男性的骨量和骨密度，增強肌肉量和肌肉力量，減少脂肪含量；改善性功能障礙，如陽痿等，還可以減少冠心病、糖尿病等疾病的發生。但是盲目地濫用雄性激素，也會給身體帶來危害。雄性激素使用不當，會促使攝護腺增生，增加攝護腺癌的發生機會。同時，過量的雄性激素不但不能增強性功能，還會抑制下丘腦和腦垂體的功能，導致睾丸功能衰竭。多餘的雄性激素在體內還可轉化為雌二醇，使乳房女性化或造成性功能障礙，如性慾低下、勃起障礙等。

男性應該正確看待雄性激素減低的自然生理過程。即使要補充，也要先到醫院做身體檢查，然後在醫生的指導下進行。

小提醒

哪幾類男性需要補充雄性激素？

- 先天性缺少男性荷爾蒙，導致性器官無法發育，如隱睾症未治癒或睾丸切除者。
- 後天性男性荷爾蒙不足者，如在臨床上出現男性更年期症候群的患者。
- 造血機能不全者，男性荷爾蒙能促進紅血球生成。

106. 要時尚，更要男性健康

太太留言

昨天的三溫暖洗得真舒服，不過書上說了，這種地方男人要少去。

醫生忠告

近年來，男性不育的發病率逐年上升。有些看似風光的時尚生活，卻在無形中削弱著男子的生育能力，不能不引起重視。

（1）「電子霧」的包圍。這是指電子設備如手機、空調、電腦以及各種家用電器，在使用和操作過程中釋放出的電磁波。研究發現，長期處於「電子霧」包圍下的男性，睾丸內生精細胞會發生嚴重異常。

（2）泡氧吧。對於慢性阻塞性肺病或心功能不全患者來說，這的確是一個福音。但對健康人來說，吸入超過生理所需的氧氣不但無益，還會在體內形成大量的氧自由基，破壞正常的生物膜，干擾酶的活性，影響睾丸的生精功能。

（3）燭光晚餐。燭光下進餐，在享受浪漫情懷的同時，也可能遭受到鋁塵和汞蒸汽的危害。它們經肺內毛細血管吸收到血液中，然後再沉積到男性的生殖系統，妨礙睾丸合成雄性激素及精子的生成。

（4）洗三溫暖。可以促進血液循環、消除疲勞。但是睾丸生成精子的最佳溫度是35.6℃～36℃，比正常體溫低1℃～1.5℃。而洗三溫暖時室溫可高達70℃～80℃，如果在其中待的時間過久，會因陰囊受熱使精子的數量減少，甚至出現死精，增加不育的風險。

小提醒

男士化妝雖然無可厚非，但切不可就地取材，使用太太的化妝品。女用化妝品大多含有一定的雌激素，進入體內會緩慢改變人體內分泌功能，有可能影響到生育。

107. 補腎壯陽多吃韭菜

太太留言

一些蔬菜的功效比那些傳單上的東西好多了，雖說不能立竿見影，但卻長效而安全。

醫生忠告

韭菜俗稱「起陽草」，具有溫中下氣、補腎壯陽的功效。《本草綱目》載：韭菜能補肝、腎，暖腰膝，壯陽固精；《圖經本草》稱韭菜道：「菜中此物最溫而益人，宜常食之。」現代研究表明，韭菜具有極高的營養價值，含有蛋白質、脂肪、碳水化合物、鈣、磷、胡蘿蔔素、粗纖維等營養成分。

韭菜的葉、根、子皆可入藥。葉和根能活血散淤，止血通絡，主要用於治療跌打損傷、噎嗝反胃、腸炎、胸痛等。而韭菜子能補腎，固精壯陽，用於治療陽痿、遺精等男性疾病。

對於韭菜的食療方法，民間的驗方頗多，這裡介紹幾例：

（1）遺精：韭菜子5克，粳米50克。將韭菜子用文火炒熟後，與粳米一同下鍋熬成稀粥，加入適量鹽。每天服1～2次，溫熱食用。

（2）早洩：韭菜60克，粳米100克。將韭菜切成細末，粳米下鍋加水適量，燒開後放入韭菜細末同熬粥，加鹽調味即可。每天服1次，宜現煮現食。

（3）陽痿：韭菜150克洗淨切段，鮮蝦250克去殼，加作料炒熟，與白酒同服，可常服。但青年男子壯陽盛者勿常吃，以免助火燥熱。

小提醒

經常出外就餐有些膩煩吧？但既然去了，就不要錯過餐桌上名貴的「性」福。拿鮑魚來說，既是美食又是良藥，美味又滋補。中醫認為，鮑魚可雙向性調節血壓，並「能固腎」，調整腎上腺分泌。

108. 過量飲酒可導致ED

太太留言

對這兩天的幾款炒韭菜還滿意吧？下次還給你做，不過前提是：不許喝酒，不然我這個免費廚師也是會罷工的。

醫生忠告

人們常常會產生一種錯覺，認為酒是一種催情劑，可以激發情慾，提高性能力。事實上酒不但不能催情助慾，而且攝入過多的酒精，還會引起性能力的衰退，甚至造成陰莖勃起功能障礙（英文簡稱ED）。這是怎麼一回事呢？

首先，是對神經系統的影響。飲酒可以短暫地興奮一下大腦皮層「司令部」，但很快就會轉入抑制狀態。在這種短暫的興奮狀態下匆忙性交，會過於激動與粗魯，甚至失態，招致伴侶的責怨，為ED埋下心理上的禍根。如果在由興奮轉為抑制後性交，由於神經系統處於抑制狀態，更容易出現ED。

其次，是對血管系統的影響。剛飲酒後人會感到陣陣發熱，面部泛起紅暈，大量血液集中在腦部和皮膚血管裡邊。如果此時過性生活，性器官頓時需要大量血液，這種供不應求的情況讓陰莖不能良好勃起。當發熱與臉部紅暈消失後，大量血液淤積於內臟器官，仍然無法為性交提供理想的供血。

第三，飲酒會影響性激素代謝。大量飲酒後，血液中雄性激素睾酮的數量隨之減少。這是因為酒精會直接阻礙睾丸產生睾酮，而且在酒精的刺激下，肝臟會加快對睾酮的處理，將其分解轉變成其他物質。同時，長期飲酒會造成體內雌激素水準上升，這些都可造成勃起功能障礙。

小提醒

某些國家特別設立「男性健康日」，主題就是影響家庭生活品質的ＥＤ，以此提醒全社會關注男性健康，尤其是男性生殖健康。

109. 判斷陽痿不能盲目

太太留言

偶爾一次，不要放在心上。

醫生忠告

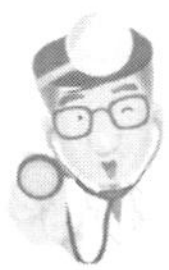

陽痿是一種陰莖勃起障礙，通常是指在有性刺激和性慾情況下，陰莖不能勃起或勃起不堅，以致不能進行與完成性生活。陽痿對男性來說是很敏感的話題，甚至在他們眼裡，陽痿是對自己能力的否定。由於懼怕陽痿，男性在判斷時往往容易走入誤區。

（1）把幾次性交失敗當作陽痿。這種情況頗為多見。男性因過度興奮、勞累，甚至酒醉，都會引起一時勃起功能不佳。這本不足為奇。但有些男性過度敏感，誤認為是陽痿，在以後進行性生活的時候會留下性能力不濟的陰影，反而致使勃起功能出現障礙。

（2）認為早洩必然演變成陽痿。現代醫學沒有發現早洩與陽痿之間存在必然的聯繫。而生活中由早洩演變為陽痿的事例，大多數是心理因素在作怪。男性發生早洩，大多會產生內疚心理，感覺自己愧對妻子。如果妻子再流露不滿情緒，會無形中增大丈夫的壓力，而導致心理性的陽痿。只要擺正心態，早洩就不會演變為陽痿。

（3）把不能引起女方性高潮視為陽痿。這是更大的錯誤。只要男方陰莖能勃起，並順利進行性交動作，完成射精及達到情慾高潮，便不是陽痿。由於男女性反應速度不一樣，一般來說，女性性高潮的到來晚於男性。即使男方已射精，而女方尚未進入性高潮，也是正常的生理現象，只能說明性生活不夠和諧。

小提醒

食用燕麥有助於緩解男性性功能障礙症狀。有研究顯示，中年男子食用燕麥製成的天然植物保健品，４周後體內游離的睾丸素水準將上升２７％。

110. 包皮過長，危害健康

太太留言

清洗自己時，記得多洗洗包皮和陰莖之間的污垢。

醫生忠告

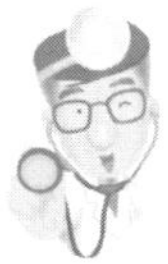

包莖和包皮過長是天生的發育異常。包莖是指包皮口過小，包皮不能上翻顯露出陰莖頭。包皮過長則是包皮覆蓋全部陰莖頭，只能勉強上翻顯露部分陰莖頭。由於包莖和包皮過長並不會影響排尿及男性功能，很容易被男性所忽視。

包莖和包皮過長會影響包皮和陰莖頭之間的清潔。包皮的皮脂腺和其他部位皮膚一樣，也會分泌皮脂。由於包皮不能向上翻起，這些皮脂便積聚在包皮內面與陰莖頭之間的空隙中。同時，尿液也會滲入這個空隙，與皮脂發生化學反應，變成包皮垢。

包皮垢是一種化學性致癌物質，具有強烈的致癌作用。在包皮垢的刺激下，包皮與陰莖頭容易引發炎症。而長期的炎症會造成陰莖局部組織細胞變性惡化，誘發陰莖角、陰莖乳頭狀瘤、尖銳濕疣、陰莖白斑、增殖性陰莖紅斑症等疾病，甚至轉化成陰莖癌。

由此可見，包莖或包皮過長對健康的間接危害不能小視。包莖及包皮過長的男士應當及早到醫院治療，做包皮環切術。

小提醒

有資料顯示，猶太民族在嬰兒出生後第 8 天便施行包皮環切術，其陰莖癌發生率極低。而伊斯蘭教徒，在孩子 0 ～ 4 歲內，就進行包皮環切術，陰莖癌的發生率也顯著降低。

111. 小心沙發的「溫柔一擊」

太太留言

是不是每個男人都會陷在沙發裡看報紙看球賽呢？真是沒轍，還是用專家說法才能唬得住你。

醫生忠告

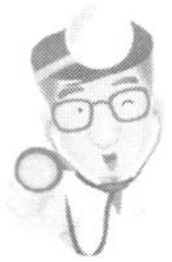

現在的沙發變得越來越柔軟，坐的人也越來越多，有的陷在裡面幾個小時不起身。誰也不會想到，這柔軟舒適的沙發竟會對睪丸功能帶來損害。

人本來的坐姿，是以坐骨的兩個結節作為支撐點，讓陰囊輕鬆地懸掛在兩大腿之間。而當坐在沙發上時，原來的支點下沉，整個臀部陷入沙發中，沙發的填充物和表面用料就會包圍、壓迫陰囊。這樣就會使靜脈血回流不暢，睪丸附近的血管受阻，淤血嚴重時可導致精索靜脈曲張，出現下腹部鈍痛、睪丸下墜沉重等症狀。

精索靜脈曲張時，睪丸不能及時代謝出有害物質，也得不到足夠的營養，這就會損害睪丸正常分泌睪酮的功能，使睪酮分泌減少。而作為維持男子性功能和產生精子的動力，睪酮一旦缺乏，勢必導致男子性功能障礙和不育症。

為了預防這種損傷，久坐時應選擇硬椅為佳。購買沙發時，應充分考慮其彈性硬度，若沙發過於柔軟，可鋪一層堅硬的坐墊。

小提醒

適當補充鋅可以維持並改善生育功能，它大量存在於牛奶、羊肉、海螺肉、生蠔、鮑魚、玉米中。另外，硒的缺乏可使體內過氧化物濃度增加，造成肌體的自我傷害，包括對男性生殖系統和睪丸的傷害。因此，適當補充一些硒也是有益的。含硒量較高的食物主要有小麥胚芽、大蒜、芝麻、蘑菇、金槍魚、沙丁魚等。

112. 牛仔褲，少穿為妙

太太留言

沒想到牛仔褲還會影響生育能力。幸好我們年輕的時候，牛仔褲還沒有這麼風靡。

醫生忠告

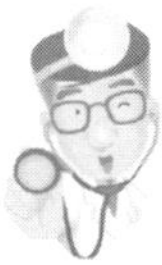

牛仔褲是很多男性休閒時的最愛。但從生殖健康的角度來說並不科學。牛仔褲會束縛男性生殖器官的發育，同時也不能為外生殖器提供良好的生活環境。

陰囊需要適宜的溫度，同時對外界溫度變化相當敏感，並能隨氣溫變化而進行自我調節。當外界溫度低時，肉膜平滑肌和提睾肌收縮，使睾丸位置升高，陰囊皮膚緊縮並回縮至會陰部。反之，平滑肌和提睾肌鬆弛，睾丸下降，離開軀體，陰囊皮膚鬆弛，增大散熱面積，有利於局部散熱。

溫度對睾丸生精過程有著至關重要的影響。一般來說，陰囊內溫度比肌體內低2℃左右，最適合生精。如果溫度過高，生精過程會出現障礙，甚至完全停止，同時睾酮的分泌也將減少。由於褲子的壓迫，可能使睾丸部位的溫度高過肌體溫度。而牛仔褲透氣性差，散熱不好，會阻礙陰囊皮膚散熱降溫，抑制血液循環，妨礙精索靜脈血回流。同時，陰囊處於密閉狀態，空氣不流通，容易滋生細菌，引起生殖道的炎症。長此以往，會影響睾丸的正常發育，導致不孕不育。

小提醒

男性在購買長褲時，應選擇稍大、透氣性好、棉布品質的褲子。特別是夏天，不要穿牛仔褲，或者化纖類「兜襠褲」。

113. 如何克服「恐愛症」

太太留言

今天新聞裡又報導了因輸血感染愛滋病的民眾，可憐了那些無辜的人！

醫生忠告

近年來，隨著愛滋病的迅猛發展，許多人患上了愛滋病恐懼症。它包括以下情形：不必要地過分擔心自己會得愛滋病，或者毫無根據地懷疑自己感染了愛滋病，同時伴有一些情緒異常和行為異常。

在高度緊張的情況下，特別是長期的神經緊張，易引起人體內分泌和植物神經系統的紊亂，造成口乾、腹瀉、乏力、抵抗力下降等症狀。從中醫學角度來講，著急就容易上火，口內生瘡、咽喉腫痛等症狀也就自然出現了。「恐愛者」整天處於懷疑、恐懼和焦慮中，因而造成全身抵抗力下降，出現頭痛、肌肉痛、腹瀉、咽炎、皮炎等。

（1）相信科學檢測。抗體檢測為陰性即可完全排除感染的可能，不要再無謂地擔心和猜疑。

（2）不要相信症狀。有小部分人在感染愛滋病後會出現急性症狀，其條件是感染了大量的愛滋病病毒，而這種病例實際上非常少。愛滋病急性症狀幾乎沒有特異性，和我們平時可能得的病沒什麼兩樣，因此醫學上並不把症狀作為判定是否感染的標準。

（3）嘗試轉移注意力。將精力集中在工作或其他事情上，以減輕焦慮和擔心，很多所謂的症狀都會在不久後不治而癒。

小提醒

愛滋病病毒非常「嬌氣」，對外界環境的抵抗力較弱，離開人體後，在常溫下存活的時間很短。因此，與愛滋病感染者和病人的一般性接觸，如握手、擁抱、共同進餐以及共用勞動工具、辦公用具、錢幣等，不會感染愛滋病。

114. 對待愛滋病，預防為重

太太留言

今後若遇打針輸血，就別再去衛生條件不好的小診所了，到醫院去排會兒隊也無妨。

醫生忠告

愛滋病雖然可怕，但它的主要傳播途徑只有三種：性傳播、血液傳播、母嬰傳播。因此，我們只要從以下幾方面做好預防，是完全能夠遠離愛滋病的。

（1）防止性傳播。世界衛生組織認為，開發中國家愛滋病病毒以性傳播為主。性伴侶越多，性接觸次數越多，感染的機會也就越大。因此，夫妻雙方長期保持單一的、彼此忠誠的性關係是最安全的。

（2）防止經血液和血製品傳播。輸血引起的愛滋病感染與輸血量成正比，受血者接受的血量越多，感染的機會越大。另外，受血者的年齡越小，越容易受到感染。因此，許多國家已經嚴格控制愛滋病高危人群輸血，並對捐血人員進行愛滋病篩查。

（3）防止經靜脈注射傳播。靜脈注射毒品是感染愛滋病病毒的重要途徑。許多注射毒品的人不講衛生，借用別人用過的針頭及注射器，增大了感染概率。對此，戒毒是最好的降低感染危險的方法。

（4）防止醫源性傳播。治療時要使用一次性注射器和針頭，針灸針、口腔器械、手術器械都應徹底消毒後才能再用。

小提醒

預防愛滋「三字經」：

愛滋病，是絕症，染上身，會喪命。
病雖險，請莫驚，要預防，須記清。
不嫖娼，不賣淫，莫吸毒，免上癮。
好夫妻，貴忠誠，忌性亂，絕外情。
懂自愛，求潔身，能做好，保太平！

115. 吸煙者更易患愛滋病

太太留言

其實只要潔身自愛，性病、愛滋之類就會離我們很遠。

醫生忠告

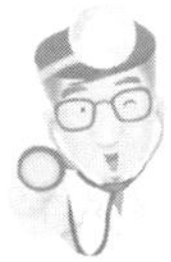

近年來的大量研究發現，在相同的生活行為方式下，吸煙者比不吸煙者更容易感染愛滋病病毒。

透過對吸煙者和不吸煙者的對照研究發現，在排除了和愛滋病病毒感染相關的環境、宿主、性生活等要素的影響後，吸煙者感染愛滋病病毒的危險性是不吸煙者的3.4倍，兩者之間具有顯著性差異。

這是什麼原因呢？香煙中的尼古丁及其代謝物，可在生殖系統中蓄積，引起局部免疫功能的變化，使生殖系統對病毒感染的敏感性提高。吸煙還會影響到肺的巨噬細胞，並可使抗病毒淋巴細胞減少，使呼吸系統感染率增加。更為重要的是，吸煙會損害免疫系統，使活化的免疫細胞和淋巴細胞明顯減少，並使肌體免疫系統的自然殺傷細胞的數量及活性下降，減少抗體生成。

小提醒

嘴唇無唾液的接吻，又無口腔黏膜的破損，不會感染愛滋病。但如果帶有大量唾液且口腔黏膜破損，有血液滲出時，則有傳播愛滋病的可能。

116. 哪些食物可防愛滋病

太太留言

今天你的苦瓜炒肉不錯，看來很有天分嘛。美中不足的是忘記放蒜了，下次請記住。

醫生忠告

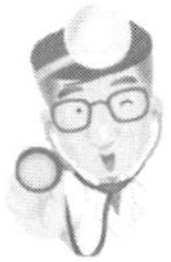

除了從杜絕不潔性行為、慎重輸血輸液、講究衛生等方面預防外，還要多吃些抵抗愛滋病病毒的食物，及早殺死進入體內的病毒，達到預防的目的。

（1）黃豆。除含豐富的蛋白質外，黃豆還富含硒，它能提高人體的抗病能力。黃豆中的大豆皂苷，對愛滋病病毒有抑制作用，病毒即使進入體內，也難生長繁殖。

（2）黃瓜。含有豐富的維生素C，能增強人體免疫力，有抗病毒、抗癌之效。黃瓜尾部有一種苦味的化學物質，能殺死進入體內的愛滋病病毒。

（3）苦瓜。其中的苦瓜蛋白，對愛滋病病毒有強烈的抑制作用。

（4）海帶。含碘最多，碘化物能促進炎症滲出物的吸收，有防癌作用。海帶中還含有硫酸脂，能保護人體免疫系統的細胞不受愛滋病病毒的侵害。

（5）大蒜。所含的植物殺菌素對各種病毒都有殺滅作用。據研究，將愛滋病病毒放入大蒜葉中，5分鐘便全部死亡。常吃大蒜，還能提高免疫力，預防各種疾病。

小提醒

愛滋病不會經電話機、馬桶蓋、臥具、餐飲具、游泳池或公共浴池等公共設施傳播。此外，咳嗽和打噴嚏，蚊蟲叮咬也不會傳播愛滋病。

117.「有車族」，給身體多點關愛

太太留言

今天我們騎自行車去兜兜風吧。自從買了車，你就再也沒有用自行車載著我大街小巷地鑽了。

醫生忠告

隨著經濟水準的提高，有車族的隊伍也日益龐大。當他們在享受交通便捷的同時，各種疾病也找到了他們。很多人在長時間開車後，會出現不同程度的頭暈、乏力，甚至引發腰酸背痛、頸項僵硬、攝護腺炎等疾病。

在開車的過程中，長時間保持坐姿會導致身體肌肉高度緊張，引起頸肩及腰背部的肌肉、韌帶慢性疲勞性損傷。開車時，精神高度緊張，如果遇見堵車、路況不理想等狀況，容易造成心理壓力，出現精神緊張、失眠、噁心等情況。長時間處於這種精神狀態，會損害神經末梢，減弱條件反射，導致四肢麻木，肌肉萎縮，甚至誘發高血壓、冠心病等。

因此，有車族要注意自己的生活方式，盡量減少開車對身體的影響。開車的持續時間不能過長，最好能1～2小時停車活動15分鐘左右，減輕肌肉、韌帶的慢性疲勞性損傷。平時要注意鍛鍊身體增強體質，生活要有規律，飲食安排要合理，盡量少抽煙。同時要調整好駕駛座位，經常變換姿勢，減輕身體壓力。對於行車途中遇見意外狀況要保持平靜的心態，處之泰然。

小提醒

新車內的塑膠材質的配件、地毯、車頂氈、沙發等都會釋放甲醛、丙酮等有害氣體。因此，在駕駛新車的前6個月內，車內一定要保持良好的通風。在車內放點竹炭或橘子皮或灑點除甲醛的藥水，也有利於清除有害氣體。

118. 給汽車做做身體檢查

太太留言

今天下午記著把車子拿去保養一下。本來該上周去保養的，結果你忘了，今天可不要再忘了。

醫生忠告

每天開車前檢查車子各主要設備的安全性能，能夠防患於未然。

檢查車子應遵照以下4個步驟：首先檢查機油、燃油和冷卻水是否足量，是否出現漏水、漏油和漏氣的現象。然後發動車子，慢速運行，檢查儀表板是否工作正常，發動機的聲音有無異常。再繞車一圈，檢查輪胎氣壓是否符合標準，煞車接頭、管道是否漏氣，輪胎、傳動軸、鋼板彈簧等處的螺栓、螺帽是否緊固。最後，千萬不要忘了檢查手、腳制動器及離合器、轉向裝置的工作是否良好，燈光、喇叭和雨刮器有沒有異常。雖然這些都是小細節，但卻是安全行車不可缺少的功課。

對於容易磨損的輪胎，應該定期檢查磨損情況。一旦發現輪胎磨損的更換標記出現，應立即更換輪胎，以免導致意外事故。更換輪胎時，最好兩個前輪或兩個後輪一起換，而且要選擇紋路相同的輪胎，這樣才能保持車子行駛的平穩。

小提醒

正確的使用方法可以延長汽車的使用壽命：

- 保持汽車良好的狀態，如出現故障，不宜再行駛。
- 定期進行日常維護，提高狀態。
- 正確安裝「三濾器」，經常清洗、更換濾芯。
- 保持中速行駛，切記不要猛加油猛煞車。

119. 開車須要注意的四大危險

太太留言

開車時要注意安全！不要把手機放在上衣口袋裡。

醫生忠告

男性在駕車時，常常有些不良習慣，這些習慣往往會成為安全隱患。

（1）前胸口袋裡裝硬物。很多男性喜歡將日常用品，如手機、鑰匙、筆或名片夾等裝在上衣口袋裡。正常行駛時並沒有什麼大礙，但是一旦發生事故，哪怕是緊急煞車，在慣性的作用下你的身體會向前衝，這些硬物對你的身體就會造成傷害。

（2）繫金屬扣的皮帶。如果你繫的是金屬扣的皮帶，那麼開車出事故時危險係數會大幅度增加。皮帶位於腹部，也是安全帶透過的地方。當事故發生時，金屬扣的皮帶在安全帶的作用下，深深地壓向腹部，會加劇損害內臟。

（3）行李廂內亂放雜物。這種危險因素主要是針對乘坐空間和行李廂相連的車子。如果把行李廂變成「雜物間」，且不用網罩固定雜物，當車子發生撞擊時，這些雜物在劇烈的衝擊下會變成「重磅炸彈」撞擊後腦勺。

（4）將頭或身子探出車窗外。開車時，探出身子或頭，如果旁邊有疾駛而過的車，那麼頭就容易受到傷害。

小提醒

使用安全帶時要拉平，不要扭曲。三點式腰部安全帶最好繫在髖部，不要繫在腰部；肩部安全帶不能放在胳膊下面，應斜掛胸前。另外，安全帶不要壓在堅硬或易碎的物體上，也不要與鋒利的刃器摩擦，以免受損。座椅靠背也不要過於傾斜，否則安全帶將不能正確地伸長和收捲。

120. 向酒後駕車說「不」

太太留言

以後應酬回來，可不要開車了。每次你去應酬我就提心吊膽，擔心你開車會出點什麼事。你不要再拿我的心臟開玩笑了。

醫生忠告

酒後駕車時，由於酒精的麻醉作用，會導致觸覺降低，判斷能力和操作能力降低，出現視覺障礙，產生過度疲勞，引起心理異常。這幾種危害，對駕車存在很大安全隱患。如果觸覺降低，往往無法正常控制油門、煞車及方向盤；判斷能力和操作能力降低，會延緩對光、聲刺激的反應時間，無法正確判斷距離和速度；出現視覺障礙，會導致視力暫時受損，視像不穩，辨色力下降，不能發現和正確領會交通號誌、標誌和標線；過度疲勞主要表現為酒後易睏倦，駕車行駛不規律，空間視覺差；心理異常會對自己做出過高的估計，對周圍人的勸告不予理睬，做出力不從心的事。

因此，在知道自己要駕車時千萬不要喝酒。不僅是遵守交通法規，更是對自己的生命負責任。對於不能推脫的應酬酒，在喝酒後不可自己駕車回家。最好是坐計程車或者是請沒有喝酒的人送自己回家。

小提醒

很多人知道喝酒開車容易發生事故，但是，認為抽煙可以提神減少事故。其實，開車抽煙和喝酒的危險係數一樣。抽煙會分散精力，導致注意力下降，容易發生意外事故。同時，抽煙會降低人體的身體素質，減退應變突發事件的能力，從而增加意外事故的死亡率。

121. 假期，放鬆緊張的神經

太太留言

我們還是計畫一次短程的旅行吧。你平時工作那麼忙，都沒有時間陪我，這次一定要陪我和兒子好好地玩幾天。

醫生忠告

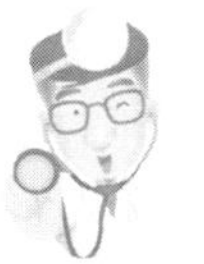

在競爭激烈的職場中，休假對於很多白領來說成了水中月，鏡中花。想在職場上進一步發展，就不得不提醒自己打起十二分精神，不能有半點鬆懈。也許一不留神，就會被競爭對手超越，從而淘汰出局。頂著如此大的心理壓力，試問有幾個白領能全身心地放鬆，享受悠然假期呢？

但是，人畢竟是血肉之軀，不是鋼鐵打造的機器人。如果每天像上足發條的機器，不停地運轉，最終結果是，在高強度、超負荷的工作下，身體每況愈下，影響正常的工作。如果積勞成疾，還有可能導致過勞死。

其實，在身體和心理感覺疲勞時，休息是最好的解決辦法。身體和心理在繁忙的工作中得到喘息，才能以更好的精神狀態投入工作。因此，在繁忙的工作中不要忘了給自己放個假。假期是你的權利，也是珍愛自己的一種表現。在假期面前，一切工作暫時靠邊站。利用假期看看書或走出高樓大廈，都能讓身心得到全面的放鬆。

小提醒

假期分為法定節假日、部分公民放假的節日或紀念日、年休假三種。法定假日是國家統一規定的用以開展紀念或慶祝活動的休息時間，如國慶日、端午節等。部分公民放假的節日如軍人節等。年休假是用人單位給予勞動者的福利，一般來說，勞動者在該用人單位連續工作一年以上，就有權利享受年休假。

122. 節日不要找罪受

太太留言

哎呀，今天坐了一天的車，可真是太累了。到達目的地後，居然沒有了遊山玩水的心情。

醫生忠告

說到放長假，很多白領會說放假比上班還難過。對於那些平日處於高度緊張狀態的人來說，已經習慣緊張有序的生活，突然停下來反而不適應。不能調整這種心理落差，會出現抑鬱、失落、焦躁不安、精神不集中等狀態，嚴重者會產生精神分裂。心理學將其稱為節日心理綜合症或節日心理失調症。

為什麼會產生這種心理異常反應呢？這是因為人處於高強度的工作壓力下，大腦中樞建立起高度緊張的思維和運作模式。如果突然中斷壓力，適應高度緊張的心理模式突然失去對象物，加上生理和心理的慣性作用，就會對寬鬆休閒的環境不適應。

對於這種心理失調，應該學會自我調適，積極轉移注意力。比如，合理地規劃假期，可以使心理狀態從高度緊張的模式中慢慢放鬆下來，逐漸適應休閒式的慢節奏生活。同時假期生活中，應該選擇有利於身心的放鬆方式。不可暴飲、暴食、暴玩，破壞原來的生理時鐘，造成植物性神經紊亂。不良的假期生活會導致記憶力下降、失眠、頭昏目眩、抑鬱、心慌等異常症狀，甚至還會出現腸胃功能、心血管系統、泌尿系統等方面的疾病。

小提醒

長假外出旅遊是現在比較時尚流行的度假方式。但是，出行時應注意自我保護，不能將行程安排得過滿，避免身心過度疲勞。長時間乘坐火車、輪船等交通工具時，應經常活動筋骨及深呼吸，以減輕旅途帶來的疲勞。

123. 別讓「灰色」籠罩你的心

太太留言

老公，看見風景優美的大自然，心情有沒有變得好些？

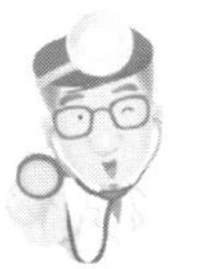

醫生忠告

長期處於白熱化競爭的氣氛中，很多中年男子會產生悲觀、失望、信心不足、消沉頹廢，甚至憤世嫉俗的心態。這種心理偏差被稱為「灰色心理」。灰色心理的發生，主要有兩個方面的原因。一方面是進入中年期，生理機能逐漸衰退，在精力和體力上常感覺力不從心，從而影響情緒。另一方面是不能適應快節奏工作的壓力，產生遲暮感及失落感。要走出灰色「地帶」，必須要正確地調整心態。

（1）加強修養，正確認識生命由旺盛走向衰老至死亡的規律，不必為生命的衰老而耿耿於懷，同時養成豁達的個性，處之泰然地接受中年期的生理變化。

（2）合理安排生活，培養多種興趣。維持適度緊張有序的生活和工作節奏，可以避免人在無所事事時的胡思亂想，避免心理滋生失落感。同時，興趣的多元化可以讓生活變得豐富多彩，對驅散灰色情緒、增強生命的活力有積極作用。

（3）適當變換環境。當你對環境感覺厭倦，滋生惰性，不求上進時，不妨換個新的環境。變換環境，可以激發人的潛能，保持健康向上的心理。

小提醒

灰色心理的二大誘因：

- ⊙家庭危機。和諧美滿的家庭給予人歸屬感和依靠感。如果打破家庭和諧的局面，這種歸屬感和依靠感消失，會加劇社會、環境帶來的壓力。
- ⊙疾病打擊。一旦患病，人的思想容易消沉，主要是擔心失去健康身體。這種壓力常常會使人失去生活的信心。

124. 別為工作狂

太太留言

哎呀，還想多玩兩天。可是你又惦記著你的工作，說公司有好多事情沒有處理。明天就要回去了，真是意猶未盡。

醫生忠告

在競爭激烈的職場裡，工作狂早已不是什麼新鮮名詞。這些人總是勤勤懇懇地工作，總擔心工作沒有做到盡善盡美，而落後於其他人。這種現象是由於社會壓力大，職場競爭激烈造成的，也是一種新興的心理疾病。

當然，為了生計拼命工作是可以理解的。但是到了瘋狂的工作狀態就會給心理、生理甚至家庭生活帶來負面影響。長時間沉迷於工作，不和家人溝通，會使人產生孤獨感，造成家庭成員之間的生疏感。

怎樣才能阻止工作狂超常投入工作呢？工作狂一般具有很強的事業心和責任感，往往對自己的要求和期望值很高。如果一天到晚都想到工作，那麼工作壓力自然就形成了。因此，要調節自己的人生價值觀，不要讓工作成為人生價值的唯一體現，應兼顧事業與家庭之間的平衡。合理地分配時間，生活中除了工作還應有家庭、朋友、嗜好等。同時不要認為自己是無所不能的，畢竟人只有一雙手，一個腦袋，對於不能完成的工作，要善於發揮團隊的合作能力。

小提醒

勞逸結合也很重要。培養一些業餘愛好，如釣魚、打保齡球等，可給在 8 小時之外的生活安排豐富的內容，在一定程度上打破對工作的沉迷。對於病情嚴重者，還是應接受心理醫生的科學治療。

125. 別把工作帶入生活

太太留言

真掃興！你總是不把工作和生活分開，每次和你出去玩都是乘興而去，敗興而歸。難道工作比我和兒子還重要嗎?

醫生忠告

現實生活中不乏有把工作中的緊張情緒帶回家的白領。這樣的結果是休息的時候想著工作，大腦無法得到徹底的放鬆。而大腦調整不好，自然會影響第二天的工作，造成惡性循環。

把工作和生活分開，是緩解工作壓力的重要手段。每天做個詳細的工作清單，把必須完成的工作和可以延緩的工作進行分類。在時間不夠充足的情況下，完成那些比較緊要的工作就可以。即使在迫不得已的情況下，需要將工作帶回家，每週也最好不超過兩個晚上。

其實，下班後，有很多事情等著你去做。你可以和家人共進晚餐，交流感情。也可以聽聽音樂，做做運動，充分享受屬於你自己的時間。只有完全卸下工作壓力，才能使累了一天的大腦得到良好的休息。只有保持大腦的清醒，才能更好地工作。休息和工作是相輔相成的關係，兩者缺一不可。因此，在下班後，請把工作上的瑣事拋在一邊。不要掛念你未完成的計畫書，生活除了工作還有很多內容。

小提醒

不要小看下班回家的那段時間，做自己喜歡做的事情，如聽音樂、沉思，可以幫你緩解工作中的緊張情緒。避免把工作中的不良情緒帶回家，影響自己的家庭生活。

126. 節假日狂睡傷身

太太留言

假期就是應該好好放鬆嘛！

醫生忠告

在白領人群中，普遍存在「節假日睡懶覺儲存睡眠」的現象。工作日，朝九晚五，常常不能睡到自然醒。好不容易盼到放假，自然要把睡眠補上。其實，睡眠是不能儲存的。

人體只需要足夠且高品質的睡眠，過多的睡眠對健康並無益。想當然地認為多睡幾個小時，可以補充工作日的睡眠不足的想法是錯誤的。相反，還會打亂人體原有的正常生理節奏，使人變得無精打彩。當上班時，生理節奏又要重新調整回來，會讓身體感覺不適應，加重睡眠不足的症狀，甚至影響工作效率。

節假日睡懶覺還會造成腸胃功能紊亂。人上班時會形成較規律的進餐習慣，到時間胃液會進行分泌，有食物進食胃腸功能會正常工作不會造成紊亂。而睡懶覺會改變早餐進餐時間，導致胃腸功能發生紊亂。在起床時會感覺身體疲倦、四肢乏力，長期下去還可能患上胃病。

其實，節假日按照上班時間起床，能夠保持良好的生理時鐘，使精力更充沛。如果頭天玩得過晚，也可選擇在中午或吃了早餐後休息1個小時。

小提醒

不同年齡的人對睡眠時間的要求也不相同。１０～１８歲的人群，每天需要８小時的睡眠時間，１８～５０歲的人群，每天需要７小時的睡眠時間，５０～７０歲的人群，每天需要５～６小時的睡眠時間。當然，這也不是絕對的，最準確的標準是應以第二天醒後精神飽滿程度為準。

127. 不要走進休息誤區

太太留言

你什麼也沒有做，只是靜靜地坐著，怎麼也會累呢？該不會是坐著也消耗體力吧。

醫生忠告

累了應該休息的道理人人都懂，但不是每個人都會正確休息。生活中，很多人都會陷入休息的誤區，使身體和大腦得不到最佳的調整。

（1）不動就是休息。其實不然，休息的含義是指暫時停止工作。雖然你身體沒有動，但大腦在繼續思考問題，那也算不上是休息，也不能緩解身體和大腦的疲勞。

（2）過度娛樂。適當的娛樂可以放鬆身心，使心情保持愉悅。但娛樂過度，就失去休息的意義。比如，通宵玩耍，不停跳舞，超長看電視等，都會損耗人的精力，危害健康。

（3）過量睡眠。適度的睡眠能消除疲勞，恢復精力。但睡眠時間長，活動時間必然相應減少，會導致氣血循環不暢，新陳代謝緩慢，器官功能減弱，免疫功能下降，從而引起許多疾病。對於成年人來說，夜晚保證8小時睡眠就可以了。

（4）被動休息。當身體感覺疲勞時，身體已經受到了傷害。長期下去，會使身體內部器官出現問題，甚至危及生命。因此，應該主動休息，在不疲勞時也要小憩，才是預防疲勞、保持精力旺盛的訣竅。

小提醒

解除疲勞最好的辦法是做與疲勞原因相對立的事。比如，因運動過度而產生疲憊，就靜下來休息；因長時間靜坐而疲倦，則利用運動來調節。同時藉助於氣功、針灸等手段，也可使人神志清醒，消除疲勞。

128. 酸性體質毛病多

太太留言

原來體質也有酸鹼之分，健康體質是弱鹼性。什麼時候你去測試一下，看看你的體質偏鹼還是偏酸。

醫生忠告

健康人的血液呈弱鹼性，pH 值在 7.35～7.45 之間。由於環境污染及不良生活習慣的影響，更多人的 pH 值在7.35以下，體質逐漸轉為酸性，醫學上稱為「酸性體質」。

酸性體質者身體處於健康和疾病之間的亞健康狀態，常常會感到身體疲乏、記憶力衰退、注意力不集中、腰酸腿痛等症狀。是什麼原因造成酸性體質的呢？簡單地說就是體內鹼性礦物質不足。如果體內酸性物質過多，身體會利用大量的鹼性元素來中和酸性物質，導致體內鹼性物質不足。飲食不當、壓力過大也會造成人體酸鹼不平衡。

有資料顯示，pH值略小於7.35，或偏向於7.2時，人處於亞健康狀態；pH值低於中性7時，會發生重大疾病；pH值下降至6.9時，會變成植物人；pH值只有6.8～6.7時，就會導致死亡。由此可見，酸鹼平衡對人體有非常重大的意義。如何才能改善和預防酸性體質呢？應該少吃酸性食物，如魚、肉、酒、糖等，多吃鹼性食物，如豆腐、菠菜、牛奶等，讓體內血液中的pH值保持弱鹼性。另外，加強鍛鍊，及時釋放壓力，保持良好情緒，也能降低體內鹼性物質的消耗。

小提醒

酸性體質的常見症狀：

- 皮膚無光澤，易得皮膚病，牙齦易出血，抵抗力差。
- 易失眠、早醒，起床後精神不佳；經常便秘，有口臭現象。
- 易疲勞，上下樓氣喘厲害，步伐緩慢，動作遲緩。
- 情緒不穩定，時常發脾氣；夏天容易被蚊蟲釘咬。

129. 把壓力變成文字

太太留言

以前你還有寫日記的習慣。現在這個習慣早被拋到九霄雲外。不要認為日記是少男少女的無病呻吟。把你的煩惱、感受用文字記錄下來，何嘗不是一種解壓的好辦法。

醫生忠告

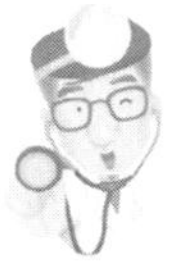

在日常生活中，壓力對於每個人都是不可避免的。如果不懂得釋壓，這些壓力會壓得你喘不過氣來，甚至導致疾病的產生。現實生活中不乏有為了釋放壓力而做出過激行為的人，當然，這種行為並不提倡，我們所提倡的是理性反思。

記壓力日記是簡單有效的理性反思方法。壓力口記，顧名思義，就是記錄自己的壓力，面臨的煩惱。透過這些文字記錄，你能瞭解壓力產生的詳細原因，你應對壓力的方法，及處理方法是否恰當、有效。並且對這些資訊進行分析，能夠確定壓力的根源，找出最好的應對方法。同時，透過文字的方式，可以宣洩一部分不良情緒，保持心理的健康狀態。

理性反思，是種積極的生活態度。積極進行自我對話和反省，不僅能有效疏解壓力，還能增強適應壓力的能力。特別是對於那些個性較容易趨向於逃避的人，則更應該要求自己以積極的態度面對壓力，因為適度的壓力能夠幫助人自我成長。也許當你重溫日記的時候，會不可思議地發覺自己已經度過那麼多的困境了，並且變得越來越堅強。

小提醒

壓力日記應該經常寫，且有一定的時間規律。要詳細記錄事情的發生時間、原因，你的心理、生理反應，你的處理方法及處理後的結果，並對這類壓力進行分析。

130. 陽光明媚，進行日光浴

太太留言

今天太陽真好，這種天氣就適合在河邊喝喝茶，曬曬太陽。要記得把窗戶打開，把陽光請進來。

醫生忠告

日光是人體最天然的保健品。經常接受日光的照曬，可以促進皮膚血管擴張，促進皮膚的新陳代謝，增強皮膚的功能。日光中的紫外線能抑制和殺滅皮膚表面的微生物，有利於預防皮膚病，同時還能增加維生素D的合成，有利於鈣的吸收，促進骨骼的生長發育。

適度的日光浴對皮膚和身體健康有促進作用，因此，應養成進行室外活動的習慣，接受日光的充分照曬。同時也要瞭解日光浴的注意事項，進行科學的日光浴。

（1）雖然日光浴一年四季都可進行，但每天選擇的時間應根據地區和季節進行調整。一般地說，選擇氣溫在18℃～20℃時較為理想。

（2）夏日的氣溫較高，日光浴時應注意預防中暑和日射病，最好戴上草帽和墨鏡以保護頭和眼睛；飯前、後1小時內不宜進行。

（3）日光浴的時間要循序漸進，可由開始的10分鐘逐漸增加到1～2個小時。為了保證皮膚全面接觸陽光，宜不斷變換體位。

（4）進行日光浴時不宜入睡，應使用防曬油膏，以防止過強的紫外線曬傷皮膚。

小提醒

哪些疾病患者進行日光浴要謹慎？

- 有出血性素質病狀，患有較重心臟病、尿毒症、活動期肺結核等疾病的患者不宜多曬太陽。
- 患有熱調節障礙、日射病、日光性皮炎、結膜炎、白內障等疾病的患者不能曬太陽。

131. 男人哭吧不是罪

太太留言

昨天，兒子哭著回來，說是和同學打架了。你卻狠狠地罵他，說男子漢流血不流淚。老公，這種教育方法是不對的，你不能限制孩子的情感發洩呀！

醫生忠告

男兒有淚不輕彈，是很多男人的至理名言。在傳統觀念裡，男人應是堅強、全能、成功的化身。但身在職場，生活節奏快，人際關係複雜，工作壓力大，不可避免會遇見承受不了的困難或挫折。如果強忍在心中，只會給健康帶來危害。

其實，哭並不是女人的專利。造物者給了男女同樣發達的淚腺，就證明男人也有哭的權利。據醫學研究證明：哭有利於身體健康，能夠釋放心中壓抑的情緒，減輕精神壓力。人在情緒壓抑時，會產生對身體有害的生物性物質。如果這些有害物質不及時釋放，心中的壓抑會越積越重，精神負擔也越來越大，容易引起情緒低落、失眠、食慾低下等症狀，嚴重的還會導致抑鬱症。而哭會使這些有害物質隨眼淚排出體外，降低有害物質的濃度，緩解緊張情緒。

哭具有情緒自我調節功能，哭後，人的情緒強度會降低40％左右，使人的心情變得舒暢。因此，男人在心情壓抑的時候，沒有必要繃著臉充硬漢，會哭的男人才是健康的男人。

小提醒

人在情感衝擊下流出的眼淚，和受機械刺激流的眼淚化學性質不一樣。前者能夠排出引起血壓升高、心率加快及消化不良的物質。

132. 為你烹製的「心靈雞湯」

太太留言

還記得你曾經喜歡的那首《每天都有好心情》的歌嗎？只是不知從什麼時候起，你不再唱這首歌，臉上的笑容也越來越少了。哎，真的懷念那個曾經笑容滿面的你。

醫生忠告

心理疲勞是因心理精神原因導致無精打彩，懶散無力，以及反應速度、靈活性和準確度降低的心理機能消極狀態。心理疲勞是在緊張的精神狀態、反覆的心理刺激及惡劣的情緒下逐漸形成的。當心理負擔過大，又沒有及時釋放，就容易造成心理障礙、心理失控，甚至心理危機。

心理疲勞的主要表現為煩躁、焦慮、體力不支、精神委靡、反應遲鈍、注意力不集中、思維不敏捷、記憶力減退、情緒波動大、活動效率降低、錯誤率上升等。心理疲勞是身心疾病的警告信號，如果在疲勞時不及時調節，容易引發各種身心疾病。比如頭痛、眩暈、心血管和呼吸系統功能紊亂、食慾減低、消化不良、失眠以及性慾減退等。當然，只要方法正確，心理疲勞也是可以得到緩解的。

心理疲勞是潛伏在人們身邊的 「隱性殺手」。雖然不會一朝一夕就致人於死地，但會像慢性中毒那樣，達到一定的「疲勞量」，就會引發疾病。因此，平時不要忽視心理方面的異常問題。

小提醒

4 種解除心理疲勞的方法：

- 開懷大笑是消除疲勞的最好方法，也是情緒發洩的方式。
- 放慢生活節奏，給自己留些閒散的時間。
- 做錯事不要自悔自責，甩掉精神負擔才能正常地工作。
- 學會在適當的時候說「不」，不要獨立承擔一切重任。

133. 把煩惱說出來

太太留言

最近老是看你悶悶不樂，是不是有什麼不開心的事情呀！有什麼煩惱你說出來吧，即使我不能幫你解決，也能為你分擔呀！

醫生忠告

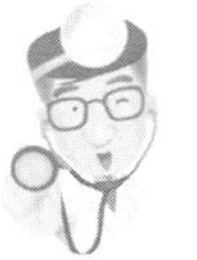

在生活中，每個人都會遇見各種各樣的壓力。心理壓力過大，人容易處於憤怒、焦慮、煩悶狀態。當壓力到了一定極限，就會積鬱成疾，導致心理疾病，影響身體健康。因此，哪怕是小的煩惱也不要放在心裡，以免越積越多，導致最後的爆發。特別是男性，自恃身體強壯，什麼壓力都喜歡自己獨自承擔。

男人要學會疏解壓力，而傾訴是排除壓力的好方法。把心中的煩惱一吐為快，即可得到他人的指導、支持，又可宣洩情緒。在他人的引導、啟發下，還可改變負面消極的想法。即使被傾訴人不一定能分擔你的壓力，但是在傾訴後你會發現壓力在無形中釋放出去了，使你忘記壓力的存在。醫學研究表明：傾訴可以治療壓力過大帶來的焦慮、強迫性精神錯亂和飲食紊亂。

傾訴的對象如何選擇呢？一般來說，朋友、家人是最好的傾訴對象。他們比較瞭解你，能夠給予你支持和幫助。如果遇見難以解決的問題或患有心理疾病，應該選擇專業的心理醫生。在心理醫生的幫助下，不僅可以釋放壓力，減輕挫折和壓迫感，而且還能預防心理疾病。

小提醒

聊天是身心的「健康房」，是獲得美好心情的手段。在茶餘飯後，和親朋好友吹吹山海經，說說家常話，能夠沖散或消除生活中的積鬱，脫離或忘卻愁苦，使人保持良好的心理狀態。

134. 自我解嘲，給心理的正當防衛

太太留言

老公，你老是說我阿Q精神。但是阿Q精神有什麼不好的呀，我不過是在自己尋求平衡而已，難道這也有錯？

醫生忠告

雖然「酸葡萄」心理在很多人看來是可笑的，但這卻是一種有效的心理防衛方式。人的一生中不可能都是鋪滿鮮花的坦途，常常會遇見不如意的事情。「酸葡萄」心理其實就是自我解嘲，適當降低那些可望而不可即的目標，平衡和緩解自己失望、不滿的情緒。

現實生活中很多的不如意，是無法改變的客觀存在。與其往死裡「鑽牛角尖」，不如放鬆一下繃得過緊的神經，來點自我解嘲。當自己的需求無法得到滿足時，為了消除或減輕內心的苦悶和煩惱，可以適當編造一些「理由」，進行自我安慰，尋求心理平衡，以防心理和行為出現偏差。但自我解嘲並非逆來順受，不思進取，而是懂得面對現實，能及時調整心態，放棄可望而不可即的目標，追求新的目標。只要心理平衡了，自然能從苦悶、煩惱、消沉的泥潭中解脫出來。

自我解嘲是生活的藝術，是自我安慰和自我幫助的方法，是用積極、樂觀的態度面對人生挫折和逆境。其實要做到自我解嘲並不容易，需要平常心，不為名利所累，不為世俗所擾，不以物喜，不以己悲。

小提醒

善於自我解嘲的人，不必在人前竭力維護自己完美無瑕的形象，不必對自己的短處遮遮掩掩。相較那些不屑自我解嘲的人，生活得更輕鬆。

135. 放棄，是種解脫

太太留言

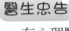

你就是太固執，非要達到自己設定的目標。現實生活中哪有那麼多盡如人意呀，實際與想像總是有差距的嘛。對於不能達到的目標，你要懂得調整，不要背負過重的心理包袱。

醫生忠告

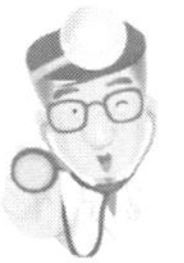

有心理醫生說，人的自我期望值和心理壓力成正比。對自己的要求越高，設定的目標越多，當有些目標經過多次努力仍然無法實現時，自然會產生抑鬱的心理。如果一味地追求目標，就容易形成這樣的惡性循環：心力不足——體力透支——身體健康受損——不能勝任工作。有時把目標設定得低一點，也是珍愛生命的表現。

學會放棄是自我釋壓的好辦法。每個人在人生旅途中都會面臨放棄和被放棄。在工作和生活中背負沉重的心理包袱，只會阻擋自己前進的步伐。只有放棄那些阻礙我們前進的包袱，才能在失敗、迷茫、愁悶、面臨「心苦」時，找到心理平衡點，使自己變得更輕鬆，前進的步伐也更快。

當然，我們所說的放棄也不是指設定目標後，沒有經過努力就放棄。那是對生活、工作不負責任的態度。我們指的放棄是積極的放棄，是當我們盡全力而無法實現目標時的自我解放。適當的放棄，是給我們正確審視自己的機會。

小提醒

職場中盲目攀比現象並不鮮見。每個人都有追求理想職業、豐厚報酬的權利。但給自己設定職業規劃時，應保持理智、清醒的頭腦。自我定位時不能偏離實際情況，以免心理失衡，給長遠發展留下後患。對於不能實現的虛無的願望和設想，應該及早放棄，多做具有實際意義的事，才能有更好的機會。

136. 星期一並不可怕

太太留言

每到星期一，你都是那麼無精打彩。按理說，休息了一個週末精神應該更好呀，但為什麼你會如此沒有精神呀?

醫生忠告

星期一症候群是新興的職業病。很多白領在星期一上班時，會出現疲倦、頭暈、胸悶、食慾不振、周身酸痛、注意力不集中、工作效率降低等現象。星期一症候群的致病原理是人體舊的動力定型被破壞，而新的動力定型難以建立而造成的混亂。

星期一到星期五，大部分精力用於工作，人體內形成與工作相適應的「動力定型」。而週末，平日被置於度外的事提上日程，如走親訪友、朋友聚會等，打破原來建立的與工作有關的「動力定型」。等待星期一上班時，必須重新建立或恢復已被破壞了的「動力定型」，就容易產生不適應現象，即所謂「星期一症候群」。

要消除星期一症候群，應注意週末的休息方式。週末不要打亂了原來的生活規律和作息時間，不要過度地娛樂和勞累，應做到勞逸結合，不然身心不僅不能得到科學、有效的休整，還會加劇勞累、疲憊的程度。在上班前一天，不要安排過於刺激、興奮的活動，應有意識地做與工作相關的事，例如看看書、計畫下週的工作安排，這樣有助於盡早地進入工作狀態。

小提醒

星期一上班時，不要急於工作，先坐在椅子上放鬆身體，等到全身鬆弛後，再調整呼吸，緩慢自然地吸氣吐氣，平和心情。要把星期一當做美好生活的開始，以平常之心對待一週的緊張工作。

137. 別讓密碼弄昏頭

太太留言

你問我，你那張信用卡的密碼是多少？我想了很久也沒有想起來。哎呀，家裡這樣卡，那樣卡太多了，每張卡的密碼也不一樣，怎麼能記得住呀。

醫生忠告

密碼是生活科技化的產物，在現代生活中的地位也越來越重要，什麼銀行卡密碼、電話卡密碼、保險櫃密碼、電腦密碼、電子郵件密碼……如果設置相同的密碼，又害怕一破百破的尷尬情況，因此，不得不記住一大堆不同的密碼，這使很多都市人患上密碼綜合症。

密碼綜合症是人自我強迫記憶帶來的心理障礙。長期強迫記憶密碼，使精神過於緊張，造成精神疲憊，神情恍惚，甚至遺忘密碼。患密碼綜合症的人對外界缺乏信任感，缺乏感情的交流與宣洩，長此以往，容易變得憂鬱、焦慮不安、神經衰弱，導致記憶力衰退。

要治療密碼綜合症，首先要保持健康、樂觀的心態，不要過分看重密碼的作用。設置密碼時可以有技巧性的設置，比如將密碼歸類記憶，電子類密碼統一為某個數字或代碼；銀行卡類的查詢密碼設置為另一個數字或代碼。還可以將常用的密碼用只有自己看得懂的代號，記在自己經常看到的地方。同時，放鬆心情，不要為了密碼問題而自我套牢。

小提醒

隨著科技的進步，智慧化逐漸走入人們的生活和工作，許多腦力及體力勞動正逐漸被機器所代替。而人長期處於依靠機器的生活方式中，會變得懶惰、散漫、自卑、脆弱，甚至導致心理不健康。這種智慧化引起的心理疾病，和密碼綜合症一樣，都是科技發達的產物。

138. 享受遺憾美

太太留言

不要再自責了。我想那點小失誤，客戶是可以理解的吧。本來工作就沒有十全十美的事情，你不要把自己搞得太辛苦了。

醫生忠告

在工作上追求盡善盡美這本身沒有什麼錯。追求完美應該是一種積極的工作態度，是上進心強和嚴格要求自己的表現。但是每個人做事都不可能做到事事完美，過分追求完美就會物極必反。

生活、工作中的完美是相對的，如果給自己設置難以達到的標準往往會得不償失，使積極變成消極。給自己設定過高的期望，過分的要求，只會讓人背上沉重的心理包袱。為了達到自己的要求，在行為上表現出過度認真、過分追求細節，甚至是刻板，稍有瑕疵心裡便惴惴不安。但這樣往往會因為過分重視事物的細節而忽略全局，在遇見自己意料之外的事時會不知所措，在做決定的時候表現出優柔寡斷。一旦達不到要求，就會產生煩躁、自責等不健康心理狀況，甚至出現強迫症症狀。

要糾正這種不健康的心理，首先要從思想上認識事事無絕對的完美，工作只要盡了最大努力，有點小瑕疵也是可以容忍的。如果過分吹毛求疵，因為一點小瑕疵而使之前做的努力付之東流，是得不償失的。同時要保持一顆平常心，做到知足常樂。

小提醒

工作中有點兒小瑕疵很正常，並不影響全局的運作。如果放鬆心情對待遺憾，會發現有遺憾才能不斷提升、完善，才能更接近完美。就像斷臂的維納斯，雖然留下斷臂的遺憾，但是她的美是公認的。

139. 步伐悠著點

太太留言

你走路就像你辦事的風格，永遠風風火火。每次和你出去散步，我總是跟不上你的腳步。其實，老公，放慢腳步才能欣賞沿途的風景呀。你那樣匆忙，會錯過很多的美景。

醫生忠告

「快節奏綜合症」是現代社會的必然產物。現代社會提倡時間就是金錢，時間就是效益，隨之帶來的就是競爭越來越激烈，壓力越來越大，節奏越來越快。快節奏在某種程度上反映了社會的進步與文明，但為了跟上社會的節奏加快自己的步伐，也會給現代人造成很大的困惑。「快節奏綜合症」可以說是社會高速發展的必然產物。

人長期處於快節奏中，面對應接不暇的生活和工作，大腦和身體得不到應有的休息，精神持續緊張，就會出現心理不適。在現實生活中，為了適應快節奏的生活、工作方式，很多人會產生緊張、沉重、不安和憂慮感，身體也會出現類似神經官能症的症狀，如頭痛、失眠、多夢、噁心、厭食、嘔吐、陽痿、早洩等。如果不能適應快節奏的生活，還會誘發神經衰弱，長此下去，還易患高血壓病、消化性潰瘍、支氣管哮喘、不孕症、偏頭痛、惡性腫瘤等疾病。

要防治「快節奏綜合症」最根本的是要合理安排自己的生活，讓生活有張有弛，能在快節奏中「忙裡偷閒」。同時保持豁達開朗的心態，積極向上的生活態度，不要讓工作的事情影響日常的生活。

小提醒

雖然「快節奏」和「急脾氣」是兩個不同的概念，但「急脾氣」往往是「快節奏」造成的。工作要講究效率，做事、說話就容易急急忙忙，但有時會事與願違，在急躁中不僅不能提高工作效率，還容易忙中出錯，同時還容易導致某些疾病。

140. 培養一個愛好

太太留言

好久沒有看見你練書法了，你的那一手好字可真不能荒廢了，不然好可惜啊！

醫生忠告

興趣愛好是人適應環境、發揮生命活力和身心潛能的健康表現，是不健康心理的「減壓閥」。而在緊張、繁忙的工作空檔，培養廣泛的興趣愛好，是健康心理的重要標誌。

興趣愛好是與個人性情相適應的心理和行為活動，它能給人帶來心理上的滿足，情感上的愉悅，精神上的寄託。在培養興趣愛好的過程中，能得到收穫和成就感，從而樹立良好的自信心。興趣愛好還能轉移人的注意力，化解生活中的煩惱，排解工作上的苦悶，提升自己的心理承受能力。興趣愛好，還能使人更多地接觸社會，結交志同道合的朋友，提高自己的社會適應能力和人際關係能力。

有廣泛興趣愛好的人更加熱愛生命，懂得生命的真諦。同時興趣愛好帶給人美好的精神世界，使人忘記煩惱，讓心理狀況得到最好的調適，這樣才能更好地投入工作。興趣愛好帶給人的快樂是無與倫比的，同時勞逸結合的生活態度，更有利於工作效率的提高。當然，培養興趣愛好是必須的，但不要過於癡迷而「玩物喪志」，不然會使積極變消極，愛好變壓力。

小提醒

很多事業有成的人，都有豐富的興趣愛好。比如，列寧喜歡打球、滑冰；愛因斯坦鍾情於小提琴。

141. 工作空隙，偷偷懶

太太留言

老公，你有空可以看看《別讓員工瞎忙》一書。看了之後，你就不會把自己的每天都安排得那麼滿滿檔檔了。

醫生忠告

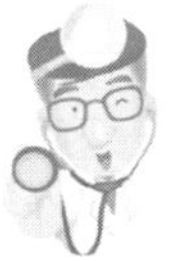

很多上班族都有這樣的體會，一到公司，人就像上了發條的機器，沒有片刻的休息。在工作時間聽得最多的話，就是「快點做」、「專案很緊」等。是不是忙碌才能提高效率？其實不然，工作也要講究有張有弛。

一味地追求「快」，反而會降低工作效率。當大腦神經過於緊繃的時候，反應能力會隨之降低，從而降低工作效率，影響工作品質。很多人有這樣的經歷：每天都很忙碌，但是又不知道在忙什麼，該做的事情往往沒有做好。甚至有些人會因為過快的工作節奏，而產生對工作的厭倦感。

在工作中加點鬆弛，讓自己有喘息的空間，能夠適當地調節大腦神經，提高工作效率。就如中國國畫的留白意境，有了留白才有更多的創意空間。工作也是一樣，適當的鬆弛才能整理大腦混亂的神經，理清工作思路，緩解工作中的不良因素。

不管你的工作有多忙，每天最好騰出時間讓大腦休息。可以舒服的在椅子上閉目養神，也可以讓大腦天馬行空地遨遊，甚至可以什麼也不想只是好好地放鬆一下。哪怕是5分鐘，當你重新投入工作的時候，會發現自己的思維一下豁然開朗。

小提醒

《別讓員工瞎忙》的作者湯姆·迪馬可，曾經擔任微軟、惠普、蘋果電腦、ＩＢＭ的顧問工作，他提出反直覺論，認為員工超時工作，會傷害組織的成效。而「偷懶」則可以提升工作效率。

142. 心情別隨資訊走

太太留言

看了一天的網路資訊，看得我頭昏眼花。什麼這裡遭火災，那裡被水淹，我們身邊每天真的發生那麼多的事情呀。

醫生忠告

現在是資訊爆炸的時代，透過電視、廣播、報紙等途徑，人們每天將獲得大量的資訊。據研究表明：人對資訊的吸收成平方數增長，但思維模式卻不能同步調整接受如此大量的資訊，因此，容易造成自我強迫，出現類似於焦慮症的症狀。

資訊焦慮綜合征也稱為知識焦慮綜合症，是心理不適應的一種反應。記者、廣告員、網站管理員、情報人員等是該綜合征的高發人群。資訊焦慮綜合症不會導致身體出現任何病理變化，也不會出現任何器質性改變。發病時，會突發性出現噁心、嘔吐、焦躁、神經衰弱、精神疲憊等症狀。醫學專家認為，這是一種身心障礙。

資訊焦慮綜合症並不可怕，只要能意識到病因並正確處理是可以緩解的，不用擔心會轉變為精神疾病。在接受資訊時，切忌搞「填鴨式」和疲勞操作，要訓練大腦，對龐雜進行分類，使資訊更條理化、層次化、興趣化。同時注意自我調節，堅持睡前鍛鍊15分鐘，保證每天睡眠9小時，計畫好每天的工作，減少額外負擔，接受資訊的媒體不超過兩種，每天飲水量要超過3000毫升。只要保持良好的生活習慣，資訊焦慮綜合症會自然減輕甚至消失。

小提醒

治療資訊焦慮綜合症的藥物處方：

⊙百憂解片，每天2次，每次1片；

⊙維生素C片，每天3次，每次1片。

143. 別在擁擠中迷失健康

太太留言

路上車多，開車的時候注意安全。

醫生忠告

漫步在城市的街頭，最直觀的感覺便是擁擠。車水馬龍的街道、人山人海的商場……彷彿人們每天都生活在你碰我撞之中。環境、醫學和社會心理學研究都認為，擁擠已經嚴重影響人體健康，成為城市的一大公害。

長期生活在擁擠狀態中的人，患高血壓、心臟病、神經衰弱和其他精神性疾病的比例，高於生活環境相對平靜、寬鬆自然的人。同時，在過於擁擠的環境生活，還會導致精神緊張，引起噪音污染及環境污染。

當然，要避免擁擠及擁擠帶來的危害，關鍵要加強對城市佈局和建設的宏觀調控。不過這不是個人能夠控制的。我們能夠做的是加強自我保護意識，盡量少去公共場所湊熱鬧，活動時間盡量錯開擁擠的高峰期。特別是年老體弱者、孕婦及患有心血管疾病的人，更應避免擁擠，控制自己的活動次數。培養自己適應環境的能力，學會「鬧中取靜」並保持樂觀開朗、平靜愉快的心境。同時，在飲食上進行調理，多吃些蔬菜、水果等鹼性食物以增強體質。經常到戶外活動，感受大自然的平靜。

小提醒

人群密集時，人體呼出的二氧化碳氣體，汗液散發的臭味，抽煙、咳嗽、打噴嚏、吐痰等排出的毒氣，聚集在一起造成空氣污染。長時間在這樣的環境生活，容易引起呼吸不暢、頭暈噁心，甚至昏倒。特別是炎熱的夏日和室內空氣不流通時，空氣污染對人體的危害更大。

144. 在遊山玩水中放鬆

太太留言

今天，有同事從墾丁回來，拍了好多照片。那一張張定格的畫面，有婉麗的小城，有燦爛的笑容，真的好羨慕。

醫生忠告

做為現代都市人，生活壓力大，工作節奏快，心情很難放鬆。加上城市擁擠的人潮和車流，惡劣的空氣品質，更增添心理的壓力和沮喪。如果城市給你的壓力過大，損害了你的身心健康，那麼強迫自己工作，不如走出城市，到自己嚮往的地方去旅遊，緩解精神壓力。

選擇風景優美的地方旅遊，無疑是緩解壓力的好方法。告別城市的喧囂，呼吸大自然的新鮮空氣，可以讓神經徹底放鬆。在工作中積壓的壓力和煩惱，也能在遊山玩水中釋放。面對平和的大自然，很多人能領悟到在城市裡領悟不到的人生真諦，有利於保持自己良好的心態。

在旅遊的過程中，還能起到良好的健身作用。在大自然的懷抱中攀爬賞玩，本身就是一種運動。對於長期「坐班」的都市人，遊山玩水中停停走走的健身效果，不亞於在健身房和器械打交道。

據調查顯示：從未旅遊的男性，死亡機率比每年旅遊一次的男性高出1/5。這個結果表明，適當的旅遊有利於調節身體和心理的狀態，保持身心健康。

小提醒

旅遊前的準備：

⊙物品準備：證件、備用衣物、晴雨傘、太陽帽、電筒、水壺、相機等必用物品。

⊙藥物準備：感冒藥、消炎藥、清熱降火藥、暈車藥等是必備藥品，患有疾病的人還應準備旅遊期間的治療藥物。

145. 正確對待「例假期」

太太留言

老公，你也有「例假期」。不要罵我在胡言亂語，我是有根據的。你是不是隔段時間情緒就會出現低潮，甚至伴隨著身體不適。這就是你的「例假期」喲。

醫生忠告

說到例假，自然而然會聯想到女人，其實，男人也有「例假期」。只是男人在「例假期」的表現不明顯也不規律，不易被發現。但只要注意觀察，會發現男人會週期性出現情緒波動，意志消沉，精神不振，甚至伴隨著某種身體上的不適。

男人出現「例假期」最根本的原因，是人體生物節律導致的。每個人的身體和情緒都有一定的生物節律性，呈週期性變化。生活、工作壓力的積累也會引起內分泌紊亂和大腦中神經遞質的失調，導致情緒週期性的總「爆發」。另外，女性的月經週期對男人的身體和情緒也有影響作用。

如何才能讓男人盡快地結束例假呢？

（1）給他足夠的空間進行自我調節，尋找緩解壓抑情緒的方式。

（2）多和同性朋友聊天。男人之間的支持和理解，對於結束「例假期」有莫大幫助。

（3）在「例假期」出現嚴重的情緒問題，自己不能調整的，應及時找心理醫生諮詢。

（4）對於「例假期」出現的身體不適，應配合藥物治療。

小提醒

「例假期」的常見表現：

⊙口舌生瘡，牙齒腫痛，出現口腔潰瘍。

⊙食慾不振，大便失去規律。

⊙情緒低落、容易發火，對身邊的人表現冷淡。

⊙性慾下降，甚至不喜歡愛侶接近他。

146. 不可忽視的更年期

太太留言

今天遇見以前一起健身的李太太，她說她丈夫的更年期到了。我一直以為女人才有更年期，沒想到男人也有更年期。

醫生忠告

對於男性「更年期」的概念，並未被大多數人所認可。這是因為，男性更年期的發生時間因人而異，症狀也不明顯，容易被忽視。事實上，30%介於40～70歲的男性出現更年期症狀，如，注意力不集中、易失落、乳房變大、身材變胖、睪丸縮小、骨質疏鬆、肌力減退、睏倦嗜睡、失眠、便秘、性慾降低等。

由於男性更年期症狀不明顯，因此，在日常生活中應多觀察，以免貽誤了最佳治療時機。對於有更年期症狀的男性，應注意日常生活習慣和飲食的合理性、科學性。

（1）加強鈣質的攝取。更年期的男性容易患骨質疏鬆症，因此，日常的飲食多吃含鈣的食物，如乳製品、魚類、蔬菜等。在增加鈣質攝取的同時也要補充維生素D，幫助小腸對鈣質的吸收。

（2）減少鈣質的流失。改變不良的生活習慣，如酗酒、抽煙、過度飲咖啡等。咖啡和酒都會加速體內鈣質的流失，而抽煙會使更年期提前到來。

（3）適當的運動。適當的運動可增加骨品質，減緩骨質流失，同時還能減輕更年期所造成的不適感。

小提醒

相對女性激素在短期內大幅度下降，男性激素下降的過程是長期的。男性在３０～９０歲間，睾酮每年平均下降１％～２％，總下降幅度可高達１／３～１／２。同時睾酮補充治療（ＴＳＴ）也被認為是緩解男性更年期症狀、提高男性活力最有效的辦法。

147. 透視「微笑」背後的憂鬱

太太留言

知道小吳嗎？就是那個賣給我們保險的小姑娘，聽說她患上了憂鬱症。真不明白，那麼一個愛笑的女孩，怎麼患上憂鬱症了呢？

醫生忠告

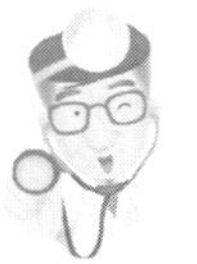

為了營造良好的工作氛圍，很多公司都要求員工微笑上班。特別是服務行業，想讓顧客感受良好的服務，就不得不隨時保持標準化的微笑。

但是生活中每個人都會有情緒落差，如果違背正常的生理現象，只會對身體造成傷害。喜怒哀樂是人正常的情緒表現，相應的情緒得不到及時的釋放，就會積壓在心裡。如果不良情緒長期積壓在心裡，就容易引發抑鬱症。

生活中，很多白領是上班一副面孔，下班一副面孔。上班由於工作需要必須給自己帶上微笑的面孔，即使情緒低落也不能表現出來。下班後，常常忘記什麼是笑，甚至像個火藥桶，一觸即發，而受傷害的往往是自己最親近的人。

要預防職業微笑引起的抑鬱症，關鍵是要及時釋放不良情緒。如果因為工作需要，在人前不能發洩，那麼找個沒有人看見的地方把情緒發洩出來。不要把情緒帶回家，不僅影響生活，還會給家庭帶來傷害。

小提醒

如何發洩情緒？

- 在沒人的地方，把自己的不滿大聲喊出來。
- 把心中的不滿及委屈，講述給信賴的朋友及親人聽。
- 在紙上寫下自己的抱怨；準備一件發洩物，當有不滿時，就把情緒轉移到發洩物上。

148. 強迫也是一種傷害

太太留言

你怎麼老是懷疑自己沒有關車門呀？每次回來後，都要倒回去檢查車門關好沒有。

醫生忠告

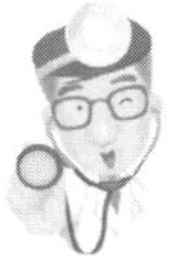

強迫症在醫學上稱為強迫性神經症。臨床上的強迫症狀大致分為強迫觀念和強迫動作兩種。強迫觀念是指明知沒有必要重複表現某些思想或想法，但自己就是無法控制，如經常懷疑自己出門後沒有關門。強迫動作是指為了減輕強迫觀念所引起的焦慮，而不由自主地強迫自己反覆做出的相應行為，如害怕沒有關門窗，而反覆檢查門窗是否關好。

強迫症是由於有意識自我強迫和自我反強迫同時存在，產生強烈心理衝突造成的。患有強迫症的病人，在性格上多表現為：謹慎小心，古板苛刻，凡事要求十全十美，做決定時猶豫不決等。

強迫症的病因與心理、社會、遺傳因素有非常密切的關係。如果只是輕微、暫時性的強迫症，並不算病態，不會影響正常的生活和工作，也不需要治療。對於症狀嚴重的強迫症可採取心理和藥物的治療。心理治療多是從病人心理出發，對其進行解釋、支持、幫助等支持性治療，或是進行行為治療，如暴露療法等。採用藥物治療時，一定要在醫生的指導下服藥。

只要採取合理的治療方法，強迫症能夠獲得滿意的療效。

小提醒

強迫症的自我判斷：

- ⊙腦海裡經常重複思考毫無意義的問題。
- ⊙忘性大，總是擔心自己遺忘了該做的事。
- ⊙做事反覆檢查，害怕出錯。
- ⊙反覆做同樣一個毫無意義的動作。

149. 走出職業倦怠的陰影

太太留言

這兩天，你老在抱怨說不想工作了。怎麼，工作狂也有倦怠的時候？

醫生忠告

人在職業生涯中，總存在對工作產生厭倦的某些時刻。但在競爭激烈，壓力巨大的社會，要放棄工作是件不現實的事情。如果不能調整心態，硬著頭皮強迫自己工作，只會加深這種厭倦感。

要解決職業倦怠，首先要明確引起這種心態的原因。一般來說，引起職業倦怠的原因有以下幾種：

（1）職業發展停滯。個人發展空間受到限制，或職業發展速度與個人期望值發生巨大落差，都會造成在實際工作中不能獲得成就感的抱怨情緒。要解決這種因素引起的職業倦怠，首先要找到職業發展的突破口，拓展個人能力施展空間。

（2）不能進入工作角色。當工作角色發生轉變，如從技術人員轉變為管理人員，但沒有跳出原有的工作思維模式，就會出現與現有工作格格不入的現象。調整職業角色意識，和同事溝通，瞭解現有工作模式，是解決這一問題的根本辦法。

（3）工作壓力過大。複雜的人際關係，超負荷的工作量，都會給心理帶來巨大的壓力，這時應及時進行自我心理調節。

小提醒

職業倦怠的症狀：

⊙工作時，感覺懶洋洋，沒有精神。

⊙把工作當作公式化的程序，失去職業敏感度。

⊙從星期一就開始盼望週末，放假就不想上班。

⊙一到公司就感覺害怕，害怕人際關係，害怕工作出錯。

150. 辦公室掛面鏡子緩解疲勞

太太留言

我要在你辦公室放面鏡子，讓你看看你工作時的表情是多麼的難看。

醫生忠告

人們對鏡子最普遍的認識就是整理衣冠，很難想像它還具有緩解眼睛疲勞的作用。對於長期工作在格子間的白領一族來說，巧用鏡子，真的可以改善辦公環境，緩解工作壓力。

為了節約資源，很多企業的辦公場所空間狹小、人員密集。人長期在鴿子籠似的格子間裡工作，不可避免地會產生壓抑、煩躁情緒，致使工作效率下降。在辦公室安裝鏡子最大的好處是利用鏡子的反射原理，在視覺上增加房間的通透性，拓寬人的視覺範圍，緩解人在狹小空間產生的壓抑，減輕心理壓力。

雖然安裝鏡子好處多多，但也要正確安裝。

（1）鏡子不要安裝在陽光直射處，以免反射光線易使人眩暈。不要安裝在能直接反射工作區的地方，否則會使室內顯得更加擁擠。最好安裝在面對窗戶的地方，能夠增加室內光照度。

（2）鏡子要選用浮法玻璃，同時平整度要好，反射塗層要均勻，否則會使反射光線變形，增加視覺疲勞。

（3）鏡子不宜過薄，同時不要裝在容易碰到的地方。

小提醒

照鏡子並不只是愛美的體現，有研究表明，照鏡子還有益於身體健康。透過鏡子反射而來的極低量輻射，會使肌體內的水分子發生共振，導致血液的防氧化性以及血液中酶的活性提高，也就提高了肌體的生物功能活性。

151. 玩具玩兒的是減壓

太太留言

我們辦公室的小雯工作累了的時候，常常喜歡對著一隻小布熊說話。她那模樣好可愛，看見她我都不覺得工作累了。

醫生忠告

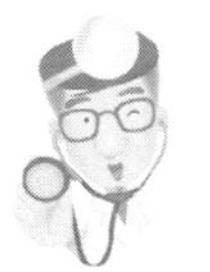

玩具不僅是孩子成長的好夥伴，也是職場精英們緩解壓力、紓緩心情的好助手。在競爭激烈，枯燥乏味的職場裡，壓力無處不在，甚至超乎想像。但是在成人的內心世界裡，也存在童心未泯的角落，渴望沒有任何負擔、壓力，盡情地放鬆和舒展。而透過玩兒玩具方式把壓力釋放出來，這時心理和情感就得到了滿足。

辦公室玩具已經被越來越多的白領所接受。相較於女性，男性對益智方面的玩具比較熱衷。這類玩具難度比較高，在玩耍的過程中會遇見小麻煩。很多人認為這類玩具和工作一樣，開始會遇見棘手的問題，只要找到正確的破解方法，就會發現並沒有想像中那麼困難。而這個「破解」過程能教會人發掘生活中的小細節，找出最終結果跟之前的每一個環節關係，在經歷環環相扣，經歷艱難後，才能更深刻地體會成功的喜悅。

還有些辦公室玩具適合多人一起玩，在玩耍的過程中能協調團隊配合，改善人際關係。

小提醒

辦公室玩具有哪些？

- ⊙擠壓出氣類：如沙包、絨毛娃娃等。
- ⊙辦公室運動類：如飛鏢、簡易籃球框。
- ⊙標籤貼紙類：如貼貼畫、大頭貼等。
- ⊙靜思與創意類：魔術方塊、拼圖等。
- ⊙聲光視覺類：電動玩具等。

152. 手浴能緩解疲勞

太太留言

操作了一天的電腦，手大概也累了。你回來還是給它們「洗個澡」吧，也讓它們放鬆放鬆。

醫生忠告

眾所周知，熱水澡能緩解疲勞。但很少有人知道，給雙手泡個「熱水澡」也能消除疲勞。這種方法特別適合在忙碌且沒有條件享受熱水澡的工作時間實施。

「手浴」的方法很簡單，也不會浪費大量時間。只需在工作中抽個空檔兒，把手放置在裝有熱水的盆裡。水溫最好比體溫稍高，當水溫降低時，應不斷加入熱水保持適宜的水溫。進行「手浴」時，雙手盡量張開，浸泡5～10分鐘。浸泡時雙手互相搓揉按摩，或一手大拇指按壓另一手虎口位的合谷穴，效果會更佳。「手浴」之後，你會驚喜地發現眼睛充血和肩部酸痛的症狀大大緩和。

為什麼「手浴」能達到消除疲勞的目的呢？「手浴」與「足浴」的原理基本相同，但比「足浴」更簡單易行。「手浴」是透過外部溫度刺激，對人體經絡產生良性影響。當手部溫度上升後，收縮的血管會擴張開，從而促進血液循環，緩和肌肉和神經的緊張狀態，達到治療、緩解疲勞的作用。

小提醒

當頭痛發作時，將雙手浸泡在５０℃～６０℃的溫水裡，大約半個小時，頭痛症狀會減輕，甚至消失。這是因為熱水能促進手部毛細血管擴張，使血液流聚於手部，減輕腦血流量，同時也能緩解對腦神經的壓迫，達到減緩疼痛的目的。

153. 別把疲勞當感冒

太太留言

又感冒了呀，怎麼吃了幾天的感冒藥還是沒有效果呢？老公，你都成了林妹妹了，三天兩頭都在感冒。

醫生忠告

長期處於疲勞狀態，有些人會出現低燒、頭暈、咽喉疼痛、肌肉酸痛等症狀。由於病症和感冒比較接近，常常當作感冒來治療。其實，這並不是感冒，而是長期疲勞過度引發的慢性疲勞症狀。

如何判斷是不是慢性疲勞綜合症呢？如果你的症狀，透過醫學檢查不能查出病因，而最近一段時間，你又處於極度疲勞的狀態，那麼可以初步判斷為慢性疲勞綜合症。一般情況，人在自感疲勞的時候，休息幾天，體力就能恢復。但疲勞狀態超過3個月，身體長期處於疲勞狀態，體內荷爾蒙代謝的失調、神經系統調節功能的異常、免疫力的降低，就不是休息一兩天可以恢復的。

治療慢性疲勞綜合症最有效的辦法就是主動休息。人一般是到了身體感覺疲勞時才休息，這就是被動休息。其實，被動休息，不能完全緩解疲勞對身體造成的危害。主動休息就是身體沒有感覺疲勞時休息，讓身體隨時能進行合理的調整。

如果慢性疲勞綜合症的病情嚴重，除了休息，還要透過鍛鍊，吃提神抗疲勞的食品，有針對性地服用藥物來治療。

小提醒

容易患慢性疲勞綜合症的三種人：

- 長期面對激烈競爭，心理負擔巨大的人群。
- 事業心強、工作繁忙的腦力勞動者，如科研人員、醫生、公務員等。
- 長期超負荷勞動，精神極度緊張的人。

154. 吃魚頭能補腦

太太留言

今天晚上吃魚。喜歡吧。那要早點回來喲，我和兒子可等著把補腦的魚頭留給你。

醫生忠告

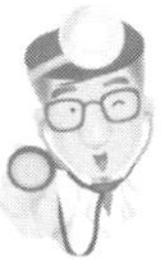

人們常說的「吃魚頭可以補腦」有一定道理。魚頭肉不僅肉質細嫩，含有豐富的蛋白質、脂肪、鈣、磷、鐵、維生素B_1等營養素，更含有魚肉中所缺乏的卵磷脂。這種物質被肌體代謝之後能分解成膽鹼，合成乙醯膽鹼。乙醯膽鹼是主要的「神經遞質」，可以促進記憶、思維和分析能力。

魚頭含有的不飽和脂肪酸，除了能阻止膽固醇在血管壁上的沉積，預防或減輕動脈粥樣硬化和冠心病的發生，對大腦細胞有著極其重要的作用。不飽和脂肪酸能夠活化大腦神經細胞、改善大腦功能、提高判斷力，具有顯著的健腦益智的作用。並且這種不飽和脂肪酸只存在於魚類及少數貝類中，其他食物如穀物、大豆、薯類、奶油、植物油、豬油及蔬菜、水果等幾乎不含有。

過度用腦會導致腦細胞受損，使之明顯減少。腦細胞的減少會影響大腦思維、記憶、判斷等各方面的能力。這時，除了讓大腦及時休息，還應多吃魚肉來緩解腦細胞的衰減。可以說，吃魚是最有效最簡便的健腦途徑。

小提醒

健腦食物除了魚類以外，常見的還有：牛奶、優酪乳、黃花菜、菠菜、胡蘿蔔、大豆、麥類、小米、玉米、芝麻、核桃仁、蛋類、牛肉、海藻類、橘子、檸檬、香蕉等。

155. 用腦過度先休息

太太留言

下班後去做做頭部按摩吧。大腦累了，同樣需要休息放鬆。

醫生忠告

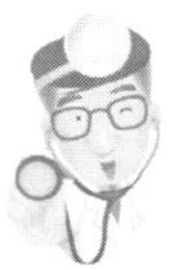

在日常生活中，人們比較重視體力疲勞而忽視腦力疲勞。其實腦力疲勞比體力疲勞對人體的危害更嚴重。

如今辦公室一族裡，腦力疲勞是比較普遍的現象。做為職場人每天都得面臨工作的壓力，大腦必須不停地運轉。長時間用腦，腦細胞代謝產生的自由基、乳酸等有害物質大量淤積，會引起大腦血液和氧氣供應不足，出現頭昏腦脹、食慾不振、記憶力下降、注意力不集中等疲勞症狀。

大腦長期處於疲勞狀態，會影響人體正常的生理功能，導致體內環境紊亂，機體免疫力下降，甚至誘發心身疾病。許多疾病如冠心病、高血壓、癌症、消化性潰瘍等，就是在腦力疲勞時乘虛而入的。

因此，對於從事腦力工作的人來說，應該注意勞逸結合，形成良好的生活作息規律。大腦皮層不同功能區域之間存在著相互誘導作用，一處功能區興奮，會對其他功能區起到抑制作用。當大腦感覺疲勞時，透過適當地調節其他功能區，可以抑制主管腦力勞動的功能區。比如，睡覺、鍛鍊等活動能幫助大腦調節，消除疲勞感。

小提醒

每週用腦時間超過７０小時，睡眠不足４０小時即為過度用腦。用腦過度除了休息，還應注意合理的營養搭配，多吃含蛋白質、卵磷脂、B群維生素和澱粉的食物，能夠補充腦力勞動所消耗的能量。

156. 讓工作變得更有條理

太太留言

你常常說，工作太多，腦子都弄暈了。難道你就不能讓工作變得有條理一點嗎？

醫生忠告

大多數白領的壓力是來源於工作。忙亂無條理的工作，不僅會使工作進度受阻，還會造成煩躁、焦慮的亞健康心理。如何才能讓你在緊張的工作中保持有條不紊呢？良好的工作習慣自然是關鍵。

（1）提前1個小時到公司。早晨，人的頭腦最清醒，工作效率最高。提前1個小時到公司，你可以在完全不被打擾的環境中，完成需要及時完成的工作。這時候的工作效率會比上班後高 2～3倍。

（2）記錄工作日誌。把每天需要做的事記錄下來，根據事情的輕重緩急進行安排。這樣你能對每天的工作瞭若指掌，能夠避免遺漏，確保工作有條不紊地進行。

（3）文件分類。工作中每天都會面對大量的文件，常常讓人頭痛。如果根據文件的性質進行有效的分類，如分為緊急、回覆、存檔、審批等幾個大類，然後分門別類地進行處理。這樣可以減少查閱的麻煩，提高處理文件的工作效率。

小提醒

工作要把握適當的鬆弛度，做到有張有弛。工作時保持適度的緊張感，能夠抵制工作中的疲勞。在休息時，應該全身放鬆，不要掛念工作的瑣事。只有休息好了，才有更好的精力投入工作。

157. 別讓嫉妒蒙蔽你的心

太太留言

有點嫉妒小雯，才到公司不久就受到了老闆的重用。

醫生忠告

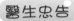

職場存在著競爭，自然也會有高低好壞之分。競爭是正常的職場環境，能夠促進人不斷地進步和提升。但有些人不能適應這種競爭，當發現別人超越自己時，就會在心理設置「假想敵」，並不斷地和「假想敵」爭寵，這就是所謂的「職場嫉妒症」。

「職場嫉妒症」的危害很多，既容易造成同事間不必要的衝突，也可能得罪上司，形成人際關係的惡性循環。有「職場嫉妒症」徵兆的人，都會存在某些心理癥結。或是過於追求完美，或是過於好強，或是過於自負，總而言之，這類人性格具有偏執的特徵。他們渴望成為別人眼裡的焦點，容不得別人比自己出色，一旦事情沒有按照他的想像發展，便會產生焦慮和心理失衡感。

患「職場嫉妒症」的人應該用豁達的心胸去看待世界，努力做好自己的本職工作。不要過分拿自己去和別人比較，有時候人比人氣死人。與其獨自較勁，不如把這些煩惱拋開，走自己的路與別人無關。對於別人的問題，也採取「隨他去」的態度，順其自然，就會減少很多不必要的煩惱。對於出現嚴重心理偏差，導致心理疾病的人，最好去看看心理醫生。在醫生的指導下，調整個性和認知，從而更好地適應環境。

小提醒

「職場嫉妒症」是一種心理層面上的敵意和競爭。很多時候，是患者和自己在較勁，自己促使自己往「牛角尖」裡面鑽。時間長了，積累的壓抑和不滿情緒很容易導致心理疾病，如抑鬱症等。

158. 在芬芳中放鬆

太太留言

今天做了一次芳香療法，效果真的不錯。

醫生忠告

芳香療法，在很多人眼裡是女人的專利。其實，芳香療法並沒有年齡、性別的限制，選擇合宜的香味，能給每個人提供正面積極的信號，彌補人格上的某些弱點。廣義的「芳香SPA」，也稱「五感療法」。將植物芳香精油用香熏、按摩和沐浴的方法，透過嗅覺、味覺、觸覺、視覺、聽覺這五大感覺功能，對人體的生理和心理進行調整。

精油是萃取自天然植物的根、莖、葉、花、果實等的精華，其濃度極高，滲透力強，有揮發性的香氣。但精油的好處不僅僅在於本身的芳香，而且具有天然植物本身的多種功效。能夠透過呼吸系統與皮膚系統，為我們的身體細胞提供營養。

芳香療法可作為治療抑鬱症的輔助療法。當植物的荷爾蒙被皮膚和呼吸系統吸收，進入腦下垂體，就能調整身體內分泌，使身心恢復協調，消除憂鬱、焦慮、煩悶、憤怒等不良情緒。據實驗表明，抑鬱症患者大腦前額葉血流減少，代謝功能減弱，而在芳香療法後，患者前額葉功能出現恢復徵兆。

小提醒

不同的精油具有不同的作用。

- 絲柏：可舒緩憤怒的情緒，淨化心靈。
- 佛手柑：安撫又能提神，是焦慮、沮喪、神經緊張時的上佳選擇。
- 人參：可以振奮精神、消除疲勞，有助於記憶。
- 檀香：具有催情特性，帶來放鬆、幸福、祥和的感覺。
- 綠茶：去除睡意，提神醒腦。

159. 值得享受的SPA

太太留言

找個時間去泡溫泉吧。上次我的關節疼痛，泡了一次，疼痛真的消失了。看你最近壓力這麼大，也該放鬆放鬆。

醫生忠告

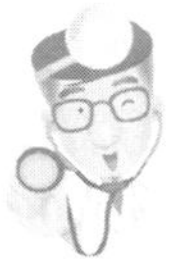

「SPA」的中文意思為礦泉或溫泉，「Spa therapy」是指礦泉或溫泉療法。主要是利用溫熱水及天然礦物質對人體的作用，達到消腫、放鬆、減少疼痛、增加關節活動度、改善血液循環、促進傷口癒合等目的。SPA的治療效果到底是如何產生的呢？可以從以下幾種效應入手分析。

（1）機械性效應：身體浸泡在溫泉水中，液體靜力壓對人體作用的關係，造成利尿效果，同時浮力及溫熱效應也可減少肌肉張力、達到減輕疼痛，改善關節活動度的作用。

（2）溫熱效應：溫泉中的熱能可暫時增加可體素、生長激素等荷爾蒙在血液中的濃度，起到暫緩疼痛的效果。

（3）化學效應：溫泉中含有豐富的礦物質，經常浸泡，透過皮膚的吸收可增加血液中金屬元素的濃度，緩解某些因為金屬元素代謝異常的關節炎症。

（4）放鬆效應：在泡溫泉的過程中，可達到休息、減壓的目的。而病患在發炎時休息可以減少炎症的繼續，所以，SPA可在身體上、精神上達到放鬆的目的，因而減少疼痛。

小提醒

接受ＳＰＡ前，須謹記的幾點：

⊙注意溫泉地點的環境衛生及安全設施。

⊙選擇適合的專業人員進行輔導。

⊙在專業醫師的指導下，制定溫泉療法時間。

⊙溫泉療法是輔助性療法，不能停止服藥或其他治療。

160. 不宜洗澡的5種情況

太太留言

每次你都是剛吃完飯就去洗澡，跟你說這樣對身體不好，就是不聽。

醫生忠告

洗澡除了清潔護膚，去除污垢，還具有消除疲勞、舒筋活血、改善睡眠、促進排汗、調節體溫、提高皮膚代謝功能和抗病力的作用。溫度恰當的水對皮膚神經有安撫鎮靜作用，能夠止痛、止癢、緩解不適。雖然洗澡的好處很多，但也要注意時機的選擇。

（1）血壓過低時不宜洗澡。洗澡時水溫較高，血管擴張加劇，低血壓的人容易出現腦供血不足，發生虛脫。

（2）酒後不宜洗澡。洗澡時，人體內會消耗大量的葡萄糖，而酒精又抑制肝臟功能活動，阻礙糖原釋放。因此，酒後洗澡，血糖水準低下，且得不到及時補充，容易出現頭暈、眼花、全身無力。

（3）飽餐不宜洗澡。洗澡時，全身皮表血管受熱水刺激而擴張，血液流向體表，腹腔血液供應相對減少。因此，飽餐後洗澡會影響消化吸收。

（4）勞動後不宜立即洗澡。無論是體力勞動還是腦力勞動，在勞動後都應先休息再洗澡，以免引起心臟、腦部供血不足。

（5）發燒時不宜洗澡。人的體溫上升到 38℃時，身體的熱量消耗將增加 20%。同時身體比較虛弱，洗澡容易發生意外。

小提醒

洗澡的 4 層境界：

⊙第一層是最基本的要求——洗得乾淨。

⊙第二層是洗得聰明，能夠根據不同環境選擇不同沐浴方式。

⊙第三層是洗得徹底，除了基本的清潔外最好一週進行一次身體磨砂。

⊙第四層是洗得滋潤，洗浴後要做好皮膚的護理工作。

161. 不要貪圖「三溫暖」

太太留言

我同事的先生因為經常泡三溫暖都導致不育了。你們男人呀，總是貪圖享受，殊不知，一時的享受會給家庭帶來怎樣的傷害。我真是慶幸早就有了兒子，不然你那一週兩三次的放鬆，還真不知會有什麼樣的後果。

醫生忠告

不少白領男性，由於工作壓力大，喜歡下班後泡個三溫暖，來解除身心疲勞，紓緩工作壓力。的確，身體浸泡在熱水裡，能促進血液循環，恢復體力，消除疲勞。但過頻地享受三溫暖有可能影響男性的生育能力。

睪丸產生精子的最佳溫度是36℃左右，如果溫度過高會使精子的數量和活力下降，影響精子的發育。有研究表明，連續3天在43℃～44℃的溫水中浸泡20分鐘，即使精子密度正常的人，其精子密度也會降到1000萬/毫升以下。因此，過頻、過久的熱水浴會造成精子數量少、成活率低，對男性的生育能力有極大的損傷。泡三溫暖時，由於水溫較高會產生大量的水蒸氣，同時附在水中的有毒物質，如三氯乙烯、三氯甲烷也會被蒸發到空氣中。這些有害物質隨蒸汽經呼吸系統被身體吸收，進入血液循環系統，對人體健康有很大的危害。另外，水溫過高還會引起血壓暫時升高，心跳加快，心臟負荷加重。因此，洗澡時應注意水的溫度，水溫最好和人體溫度一致，即保持在35℃～37℃左右。

小提醒

常洗冷水澡，能促進血液循環，增強皮膚營養，使皮膚富有彈性，不易患皮膚病。洗冷水澡還能鍛鍊皮膚，提高身體對寒冷的適應力，消除不正常出汗，還能增加內臟血管包括消化道血管內血流量，加強消化系統功能。

162.「下面」要用水

太太留言

你說做女人真麻煩，每天都要清洗這裡，清洗那裡。的確是。其實這種「麻煩」對男女雙方都是有益的。

醫生忠告

說到清洗下體，很多男性會直搔腦袋。在他們的觀念裡，清洗下體是女人的專利，與自己無關。但是病菌是分不清男女的，只要有適合它生存的環境，它就會安營紮寨。

俗話說：十男九痔。雖然話說得有些絕對，但也不是憑空捏造。據醫學調查表明，男人與女人患痔瘡的比例是2：1。人做為有生命的肌體，一天24小時都在進行吃喝拉撒等生命活動。如果不保持下體的清潔衛生，日常的大小便很有可能污染肛門，引起感染。

另外，男性陰囊、陰莖的皮膚皺襞多，汗腺旺盛，分泌力強，不及時清洗下體，大量的汗液，殘留的尿液、便渣，精液及女性分泌物可能會引起生殖器官局部病變，如包皮炎、陰莖癌、陰囊炎、股癬等。

值得提醒的是，這種習慣不僅危害男性自身健康，還有可能連累妻子。在性交時，這些不潔物質和微生物進入女性陰道內，會降低陰道清潔度，引起感染。並且，這種病容易反覆發作，給妻子的身心帶來傷害。因此，從生殖健康的角度來講，男性應養成用溫熱水清洗下身的習慣，保證私處的清潔健康。

小提醒

男性睡覺前用溫水清洗下身，可促進局部血液循環，起到活血化淤，提神健身的功效。在清潔會陰時，不要用太熱的水，擦洗程序應按照：先洗生殖器官，再洗肛門，然後用專用毛巾擦乾。

163. 男人也要「養」皮膚

太太留言

老公，最近你的皮膚都有些掉皮。給你買的護膚品是不是經常忘記用。

醫生忠告

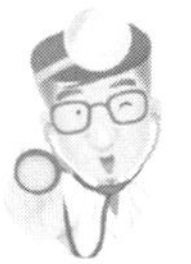

說到皮膚的保養和護理，男人總不以為然，認為那是女人的事。其實，男人更需要保養皮膚。

男性皮膚角質層較厚，油脂分泌旺盛，皮膚酸度較高，毛孔較粗大，如果不注意日常的護理，毛孔容易堵塞，皮膚也變得晦暗粗糙。而皮膚的健康與否，不僅關係到「面子」問題，還關係到人的衰老程度。因此，男性應該對皮膚進行科學、合理的護理和保養。只要掌握了以下的要領，你就能擁有健康潤澤的皮膚。

（1）按摩。按摩皮膚可使表層細胞及時脫落，促進面部血液循環，改善皮膚的呼吸，增加皮膚營養，提高皮膚活力。按摩可在早、晚洗臉時進行，每次按摩10分鐘左右。按摩時，先在臉部塗上按摩膏，然後用手指順著肌膚紋理由下而上畫圈，然後用清水洗淨擦乾，塗上收斂水。

（2）防曬。對於經常在戶外作業和活動的男士，應注意防曬。到了春天，紫外線就已經非常強烈，如果不注意防曬，很容易使皮膚細胞喪失活力，甚至發生癌變。因此，出門時應塗防曬油、霜之類的防護品，以防皮膚曬傷。

（3）選擇專用護膚品。在選擇護膚品時，應根據自身皮膚特點選擇男士專用護膚品或大眾護膚品，少用女性的專用護膚品。

小提醒

男人護膚必備的幾大用品：洗面乳、護膚水、膏霜類護膚品、剃鬚膏。這些護膚用品不僅能清潔面部，還能給皮膚提供適當的養分。

164. 謹防走進洗臉誤區

太太留言

今天早上知道用洗面乳洗臉了。看來，昨天說的話還是起到了作用。這個牌子的洗面乳好不好用?如果皮膚不適應，我再給你換種牌子。

醫生忠告

男人洗臉常常是草草了事，在他們眼裡，只要用水清洗，洗臉的工作也就完成了。但是皮膚專家說，洗臉方法不正確也會造成皮膚病。因此，男人愛惜自己的皮膚就應從洗臉開始，盡量避開洗臉誤區。

（1）不用清潔用品。皮膚每天日曬風吹，灰塵、汗漬等污垢也堆積在皮膚上。如果不用清潔用品，就不能深層清除皮膚污垢。

（2）洗臉後不擦乾。洗臉後不擦乾面部，面部的水自然蒸發，使皮膚發涼、血管收縮，造成皮膚乾枯、脫皮，甚至出現裂口和皺紋。

（3）用毛巾、臉盆洗臉。臉盆常是一家人合用，容易造成交叉感染。且臉盆的水不流動，不易達到完全清潔的目的。而毛巾的圈絨比毛孔大，很難深入毛孔，不能清除毛孔深處的污垢油脂。久濕不乾的毛巾也有利於微生物滋生，洗臉時，會將細菌塗抹到臉上。

講了這麼多的洗臉誤區，那怎樣洗臉才是正確的呢？正確的步驟應該是：洗臉前先將毛巾清洗或消毒，然後洗淨雙手。手捧流水打濕面部，取清潔用品搓揉氣泡後洗面部。輕揉十幾秒後，手捧流水沖洗泡沫。清洗乾淨後，用消毒的毛巾或潔面海綿擦乾臉上的水分。

小提醒

用肥皂洗臉是錯誤的做法。面部皮膚有大量的皮脂腺和汗腺，形成呈酸性的防護膜，具有殺菌護膚作用。而偏鹼性的肥皂不僅破壞保護膜的作用，還會刺激皮脂腺分泌更多的油脂。這也是用肥皂「除油」，皮膚越洗越油的原因。

165. 不同膚質的護膚體驗

太太留言

今天到商場去買東西，順便測試了一下皮膚。做測試的小姐說我的皮膚是混合性，T形部位比較容易出油。還真是很準確，哪天你也去做個測試吧。知道膚質，以後給你買護膚品時，就可以對症下藥了。

醫生忠告

不同的膚質具有不同的皮膚特點。護膚時不能一概而論，應該根據不同的皮膚特點，採取相應的護膚措施。

（1）油性、混合性皮膚。這類皮膚最大的好處是能經受外界刺激，不易老化，但油脂分泌較旺盛容易堵塞毛孔，引起粉刺。針對這一皮膚特點，護膚的關鍵在於均衡油脂分泌，清潔及收斂毛孔。同時要保持良好的生活習慣，改變熬夜、抽煙、飲酒、無肉不歡等「惡習」。

（2）乾性皮膚。顧名思義，這類皮膚較乾燥，經不起外界刺激，容易老化起皺紋。在夏日曬後易發紅，起皮屑，冬天易乾裂、脫皮。乾性皮膚的護膚原則是補水、補水、再補水，所以，護膚品應選保濕類型的。同時，乾性皮膚多屬於敏感膚質，選擇護膚品時，最好選用無刺激的植物系列。

（3）中性皮膚。這類膚質較完美，油脂適中，對外界刺激不太敏感。但中性皮膚不注意保養也有可能轉變為油性或乾性皮膚。首先清潔很重要，選用性能比較溫和的洗面乳，洗去臉部的污垢，以免變成毛孔粗大的油性皮膚。

小提醒

很多男性喜歡用香皂洗臉，其實，香皂並不是潔面的最佳選擇。因為香皂會影響皮膚的酸鹼度，使皮膚感到乾燥或緊繃，同時還會導致皮脂腺分泌大量的油脂，使面部出油的情況更嚴重。

166. 別讓皺紋過早來

太太留言

老公，看看你的臉。才三十好幾的人，抬頭紋、笑紋、魚尾紋可都齊全了。看你這張臉可比實際年紀要大好多。

醫生忠告

皺紋是歲月留下的痕跡，是衰老的表現，但是和年齡並沒有絕對的關係。不良生活習慣及環境也可能會產生皺紋。而有些男人把皺紋當作是成熟的標誌，這種心態並不正確。過早出現皺紋有可能是皮膚受到物理性或化學性破壞。

過早出現皺紋和其他皮膚問題一樣，是生活方式失衡的結果。皺紋是由於真皮層的膠原質被一種生化酶分解而形成。皮膚長期暴露於紫外線或環境污染中都會產生能啟動這種生化酶的自由基。長期喝水不足，熬夜造成肌膚失去足夠養分或缺水，也會形成小皺紋。

要想皺紋離你遠點，就必須從生活中的點滴做起。盡量糾正不良生活習慣，如睡眠不足、吸煙和飲酒等。飲食不當也會造成身體的負擔或營養不均衡，影響皮膚的新陳代謝。比如經常食用咖啡、辣椒等刺激性食物，會導致皮膚老化粗糙。長期風吹日曬，皮膚暴露於紫外線中，會損害真皮中的膠原纖維和彈力纖維，造成皮膚老化。到室外活動時，一定要做好防曬及防風措施。同時保持良好的情緒，因為，焦慮、緊張等情緒會使皮膚微血管淤滯，導致細胞失去正常營養，產生惱人的皺紋。

小提醒

皺紋也能反映身體健康狀況：

⊙面頰出現斜紋，有可能是高血壓的症狀。

⊙額頭出現短的橫紋，是神經衰弱、抑鬱、焦躁的反映。

⊙眉間紋是鼻竇炎的徵兆。

⊙眼角魚尾紋密，是聽力下降、偏頭痛的表現。

167. 不做「缺鋅」先生

太太留言

電視上天天都在打那個補鋅的廣告，也不知道實際效果好不好。去問了問王醫生，他說在缺鋅不嚴重的情況下，最好採取食補。你以前最討厭吃的蛋黃居然是含鋅高的食品，你可不能再拒絕吃它了。

醫生忠告

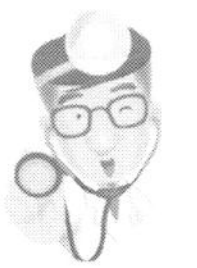

鋅是合成人體抗氧化酵素的必要營養素，能夠提升人體免疫力。男性相對女性更容易缺鋅，因為頻繁的「應酬酒」會妨礙人體對鋅的吸收。而缺鋅會導致男性發育遲緩、睪丸萎縮，導致性慾減低和性交能力減退。

一般來說，正常人每日鋅的攝取量在8～12毫克之間，男性比女性稍高，應該攝取15～20毫克的鋅。補鋅的途徑主要有食補和藥補。在缺鋅不嚴重的情況下，最好採取食補。天然食物中，含鋅量最高的是牡蠣，每100克牡蠣含鋅10毫克。不過牡蠣也含有較高的膽固醇，不宜天天食用。對於缺鋅嚴重，食補效果不明顯的人，每天可以補充含鋅的綜合維生素或鋅補充劑。

雖然鋅是人體的必需元素，在身體健康上扮演著極重要的角色，但是補鋅也要掌握適當的尺度。補鋅過多，會使體內維生素C和鐵的含量減少，抑制鐵的吸收和利用，引起缺鐵性貧血。同時還會引起一些副作用，如胃腸道刺激症狀、血紅蛋白下降和免疫功能障礙等。從醫學的角度來說，每天食補和藥補的鋅攝取總量最好保持在15～25毫克。如果每天攝取超過50毫克，就會提高膽固醇濃度。

小提醒

日常飲食中含鋅的食品主要有：瘦牛肉、豬肉、羊肉、雞心、魚、牡蠣、蛋黃、脫脂奶粉、小麥胚芽、芝麻、南瓜子、核桃、花生、紫菜、啤酒酵母、芥末粉等。

168. 每天吃蘋果，攝護腺炎遠離你

太太留言

今天在網上無意間看到一則消息，說是蘋果富含鋅，可以預防攝護腺炎。看來你這回是不會拒絕蘋果了。

醫生忠告

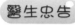

蘋果的營養已經得到大眾認可。而最新的醫學研究又為蘋果的功能增添了一項：治療男性慢性攝護腺炎。或許這聽起來有些匪夷所思，但事實證明的確如此。

攝護腺液的主要成分除了蛋白質、各種酶類、有機物外，還含有許多微量元素，鋅就是其中的一種。攝護腺液中抗菌成分是一種含鋅蛋白，其主要成分是鋅，如果鋅含量減少，抗菌能力自然減弱。

慢性攝護腺炎患者的攝護腺液內，鋅的含量比正常人低，並在治療過程中很難提高。如果服用補鋅藥劑，一方面是不宜長期服用；另一方面也不好控制劑量。而蘋果中鋅的含量非常高，多吃可以起到有效的調理作用，達到減輕慢性攝護腺炎的症狀、減少復發的目的。並且，蘋果中的鋅不僅利於人體吸收，而且沒有任何副作用，比藥物的效果更好。

一般來說，每天吃2～3個蘋果，就能獲得比較充足的鋅元素。另外，其他含鋅高的食物也可以代替蘋果，如瘦肉、雞蛋、花生米、核桃仁、芝麻、松子、葵花子等，可根據個人口味選擇。

小提醒

蘋果汁比蘋果治療攝護腺炎的效果好，這是因為蘋果汁中鋅的含量比蘋果高，且更易消化吸收。同時蘋果汁的濃度與療效成正比，濃度越高療效越好。

169. 管理人員，須防攝護腺炎

太太留言

昨天聽到電視裡的一句臺詞：「如果我們為了追求想要的，而喪失了生活本身，那生活還有什麼意義？」

醫生忠告

攝護腺炎為中青年男性常見病，多由尿道炎、精囊炎或附睾丸炎引起。它可全無症狀，也可引起持續或反覆發作的泌尿生殖系統感染。據各大醫院的統計，攝護腺炎約占泌尿科門診疾病的25％～30％，這其中擔任經理、廠長等管理職務的占60％以上。

在青壯年時期，攝護腺發生的疾病主要為急、慢性攝護腺炎。因為此時正值男性性功能旺盛期，性活動頻繁，性興奮的刺激易導致攝護腺反覆充血，誘發炎症。而且，這也是攝護腺分泌最旺盛的時期，為細菌的生長提供了良好的條件。

如果不注意個人衛生，肌體免疫力低下或其他部位發生感染，病原體就可能進入攝護腺，形成急、慢性炎症。若連續幾天均出現尿急、尿頻、尿痛及會陰部痛，並多有惡寒發熱的感覺，提示急性攝護腺炎；小腹、會陰、睾丸部出現不適，尿道口滴白等，為慢性攝護腺炎。

企業的管理人員大部分是中青年，加上生活大都沒規律，外出機會多，不少人自己開車，在辦公室也是以坐為主，容易引起攝護腺炎，所以要特別注意預防。

小提醒

許多攝護腺患者藥物吃了多種，理療、攝護腺按摩也做了不少，但就是療效不佳，這是為什麼呢？英國醫生米勒對一組慢性攝護腺炎患者研究、觀察後發現，他們都存在不同程度的緊張因素，如工作過累、疲勞、焦慮等。

170. 不要「灌醉」你的攝護腺

太太留言

現在你喝酒越來越有分寸了，這都是我教導有方。

醫生忠告

人喝酒以後，酒精被慢慢吸收，透過血液流向身體各個部位。攝護腺是一個對酒精十分敏感的器官，受到酒精刺激後會興奮起來，局部毛細血管迅速擴張、充血，使細胞組織間液體滲出增多，細胞發生水腫。血液中酒精濃度越高，攝護腺腫脹也就越重。

有攝護腺慢性炎症或增生的患者，平時就存在尿道壓迫的情況，如尿液透過尿道時尿流變慢變細，尿線分叉。加之被「灌醉」的攝護腺侵佔了更多的尿道空間，便會造成排尿困難。壓迫嚴重時，就會發生急性尿瀦留，滴尿不出。此外，腫脹的攝護腺還壓迫和牽拉分佈於自身包膜和周圍的神經纖維末梢，造成下腹部和會陰部墜脹酸痛、睾丸牽拉樣疼痛等。

一般在3～5天後，「醉酒」變肥的攝護腺才能瘦下來。其實，治療的方法也很簡單，就是熱水坐浴。每天兩次，每次持續浸泡半個多小時，可促使局部滲出液吸收，加速其腫脹消退。

此外，再適量服用清熱消炎、利尿的藥物，消除不適症狀。

小提醒

小便不暢會加重攝護腺的負擔。如果出現這種情況，可以採用取嚏探吐法：取消毒棉棒輕輕刺激鼻內取嚏，或者用羽毛在喉中探吐，使上竅開而小便自然順暢。

171. 久坐易患攝護腺炎

太太留言

今天公司一同事一驚一咋的，說是女性長期坐著易患8種疾病，嚇得我們都表態從此要勤於運動。想來男性亦然。

醫生忠告

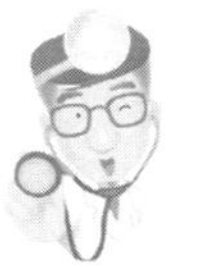

從生理學觀點看，坐姿可減緩血液循環，尤其是會陰部的血液循環。時間一長，會直接導致會陰及攝護腺慢性充血淤血。

一般時間的坐姿對身體沒有不良影響，但如果因工作及其他原因，需要長期較長時間的久坐，則會影響到攝護腺的健康。這是因為會陰及攝護腺部的充血，可使局部的代謝產物堆積，攝護腺腺管阻塞，腺液排泄不暢，導致慢性攝護腺炎。

調查發現，慢性攝護腺炎患者中，司機占較大比例，並且不易治癒，可見久坐對攝護腺的危害。因此從事這方面工作的人，要意識到這點，在工作中不要長時間坐著不動。應及時變換體位，並適當休息，以改善攝護腺局部充血，減少或避免攝護腺炎的發生。

小提醒

每天吃上50克左右的南瓜子，生熟不論，對防治攝護腺疾病較為有效。攝護腺分泌激素功能靠脂肪酸，而南瓜子就富含脂肪酸，可使攝護腺保持良好功能。美國研究人員在科研論文中指出：「每天堅持吃一把南瓜子可治療攝護腺肥大，並促使第二期症狀恢復到初期，明顯改善第三期病情。因為它所含的活性成分可消除攝護腺的初期腫脹，同時還有預防攝護腺癌的作用。」

172. 自行車與攝護腺炎

太太留言

自行車的車座有點高，不能讓人「腳踏實地」，幫我調調。

醫生忠告

攝護腺位於膀胱的後下方，其位置剛好在盆腔的底部，靠近會陰處。如果騎自行車不當，會過度刺激攝護腺，造成腫脹、充血或損傷，攝護腺液排泄不暢，引發攝護腺炎。

騎車導致攝護腺炎的原因，主要是姿勢不正確。如車座太高，與騎車者的身材不適應，這樣不僅造成騎車時身體不舒適，動作難以協調，而且由於只能勉強上下左右搖擺登踏，使得會陰部不斷與車座摩擦。尤其是車座前部較高而使騎車者的重心靠後，或者是道路不平致使車子嚴重顛簸時，更容易刺激會陰部，造成攝護腺充血、腫脹和損傷。

要防止騎自行車引起攝護腺炎，關鍵在於調整好車座的位置。高矮要適中，車座的前部應略低於後部，最好選用軟墊，經常騎車的人最好戒掉煙酒，以免加重攝護腺充血。長途騎車後，可用40℃左右的熱水坐浴，以促進血液循環。如有早期輕度炎症表現，應暫停騎車，如症狀較明顯，應立即找醫生診治。

小提醒

在蔬菜水果中，番茄中紅色素的含量最高。而在人體內，番茄紅色素最高的部位集中於睾丸、攝護腺、腎上腺等處，這些部位都與雄激素的分泌密切相關，而雄激素分泌量的多少直接影響男人的性能力。因此，多吃番茄，有助於男士們維持性功能，也有助於防止攝護腺癌。

173. 防治攝護腺炎的生活調理

太太留言

今天專門去買了蘋果汁和果醬，要記得吃。

醫生忠告

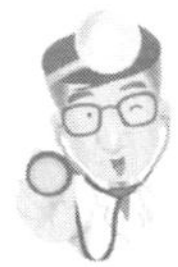

防治攝護腺炎，在生活上應從以下幾方面做好調理：

（1）多喝水，多排尿。保持大小便通暢，可幫助攝護腺液的排出，而且多喝水能稀釋尿液的濃度，減小其對攝護腺的刺激。

（2）放鬆身心。生活壓力會增大攝護腺疾病的機率，臨床顯示，當生活壓力減小時，攝護腺症狀多會紓緩。

（3）規律的性生活。這是促使攝護腺排空的最佳方法，可以緩解攝護腺疾患，一些中年夫妻慢慢失去性生活，這對攝護腺保健十分不利。同時，也要避免性生活過度。

（4）洗溫水澡。可以紓解肌肉與攝護腺的緊張，預防或緩解攝護腺疾病。

（5）遠離咖啡因、辛辣物與酒精。盡量少食這幾種刺激性食物，如果在治療期，應忌食。

（6）適當鍛鍊。能改善血液循環，利於局部炎症吸收。最好每天做2～3次提肛運動，透過憋氣努力提縮肛門，每次5～10分鐘。

小提醒

攝護腺保健的「八多八少」歌謠：少煙多茶，少酒多水，少糖多果，少肉多菜，少鹽多醋，少怒多笑，少藥多練，少車多步。

174. 攝護腺按摩能否「自己來」

太太留言

經常刺激小指的第二指節（命門穴），有利於預防和治療排尿障礙。

醫生忠告

攝護腺按摩作為一種輔助療法，就是透過定期按摩攝護腺，來引流攝護腺液，排出炎性物質，從而解除攝護腺分泌液淤積，改善局部血液循環，促使炎症吸收和消退。

由於慢性攝護腺患者多為事務繁忙的中年人，每週抽時間去醫院按摩不太現實，所以一些患者就在家裡自行按摩。對攝護腺飽滿、柔軟、分泌物較多的患者來說，自我按摩確為一種簡單有效的方法。但下述情況不宜按摩：慢性攝護腺急性發作期；被懷疑為攝護腺結核、腫瘤患者；攝護腺萎縮或硬化患者。

按摩時取下蹲或側向屈曲臥位，便後清潔肛門後，一隻手食指戴上指套並以肥皂水潤滑，伸入肛門。用食指的最末指節對著攝護腺的直腸面，先從腺體的兩側向中線各按壓3～4次，再從中央溝自上而下向尿道外口擠壓出攝護腺液。每次按摩3～5分鐘，以有攝護腺液從尿道排出為佳，手法一定要輕柔。一般每週按摩1～2次，每次按摩間隔3天以上。按摩完後要立即排尿，使存留於尿道的炎性分泌物隨尿液排出。在按摩過程中，若發現攝護腺觸痛明顯，囊性感增強，要及時到醫院就診。

小提醒

臨睡前不妨做做以下按摩：仰臥，左腳伸直，左手放在肚臍上，用中指、食指、無名指三指旋轉，同時再用右手三指於會陰穴部旋轉按摩，共１００次。完畢後換手做同樣動作。肚臍的周圍有氣海、關元、中極各穴，為「丹田」所在，按摩有利於膀胱恢復。會陰穴為生死穴，可通任督二脈，按摩能加快會陰處血液循環。

175. 再忙也不能「憋」

太太留言

昨天晚上你很得意地告訴我，白天開會時憋了半個小時的小便。你不知道我聽後心裡是七上八下的。俗話都說：人有三急，不能不急。你倒好，偏要反其道而行之。

醫生忠告

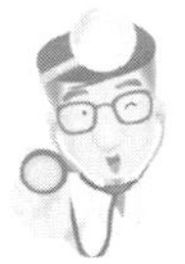

從生理上說，排泄是人體正常的新陳代謝。大小便在排出前不參與人體的生理活動，只是新陳代謝的廢料。如果長時間憋住不解，會給身體造成危害。

尿是腎臟代謝產物，排尿是為了調節人體內多餘的水分，排泄體內代謝廢物。憋尿是種不良習慣，會影響正常的排尿功能。人在憋尿時，神經處於高度緊張狀態，胃腸功能和交感神經會發生暫時性紊亂。人為的尿瀦留，會影響動作的靈活，增加運動的負擔，還容易損傷膀胱。尿液滯留膀胱過久，會增加細菌生長繁衍的機會，導致尿路感染、腎盂腎炎。憋尿時間過長，末梢神經由過度緊張轉入「麻痹」狀態，會失去排尿感，導致排尿困難，嚴重的還會造成終身病痛。

而糞便在腸道滯留過久，水分被吸收後會變得乾硬難排。長期憋便，腸道對糞便的敏感性降低，神經會延緩排便需求，形成便秘。長此以往，會導致習慣性便秘、痔瘡、肛裂、脫肛等症狀。大便裡還含有很多有害物質，如吲哚、硫化氫、糞臭素及其他致癌物，經常刺激腸黏膜會導致癌變，誘發直腸結腸癌。

小提醒

憋尿還可引起生理和心理上的緊張，使病情惡化。比如使高血壓病人血壓升高，冠心病病人出現心絞痛、心律失常，甚至誘發中風，導致猝死。

176. 男人排尿要健康

太太留言

你知不知道印度男人是蹲著小便的。知道你又要笑了。但這種方式能減少腸道癌的發生率。要不，你也嘗試嘗試。

醫生忠告

排尿看似是人與生俱來的本領，下至剛出生的寶寶，上至80歲的老人，沒有說不會排尿的。但是，從健康的角度來說，又有幾人敢保證自己的排尿方法科學呢？

（1）蹲位排尿。男性多採取站立式排尿，但這種姿勢並不科學。據研究表明，蹲位排尿的男性患腸道癌機率比站立的男性患腸道癌機率要低40％。因為蹲位排尿可引起肌肉運動及其相關反射，加速代謝廢物的清除，縮短糞便在腸道內的滯留時間，減少毒素的吸收，從而降低患腸道癌的危險。

（2）按時排尿。大多數人排尿並沒有嚴格的時間規定，一般是尿脹了就如廁。如果你不想成為膀胱癌患者，就應該每小時排尿一次，不管有無尿意。尿液中有種可以致癌的化學物質，會侵害膀胱的肌肉纖維，破壞其細胞。據研究顯示，把每小時排出的尿液和相隔2～3小時排出的尿液進行比較，後者所含的致癌物更多，誘發癌症的可能性更大。因此，最好每小時排尿1次，減少膀胱癌的危險。

（3）排尿要排盡。排尿排不盡易誘發尿路感染，成為危害身體的大禍根。如何才能將尿排盡呢？小便後，用手指在陰囊與肛門之間的會陰部位擠壓。經常做提肛動作，增強會陰部肌肉和尿道肌肉的收縮力，促使殘餘尿盡快排出。

小提醒

受傳統影響，大多數人認為男人只能站立式排尿。要是看見哪個男人下蹲排尿一定會被人笑掉大牙。其實，印度男子就是下蹲排尿，這點小小的改變，讓他們受益匪淺。

177. 廁所不是學習的好地方

太太留言

給你測了一下時間，上廁所至少用去20分鐘。真擔心你掉到馬桶裡了，你倒好，說自己是刻苦學習，連上廁所也抓緊看報。是否應該給你頒發「最佳刻苦獎」呢？

醫生忠告

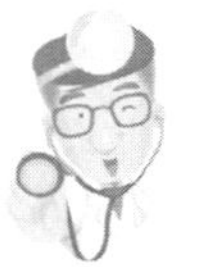

很多人都有在洗手間裡讀書看報的習慣，甚至有人在洗手間專門安放一個小書櫃，方便如廁的時候翻閱。這種看似增添如廁樂趣的行為，實質上有害於身體健康。

利用看書看報來打發如廁時間，會抑制排便。大腦皮層對排便的影響非常明顯，低級中樞到高級中樞都會參與活動。如果大腦轉移注意力，就會影響對糞便壓力刺激的正常敏感性，延長排便時間。

延長如廁時間，會致使肛門直腸血管內壓增高，引起靜脈血回流不暢，導致直腸上靜脈擴張，靜脈群關閉不嚴，靜脈叢壁變薄膨出。久而久之，會使盆腔淤血，痔靜脈曲張，形成便秘、痔瘡或脫肛等慢性病。有研究證實，蹲廁超過5分鐘就可能導致直腸靜脈曲張淤血，引發痔瘡。且病情的輕重與時間長短有關，時間越長發病機率越高。因此，如廁時間最好控制在3～5分鐘。

另外，排便動作需要大量氧氣，而廁所中空氣污濁，含氧量不足，長時間下蹲會使腿腳受刺激，解便後常易感到頭暈和疲勞。

小提醒

進餐後能引起胃、結腸反射，結腸產生強烈的「集團蠕動」，將糞便推入直腸，直腸內糞便蓄積到一定量，便產生便意。因此，把如廁時間安排在早、中、晚飯後有利於快速排便。而清晨空腹上完廁所，應回到床上躺５～１０分鐘再起身，這樣有助於預防痔瘡的發生。

178. 排出毒素，一身輕鬆

太太留言

這段時間吃排毒膠囊，真的感覺身體輕鬆了很多。

醫生忠告

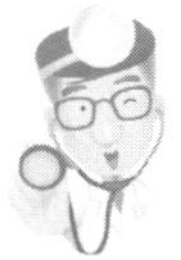

提到排毒，男人總認為是女人的事情，其實，排毒不僅僅是女人的事。人在生活中不可避免地要和「毒素」打交道，如果體外的毒素透過某些管道進入身體內，就成為了內在毒素。特別是對於中年男人來說，長期的抽煙喝酒，在應酬中「胡吃海塞」，為了事業置身於高度污染的環境裡，身體裡的毒素會比常人更多。

當你發現自己臃腫不適、精力不足、食慾不振、面色無光、神經衰弱，還出現痤瘡、口臭、便秘等問題，就可能是毒素發作的表現。如果不及時排出體內毒素，積聚到了一定程度，就會堵塞血管，損害器官。這絕不是危言聳聽。男人也應該珍重自己，及時排出毒素，讓自己輕裝上陣。

（1）改掉不良習慣。吸煙、飲酒、熬夜等不良習慣，會把更多的外界毒素帶到體內。

（2）多吃水果蔬菜。水果蔬菜含有豐富的纖維素，可以減少毒素滯留體內的時間，是人體的「清道夫」。

（3）補充維生素。每天補充一粒維生素丸如維生素C、維生素E等抗氧化劑，可以消除體內的自由基，起到抗衰老，增強免疫力的作用。

（4）每天喝8杯水。多喝水可以促進新陳代謝，排除體內毒素。

小提醒

男人排毒的理由：

- 抽煙酗酒讓毒素迅速在體內紮根；忙不完的應酬，忙出一身毒素。
- 男人承擔更多的室外工作，接觸污染的機會多，吸入體內的毒素也越多。

179. 預防便秘，從飲食開始

太太留言

是不是有3天沒有大便了？真的像你說的那樣，可以節約用紙了。給你說了多少次，少吃辣椒多喝水，以免便秘，你卻當作玩笑來敷衍我。

醫生忠告

便秘是一種常見的臨床症狀，主要表現為便次過少、排便不暢、糞便乾結等。很多人認為便秘不是什麼大毛病，常常不以為然。其實，便秘是身體的一面鏡子，可以反映身體很多方面的毛病。長期便秘還會對身體健康造成極大的危害，形成惡性循環。

排除疾病原因，便秘的最好防治方法是從飲食結構出發。

（1）保證充足飲水量。每天攝入充足的水分，可以軟化糞便，有助於排便。有資料表明，每日飲水700～1000毫升，排便會變得通暢。

（2）攝取纖維素食物。纖維素能吸收水分，幫助食物殘渣膨脹形成潤滑凝膠，促進腸蠕動推動糞便，從而刺激產生便意和誘發排便反射。因此，每天攝取一定量的水果、蔬菜、麥片等纖維食物，都能促進排便。

（3）少吃刺激性食物。辣椒、咖哩等刺激性食物，容易引起內火，加快水分的流失，使大便變得更加乾結，應盡量少吃。

小提醒

防止便秘的食物選擇：

⊙蜂蜜、優酪乳有助於潤腸。

⊙香油、豆油、核桃、芝麻等是含植物脂肪的食物。

⊙粗糧、蔬菜、水果等是含纖維素的食物。

180. 軟墊椅子易誘發痔瘡

太太留言

「十男九痔」的說法的確沒有錯，也不知道為什麼痔瘡會那麼喜歡你們男人？不過王醫生勸你換掉你那張舒服的軟墊椅子，他說經常坐軟椅會加重痔瘡的病情。

醫生忠告

痔瘡是很多白領心中的痛。長期的坐姿工作是導致痔瘡的主要原因。而有些公司為了改善員工工作環境，讓他們能坐得更舒服，還配備坐墊柔軟的辦公椅。殊不知，越是柔軟的坐椅越容易引起痔瘡。

活動時間過少，會使腹部血流速度減慢，阻礙正常的血液循環，使下肢靜脈血不能回流，直腸靜脈叢發生曲張，導致血液淤積，形成痔瘡。而長時間坐在鬆軟坐墊上，會加重血液循環受阻，從而誘發或加重痔瘡病情。要預防或者減緩痔瘡應該多坐硬板凳。因為人坐在硬板凳上，臀部有兩個坐骨節支撐，就不會妨礙血液循環。

痔瘡會給人體帶來很大的痛苦，如便血、疼痛、脫出、局部分泌物增多及排便困難等。大便時反覆多次的出血，會丟失大量的鐵，引起缺鐵性貧血。而脫出於肛門外的內痔，受到括約肌的夾持，導致動脈血管壓閉，形成血栓，就會出現痔核變硬、疼痛，難於送回肛門內。痔核脫出不能送回，被稱為嵌頓痔。長時間的痔核嵌頓，容易出現壞死，嚴重者會導致膿毒血症。因此，專家提醒白領們要改變自身的工作、學習及生活習慣，預防痔瘡的發生。

小提醒

患上痔瘡，飲食不要過於精細，應該多吃富含纖維素的食物，如燕麥、全麥麵包、糙米、蔬菜和水果等。這類食物能增加胃腸蠕動，令糞便變軟，不會積存，壓住靜脈血管。選用水果時應避免選擇壯陽火的水果，如芒果、榴槤、荔枝、龍眼等。

181. 便秘、腹瀉與情緒有關

太太留言

今天在健康雜誌上看到，情緒不好也會引起便秘，看來你的便秘不全是飲食引起的。

醫生忠告

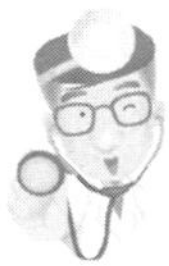

在醫院門診，很多病人會提出這樣的疑慮：自己每天喝很多水，飲食也很合理，但為什麼還是便秘呢？最近沒有受涼，也沒有吃不潔的飲食，但怎麼老拉肚子？這就要注意自己最近的情緒是否正常了，因為便秘、腹瀉也會受到情緒的影響。

在大腦皮層的作用下，腸道會發生蠕動或蠕動抑制，而人腦皮層功能會受情緒影響。當人產生憂鬱、失望、憤怒、焦慮、反抗等情緒時，腸蠕動受到抑制，乙狀結腸發生痙攣導致糞便滯留，引起便秘。而出現恐懼、內疚和不滿等情緒時，大腸蠕動增強，乙狀結腸鬆弛，使人感到有便意，但大便多不成形或是稀水樣，也就是所謂的腹瀉。

對於不良情緒引起的便秘或腹瀉，最好的治療方法是笑。雖然笑不能代替藥物作用，但是笑能調節情緒。在良好情緒的影響下，肌體各系統功能恢復正常，能提高藥物在體內的作用，達到治病的目的。因此，要善於調節情緒，學會正確地表達與釋放不良情緒。同時要有堅強的意志和足夠的心理承受力，才能克服不良情緒的影響，樂觀地對待生活。

小提醒

俗話說：笑一笑，十年少。那笑到底有哪些好處呢？

- 增加呼吸功能，清潔呼吸道。
- 抒發健康情感，消除神經緊張。
- 放鬆肌肉，有助於散發多餘的精力。
- 驅散愁悶，克服羞怯心理，減輕「社會束縛感」。

182. 小心冰箱導致腹瀉

太太留言

冰箱好久沒消毒了，這兩天我忙，這項工作就交給你吧。

醫生忠告

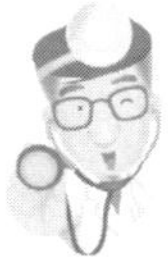

現在許多人把冰箱當做了「消毒櫃」，認為貯存在裡面的食品就是絕對衛生的。其實並非如此，冰箱內長期存放食品又不經常清洗，就會滋生許多細菌，污染到食品。

冰箱保存食物的常用冷藏溫度是4℃～8℃，在這種環境下，絕大多數的細菌生長速度變慢。但有些細菌卻嗜冷，如耶爾森菌、李斯特氏菌等，反而能在這種溫度下迅速增長繁殖。若食用被這類細菌感染的食品，就會引起腸道疾病。而冰箱的冷凍室裡，溫度一般在零下18℃左右，一般細菌都可被抑制或殺死，所以食品存放於此更能保鮮。但冷凍並不等於完全殺菌，有些抗凍能力強的細菌仍會存活下來。所以，冰箱如果不經常消毒，反而成了一些細菌的「溫床」。

一般每月應至少給冰箱消毒一次，特別是夏季，更要勤清洗。可用肥皂水或3％的漂白粉澄清液擦拭冰箱內壁；也可先用熱水擦拭內壁及附件，再噴些含洗必泰或戊二醛、二氧化氯等對人體基本無毒成分的消毒劑，密閉半小時後再打開通風，待乾燥後使用；還可以用酒精消毒，消毒時不要忽略了冰箱門的密封條，因為上面的微生物多達十幾種，很容易污染到食品。

小提醒

冰箱貯存食物也是有講究的，根據其下層易受污染而上層較為清潔的原則，可將各類食品分類放置。冷飲等直接入口的放在冷凍室的上層，凍魚凍肉放下層，由於冷藏室的溫度是上低下高，因此魚、肉等動物性食品宜放上面，水果、蔬菜放下面；生食和熟食要分開放，防止交叉污染；生熟食物要先用保鮮膜包好，以防止冷凍乾燥、相互污染，產生異味。

183. 腹瀉別光吃止瀉藥

太太留言

抽屜裡的瀉痢停、氟呱酸等我收起來了，免得你肚子一不舒服就順手拿來吃了。

醫生忠告

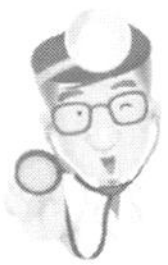

很多人一腹瀉就先吃止瀉藥，認為止住了「瀉」就萬事大吉，其實這樣做不妥。

很多腸道傳染病發病初期，多有不同程度的腹瀉，排泄物能將體內的致病菌及其毒素排出體外，減少對人體的毒害。此時如果使用止瀉劑，不僅不利於有害物質的排出，還會隱藏真正的病因，延誤治療。例如痢疾是很嚴重的細菌感染病，吃了止瀉藥，雖然暫時止住了腹瀉，卻把致病菌留在了體內。在得不到抗菌素治療的情況下，患者會出現水瀉、高燒甚至休克等全身性中毒反應，導致生命危險。

很多情況下，急性腹瀉是感染性的，多是因吃了腐敗變質、不衛生的食物而致。此時服用黃連素、諾氟沙星等抗菌素，病情好轉後再繼續服用一兩天就可以停藥。若腹瀉一兩天後有加重趨勢，就必須到醫院診治。

有些腹瀉不是因細菌感染而起，服用抗菌素是無效的。例如病毒感染性腹瀉，俗稱感冒性腹瀉，會隨感冒治癒而停止。另外，因吃得太涼、太熱、太辣而引起的腹痛腹瀉，只要吃些保護胃的藥，並停食刺激性過大的食物，腹瀉就可自然好轉。精神緊張和特定食物引起的腹瀉，可能屬於腸易激綜合症，去掉致病的特殊原因即可好轉。

小提醒

有的人稍不注意就會腹瀉，平時大便不成形，腹部常有壓痛感。不妨在每天早上喝豆漿時調入一勺蜂蜜，約１０～１５毫升，１個月後，腹瀉情況可大為好轉。

184. 蘋果止瀉的奧祕

太太留言

看你現在這腸胃，不是叫你少去外面吃飯了嗎？很多藥物也是治標不治本的，我還是到大梅那裡去學點兒調理的方法回來吧。

醫生忠告

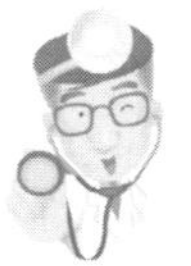

蘋果中含有大量有機酸如鞣酸、凝酸等成分，具有很好的收斂作用。果膠、纖維素能吸收細菌和毒素，有止瀉的功用；而纖維、有機酸還可刺激腸道，使大便鬆軟而通暢。

臨床對慢性腹瀉患者在控制飲食的同時，讓其每餐飯後吃一定量的蘋果泥，幾天後腹瀉明顯好轉。研究表明，蘋果適用於單純腹瀉、神經性結腸炎、腸結核初期。

對於腸功能紊亂所致的腹瀉，可把一個蘋果（帶皮）切成小塊，加一大碗水，用小火煮。待蘋果爛了，連果帶湯吃下。每天早晚各吃一次，大便幾天後減為一天一次，十來天後開始成形，一個月後可完全恢復。

慢性腹瀉、神經性結腸炎、腸結核初期，可用蘋果乾粉15克空腹時溫水調服，每天2～3次。水痢腹瀉則可用適量蘋果，水煮半熟連湯吃下，也可將蘋果去皮與洗淨的胡蘿蔔切碎共煮成泥，每天約300～500毫升，分3～4次服。

小提醒

治腹瀉可以多喝鯽魚湯。魚去腮、鱗和內臟（魚油、魚子留下），煎兩面２～３分鐘（用油煎過的魚煮湯，湯白如奶，不煎湯清如水），加水煮約１５分鐘即成，可與魚油、魚子同煮。煮時只放少量料酒、蔥，不放其他調料，喝時再根據個人口味放適量鹽、醋（鹽、醋均有收斂作用）。

185. 急性腹瀉不可禁食

太太留言

好些沒有？粥在電鍋裡，隨時起來吃點兒。從大梅那兒學的蘋果湯，今天試著熬了一碗，也要記得喝啊。

醫生忠告

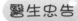

一些患者受著急性腹瀉的折磨，既不敢多吃也不敢多喝，以為這樣能給腸道減輕負擔。其實不然，急性腹瀉期間要注意飲食調整和早期進食，而不是單純的禁食。

在急性腹瀉期間調整飲食是有必要的。喝一些米湯、水稀釋過的牛奶、稀粥等取代正常飲食，這樣才能真正減輕胃腸負擔，也能為人體提供所必需的水分。而且這類食物進入胃腸道後，可粘附在胃腸壁表面，形成一層保護膜，可以減少腸道細菌毒素的吸收，從而減輕全身症狀。因此，腹瀉較輕的患者，應按時進食而沒必要禁食。

中度或者重度急性腹瀉者，在最初一兩天內，都應該少食多餐，食物要清淡、富有營養、易消化。要「一步一個腳印」，待病情好轉後數日逐漸過渡到正常飲食。特別要提醒的是，在最初進食直至恢復正常飲食這個階段，都要少吃油脂過多的食物，以免造成吸收不良。

小提醒

旅遊者腹瀉是旅遊者去有關疾病高發區，而感染的一種腹瀉疾患。

外出旅遊時為預防腹瀉的發生，除應注意飲食與飲水外，還應服用一些抗菌藥，如強力黴素、紅黴素、複方新諾明等，有效率相當高。但應注意小劑量服用，以防腸道菌群失調和耐藥菌株產生。

186. 夏秋腹瀉，藥茶調理

太太留言

這兩天我好像有點「涼胃」，給自己熬了白扁豆粥，整整一鍋，你也幫著吃點兒。

醫生忠告

夏秋季節人們常因吃了生冷、不潔食物，或起居不慎，胃腸受涼而引起腹瀉。這不僅會使消化功能降低，還會丟失大量水分和營養物質。這裡介紹的藥茶療法，製作簡便，服用方便，可在家中一試。

（1）暑濕瀉：發病較急，大便呈黃水樣，伴腹部絞痛，噁心嘔吐。可用藿香、佩蘭各10克，白蔻仁5克，搗成粗末，放入保溫杯中，加沸水沖泡，10分鐘後即可飲用。邊飲邊加開水，每天一劑。

（2）傷食瀉：腹痛即瀉，瀉後痛減輕，一會又痛瀉，大便黏稠或糞水雜下，有惡臭。可用麥芽、粳米各30克，雞內金10克，茶葉5克，一起放入鍋內，用小火焙黃，略搗碎後放保溫杯中，用沸水泡20分鐘後即可飲用，每天一劑。

（3）脾虛瀉：大便時稀溏，時水瀉，吃了生冷油膩或不易消化食物則腹瀉加重，疲倦乏力。用白術、山藥各20克，茯苓15克，烏梅10克，加水適量，煎沸30分鐘後去藥渣，加入紅糖溶化，倒入保溫杯中當茶飲用，每天一劑。

小提醒

- 白扁豆粥：白扁豆６０克，粳米５０克，加水煮粥。健壯脾胃，清暑止瀉，適用於脾胃虛弱、嘔逆少食、慢性腹瀉等症。
- 栗子粥：栗子１０～１５個，粳米或糯米６０克，文火煮成粥即可。補腎強筋，健脾養胃，適用於腿腳無力，脾虛泄瀉。

187. 天熱厭食怎麼辦？

太太留言

這個天氣可真熱。哎呀，一到夏天就沒有食慾，真不知該吃些什麼？

醫生忠告

一到夏天，天氣變得炎熱，很多人都會食慾不振，體重驟減。一般來說，這是天氣炎熱產生的生理現象，無需看病吃藥，只要注意生活和飲食習慣即可。

夏天溫度高，人體熱量消耗較少，不容易饑餓，食慾自然會下降。另外，天氣熱，汗液分泌旺盛，在流汗的同時，身體的水分也隨汗水排出體外。這樣會造成胃腸輕微脫水，影響胃腸蠕動，抑制胃液分泌，大大削弱食慾。飯前1個小時喝杯開水，可以緩解胃腸道脫水現象，有利於胃的排空，促進胃腸道蠕動，增加食慾。

由於天氣熱，人們還有吃冷飲解渴的習慣。殊不知，這一杯杯冰涼的食物吃進肚裡，會造成消化系統紊亂。食物在胃裡要有足夠的溫度才利於消化，過冷，會造成消化的滯慢和障礙，影響食慾的提高。由此看來，夏天還是少吃冷飲，解渴最好選用溫熱的開水。

夏天的食物還宜清淡質軟、易消化，因為清淡的食物能清熱、防暑、斂汗、補液，增進食慾。同時可以多吃醋，醋具有生津開胃的功效，還能殺滅病菌，預防胃腸道病。

小提醒

夏天的三餐安排：

- ⊙早餐多吃豐富的食物，如，牛奶、麥片、燕麥片、粗麥麵包、饅頭、雞蛋、水果等。
- ⊙午餐要清淡，以粥、蔬菜、湯菜為主。
- ⊙晚餐可進食一些粗糧、魚、肉、水果。在睡覺前可加服維生素C和複合B，以補充營養不足。

188. 夏天，別赤膊睡覺

太太留言

睡覺別光著上身，即使沒有開空調，也不至於熱成這個樣子。你想到了半夜，氣溫下降，多容易感冒著涼呀。

醫生忠告

夏天天氣熱，很多人有赤身睡覺的習慣。但這種習慣並不好。氣溫高於皮膚溫度時，人就會從外界環境中吸收熱量。裸露皮膚吸收的熱量更多，導致皮膚排出的汗水迅速流失，失去透過汗液蒸發散熱的作用。

在空調的房內睡覺更要穿衣服。睡衣不僅能吸收汗液，還能防止受涼。雖然皮膚具有調節體溫的作用，能保持身體的恒溫，但腹部和胸部的皮膚溫度幾乎固定不變。胸腔裡的臟器十分嬌嫩，又喜暖怕涼，入睡後神經系統的興奮性刺激資訊減弱，肌體抵抗力下降，風邪更容易「長驅直入」。另外，人體十四經絡督、任兩脈的穴位，分佈在人體軀幹的中心線上。如果胸背受涼，就容易引起腸胃、呼吸道和心血管系統等疾病。

睡覺一定不要袒胸露臂，最好選擇合適的睡衣。夏季的睡衣應選擇輕薄柔軟、全棉質的，以便吸收皮膚上的汗液，減少對皮膚的刺激。顏色可選淡雅、輕淺的，有利於安目寧神，提高睡眠品質。睡衣不能過小，如果緊束著胸、腹、背等部位，睡覺時容易做噩夢，影響睡眠品質。

小提醒

睡眠時不要戴手錶，也不要將手機放在枕邊。入睡後血流速度減慢，戴錶睡覺使腕部的血液循環不暢。而手機在開啟和使用過程中，會釋放大量不同波長和頻率的電磁波，形成一種電子霧，影響神經系統等器官組織的生理功能。

189. 做好防護，預防中暑

太太留言

記得在公司多喝水，這兩天氣溫高，當心中暑。

醫生忠告

中暑是指在高溫環境下，人體體溫調節功能發生紊亂而引起的中樞神經系統和循環系統障礙。主要症狀表現為：頭痛、頭暈、口渴、多汗、四肢無力發酸、注意力不集中、動作不協調等。

中暑是夏季裡危害人們身體健康的一種常見病、多發病。預防中暑，應盡量脫離高溫環境，安排合理的休息時間，提供充足的營養和水分。同時，注意個人防護工作，比如出門帶傘等防曬物品，隨身攜帶防暑藥品。外出時要盡量選用棉、麻、絲類的衣物，少穿化纖類服裝，以免大量出汗時不能及時散熱，引起中暑。

如果發現自己或他人有中暑症狀時，應迅速撤離引起中暑的高溫環境，選擇陰涼通風的地方休息。並在額部、顳部塗抹清涼油、風油精，或服用人丹、十滴水、藿香正氣水等中藥。出現血壓降低或虛脫的患者應立即平臥，及時到醫院進行靜脈滴注鹽水。在中暑後還要補充必要的水分、鹽、熱量、維生素、蛋白質等，保證人體生理機能所需。

小提醒

大多數人喜歡口渴時才喝水，但是口渴已經表明身體缺水，這時並不是最佳的補水時機。最科學的喝水是根據氣溫的高低，每天喝1.5～2升水。出汗多時應適當補充鹽水，彌補人體因出汗而失去的鹽分。另外，夏季裡人體容易缺鉀，而缺鉀使人倦怠疲乏，因此，鉀茶水也是極好的消暑飲品。

190. 防止「空調病」來襲

太太留言

別天天把空調開著。我們公司的小張，晚上開著空調睡覺，第二天就出現頭暈、發熱的症狀。醫生說，這是空調惹的禍。

醫生忠告

天氣炎熱的夏天，空調自然是居家、辦公的必備之物。但是不合理地使用空調會引起「空調病」，出現頭暈、發熱、盜汗、身子發虛等症狀。

空調病主要是室內外氣溫差異較大，導致人體體溫調節中樞功能發生障礙，體表面的毛孔過分收縮，不能正常排汗引起的。另外，使用空調的房間，多是封閉的環境，空氣流動性差，空氣污染嚴重，細菌密度較高。長期生活在這樣的環境裡，室內氧氣不斷被消耗，人體容易出現缺氧，導致內分泌紊亂，免疫力會下降，身體就容易受到感染。

怎樣才能避免空調病呢？最根本的還是要正確使用空調。在設置空調溫度時，不要過分貪涼，設置的溫度最好在26℃為宜。同時注意空調環境的通風，最好定時開窗換氣，讓室外的新鮮空氣進來，保持室內的氧氣含量。此外，注意多飲水和補充果蔬，攝取足夠量的維生素C。維生素C不但能增強免疫系統的天然防禦能力，還能緩解感冒症狀，縮短痊癒時間。

小提醒

安裝帶有新風系統的戶式中央空調，就不必為「空調病」而擔憂，因為中央空調的冷風溫度始終為２６℃，這是比較適宜人體的自然溫度。同時新風系統具有換氣功能，可以不斷地帶入新鮮的空氣，並把室內的混濁空氣帶走，保持室內空氣的品質。

191. 開窗只是舉手之勞

太太留言

你們那個辦公室呀，長年累月都是緊閉著窗戶。你也是，從來不會開窗換換氣，也不知道有沒有感覺到空氣不新鮮。

醫生忠告

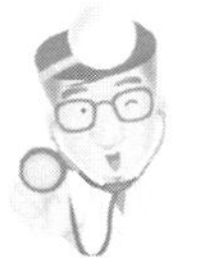

現在的辦公室多採用中央空調，導致辦公空間的相對封閉。在辦公室這個相對封閉的環境裡，除了室內空氣固有的一氧化碳、二氧化碳以及懸浮顆粒物外，辦公室的裝修、傢俱、電腦還會產生甲醛、氨氣、苯、放射性物質及電子污染等空氣污染物。

在通風不好的情況下，室內的污染物大量積聚，各種致病細菌也增多，致使空氣渾濁。人長期生活在這樣的環境裡，免疫力就會急劇下降，各種病毒也會乘機進入體內，導致身體的病變。

要改變室內空氣品質問題，最簡單的方法就是開窗通風，室內空氣遠比室外空氣要污濁些。每天開窗換氣不少於兩次，每次不少於15分鐘，才有利於空氣的對流，保持室內空氣的新鮮。在工作間隙也應到開窗的地方透氣。辦公室是個群居的環境，當人們咳嗽、聊天時，病毒、病菌就會隨飛沫傳到空氣中，滯留在室內。長期呆在室內，容易吸入帶病菌的空氣，有利於傳染病的發生。對於有條件的公司，在室內放一台小型高效負離子發生器，也是保持空氣流通和新鮮的不錯選擇。

小提醒

不同的植物可以吸附空氣中不同的有害氣體，如長青藤、鐵樹等可吸收苯和有機物；茶花、紫羅蘭、可以吸收有害氣體；吊蘭、蘆薈、虎尾蘭等能夠吸收甲醛等有害物質。

192. 炎炎夏日，擺脫「香港腳」的尷尬

太太留言

老公，你的「香港腳」可真污染空氣。不過你可不能用手去撓，小心變成「香港手」。

醫生忠告

對於必須衣冠整潔的上班族來說，即使在炎熱的夏天，也不能穿著涼鞋去上班。可是，高溫會使鞋子成為細菌繁殖的溫床，腳長期捂在皮鞋裡，會出現足部皮膚病。「香港腳」在醫學上稱為足癬，是較常見的足部皮膚病。

「香港腳」是由淺部真菌感染趾縫、足側或足底皮膚，引起的慢性傳染性皮膚病。夏天是「香港腳」的高發季節。夏季，腳容易出汗，加上鞋子不透氣，在濕熱的環境裡，黴菌更容易生長。「香港腳」發病時痛癢難耐，如果用手搔抓可出現繼發性感染，會引起局部潰破、腫脹、疼痛、行走不便等嚴重後果。

由於「香港腳」的致病性真菌，生命力強，不易完全根除，在治療過程中，要持之以恆。很多人對「香港腳」的治療認識不足，常常是腳癢或記起來時才擦藥，不癢或忙時就不當回事，根本不予用藥。這種間歇式用藥，不僅不能治療「香港腳」，還會促使真菌對藥物產生耐藥性。

小提醒

夏天，如何預防「香港腳」？

- 不要穿太緊的鞋子。
- 選擇透氣性良好的薄棉襪子，避免穿尼龍襪子。
- 每天堅持洗腳，並且洗腳後應盡可能擦乾。
- 經常換鞋，不要在長時間內穿同一雙鞋。

193. 夏天，挑選一雙合適的襪子

太太留言

大熱天，你的腳捂在皮鞋裡一定很難受。今天，我特地去商場給你買麻質襪子。

醫生忠告

夏天，人體汗腺功能旺盛，如果沒有舒適透氣的襪子，腳捂在密不透氣的皮鞋裡，自然是痛苦難忍。選擇襪子，主要是從成分入手。特別是夏天，要避免襪子產生異味，不透氣，其襪子成分裡應含有55％以上的天然纖維。

天然纖維包括棉、麻和桑蠶絲。其中，麻的性能最好，具有抗菌和抑菌功能，吸濕排汗的性能比棉和化纖優越。雖然含麻的襪子給人「乾爽」和「涼快」的感覺，但含麻55％以上的襪子在市面上比較少見。

真絲男襪以優雅的光澤和優異的舒適性成為男性的所愛。但真絲襪子也有美中不足的地方，那就是真絲不結實、不耐磨，容易破損。

相比而言，含棉55％以上的男襪，是經濟實惠的選擇。棉是柔軟舒適的天然纖維，其吸濕性、透氣性和舒適性適中，價格較便宜，購買也較方便。

小提醒

選擇男襪的誤解：

⊙拒絕化纖。如果襪子裡沒有氨綸（萊卡）成分，其彈性和保形性較差，容易變形。現在市面上還出現新化纖品種，吸濕和散濕效果並不比棉襪差。

⊙推崇保健。市面上出現很多具有多重療效的保健襪子，這大多是商家針對人們保健意識日益增強的行銷手段。如果一味的盲從，結果只會是沒有看見保健作用，倒是看見血汗錢往外流。

194. 內褲選擇有技巧

太太留言

昨天買的平角內褲是不是要比三角的舒服些？

醫生忠告

男人對待內褲不像女人那樣精挑細選，他們認為裡面穿的東西不必過於講究。其實，合適的內褲不僅使人感覺舒適，更重要的是能保證生殖器官的健康。

市面上的男性內褲有平角褲和三角褲之分。三角內褲適合腿粗的男性，但是會束縛和摩擦大腿根部。與三角褲相比，平角褲減少了對大腿根部的束縛和摩擦，而且透氣性好，比較受男性的歡迎。但是選擇平角褲要盡量合身，不要過緊，也不要過鬆。過緊的內褲會影響生殖器官，過鬆的穿在長褲內顯得臃腫，影響形象。

內褲的材質也是購買的關鍵。大多數人認為純棉內褲最好，這種想法並不完全正確。對於容易出汗的人，純棉內褲雖然能吸汗，但不容易乾。如果皮膚長時間接觸濕衣物，容易出現紅腫、瘙癢感，形成濕疹或痱子。其實，內褲只要關鍵部位是用純棉材料就可以，其他部位最好採用吸水性好、易排潮的面料。千萬不能選擇化纖內褲，聚酯內褲對精子生成有暫時性抑制作用。

現在市場還推出很多所謂的「人性化」內褲，比如在關鍵部位進行立體剪裁，針對牛仔褲面料設計的內褲。這種內褲也是不錯的選擇，不僅具有良好的透氣性，還有利於保護生殖器官。

小提醒

購買提示：

- 不必害羞，多向店員查詢，才能買到舒適的內褲。
- 注意檢查手工，如重點部位的車線是否順滑、柔順。
- 男式內褲的磨損在於重點部位和外褲拉鏈之間的摩擦，這部位的做工和面料很重要。

195. 領帶不要繫得過緊

太太留言

你領帶繫這麼緊，會不會覺得不舒服呀。

醫生忠告

領帶，是男士衣著品位的表現。對於每天必須西裝革履的上班族來說，一條搭配得當的領帶，能夠起到畫龍點睛的效果。但是，在注重外表得體的同時，也要正確繫領帶，以免傷害到身體健康。

經常打領帶的男士或許有這樣的體會，一繫領帶就會出現雙眼腫脹不適或視力模糊。這是因為領帶過緊，導致眼疲勞的症狀。當頸部的動脈血管和神經受到壓迫，腦部容易缺氧，導致視動脈供給視神經的血氧不足，視神經就會出現功能障礙而視物模糊。另外，領帶壓迫頸部靜脈，也會影響血液流通，導致更多的血液湧到眼部，對眼睛產生負作用。有測試表明，繫領帶3分鐘後，大部分人的眼壓提高了20％。如果長期領帶繫得過緊，還會持續性地出現高眼壓而產生青光眼，甚至引起視神經、視網膜的損害，以致失明。

對於經常繫領帶的人，應警惕視神經遭受長期損害。從保護眼睛的角度出發，領帶宜鬆不宜緊。繫領帶時讓脖子有適當的自由度，這樣能夠有效地保護眼睛。當出現視物不適時，應調整領帶鬆緊，經常抬頭舒緩脖頸，保證脖頸有足夠的自由空間。

小提醒

如何選擇領帶？

- 面料。製作領帶最高檔、最正宗的面料是真絲，適合正式場合使用。
- 色彩。領帶有單色、多色之分。單色領帶適用於正式的社交場合；多色領帶不應超過三種色彩，可用於各類場合；色彩過於豔麗的領帶，最好在非正式的社交及休閒時使用。

196. 夏季要警惕過敏性肺炎

太太留言

這兩天人暈乎乎的，鼻子和喉嚨也有點不舒服，不知是不是傳說中的「空調綜合症」，我不是說要少開空調？

醫生忠告

每年的6～9月份，總有不少人會出現輕度咳嗽、呼吸困難、低熱乏力的症狀，這便是夏季過敏性肺炎。

這種肺炎通常是一組由不同致敏原引起的非哮喘性變性肺疾患，病菌經呼吸道進入人體，引起肺部感染。病變僅限於肺部，很少出現其他症狀，多有自癒傾向，常在胸部X光線檢查中被發現。本病以40～49歲較為多發，患者稍微用力如說話、深呼吸或輕微活動即可引起咳嗽，伴有呼吸困難、發熱症狀，體溫多在38℃以上，並出現胸膜炎的症狀和體征。

為什麼容易出現夏季過敏性肺炎呢？這與季節性大氣污染有關。因本病常在免疫功能低時發作，所以應盡量消除各種誘發因素。病人發熱時可採用物理方法降溫，如用酒精擦身、冷敷等，並適當選用止咳劑，同時保證營養及充分的休息。

小提醒

研究發現，很多細菌、黴菌都喜歡在空調房內寄居。人經常處於空調環境中，如果通風不暢，容易誘發一種呼吸道疾病——空調機肺炎，主要症狀為發熱、咳嗽、咯痰、咽喉疼痛等。因此，使用空調的室內，要光線充足，保持清潔。

室內外溫差不宜超過5℃。從炎熱的室外進入空調房時，要用毛巾擦乾身上的汗水。空調機的風口要高於人體，以避免冷風直接吹到身體。應適時開窗換氣，減少空氣污染。經常清洗空調器內的空氣隔離網，去除上面的灰塵和細菌、黴菌。

197. 新鮮蔬果可保肺健康

太太留言

今天又是「桂圓蓮子粥」，超市買來直接下鍋那種，嚐嚐和我精心烹製的有沒有區別？

醫生忠告

新鮮水果和蔬菜中的維生素C、胡蘿蔔素，可增加肺通氣量。每天食用含300毫克以上維生素C的食品，可使支氣管哮喘及支氣管炎的患病率降低30%。現推薦幾種對肺部健康有利的食物：

（1）洋蔥：洋蔥中含有蒜素，可抑制各種細菌病毒入侵，尤其能防治呼吸系統、消化系統疾病。

（2）大蒜：不僅含有豐富的蛋白質、脂肪、糖分、鉀、磷、維生素A及維生素C，而且含有大蒜素和蒜辣素，能抑制病毒和癌細胞生長。常用於扁桃腺炎、支氣管炎、肺結核、哮喘的預防和治療。

（3）蘿蔔：含有大量的維生素C、胡蘿蔔素、核黃素、尼克酸、鈣、磷、鐵等。可預防呼吸道感染、喉痛、支氣管炎等病症，並能宣肺化痰，治療咳嗽多痰等症。

（4）銀耳：銀耳的蛋白質中含有17種人體必需的氨基酸，及酸性異多糖、有機磷、有機鐵等多種化合物，能提高肌體的免疫力。特別是其中的酸性異多糖物質，對支氣管炎、肺部感染有顯著療效。

（5）百合：能鎮靜止咳，適用於支氣管炎、肺氣腫、肺結核等病症。

（6）梨：味甘性寒，有化痰止咳、清心潤肺之效，可幫助治療咳嗽痰喘、咽喉腫痛等症。

小提醒

多吃蘋果和番茄能提高肺功能。

198. 白領更要護肺

太太留言

不要整天蝸居在室內，偶爾還是要偷點懶，出去透透氣。

醫生忠告

有的白領人士潔身自好，不抽煙酗酒，但一樣地患上肺部疾病，甚至因患肺癌而英年早逝。

這是什麼原因呢？

（1）室內、室外環境污染。室內電子污染、辦公室設備污染，易導致肺部過敏、支氣管哮喘等。外部濃重的空氣污染，是導致肺癌的主要原因之一。雙重因素使白領們的肺部處於「弱態」。

（2）極少運動。運動能強健肺部。尤其是在寒冷的冬天，在空氣清新處跑步，使肺部氣體與新鮮空氣形成「對流」，能抵禦呼吸道及肺部疾病。而白領們很少有時間來鍛鍊，所以肺部就變得日漸脆弱。

（3）飲食精細，高脂肪，缺少防治肺癌的微量元素——硒。中醫把人體肺臟視為「五行」中的「金」，「金」的特徵是「清肅」。健康的肺臟像絲綢一樣滑潤、光展，而病變的肺臟像抹布一樣褶皺、污濁。白領的生存環境、生活方式在一定程度上不利於肺部健康，因此要加強保護。

小提醒

白領護肺「處方」：

⊙免煙；

⊙力求室內、室外空氣清新；

⊙堅持在空氣清新處運動，讓肺部經常吐故納新；

⊙多吃富含硒和維生素Ａ的食品。

199.「三足鼎立」遠離脂肪肝

太太留言

張太太最近總是偏愛買些蔬菜、麵食什麼的，原來是張先生患了脂肪肝。看來，我們把飲食做清淡點是對的。

醫生忠告

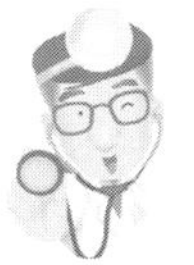

正常肝內脂肪占肝重的3％～4％ ，如果脂肪含量超過肝重的5％即為脂肪肝，嚴重者脂肪含量可達40％～50％，其脂類主要為甘油三酯。引起脂肪肝的主要原因有：長期飲酒而導致酒精中毒，使肝內脂肪氧化減少；攝入高脂飲食或過多的糖、澱粉等碳水化合物，使肝臟脂肪合成過多；肥胖，缺乏運動，使脂肪輸入肝內過多；本身患有糖尿病、肝炎，或某些藥物引起的急慢性肝損傷。

脂肪肝不是一種獨立的疾病，因此在防治上也要因人而異，主要可採用「三足鼎立」方法。

（1）控制飲食。不僅要控制脂肪攝入，還要控制飲食總量。多吃富含維生素、纖維素的食物，如蔬菜、水果、粗糧等。晚餐不宜吃得過飽，睡前不要加餐。另外，要多喝水，以促進肌體代謝及代謝廢物的排泄。

（2）適量運動。脂肪肝患者的體重普遍超標，因此必須參加運動，消耗體內多餘的脂肪。適當進行一些慢步跑、快步走、游泳、騎自行車、上下樓梯、仰臥起坐或健身器械鍛鍊等，以消耗體內熱能。

（3）配合藥物。由於患者的脂肪代謝障礙，體內甘油三酯及膽固醇均有不同程度升高，且伴有高脂血症，所以需要保肝降脂治療。此外，脂肪肝常伴有維生素缺乏，需要及時補充。

小提醒

飯後喝茶容易得脂肪肝：人們常常在酒足飯飽之後要喝杯茶，這很不利於脂肪肝的預防。吃葷之後不要立即喝茶。

200. A型肝炎的預防免疫

太太留言

最近家裡來客人太多，所以把碗筷煮一下。

醫生忠告

A型肝炎是一種由過濾性病毒感染肝臟所引起的疾病，主要是透過消化道傳染。與A肝患者密切接觸，如共用餐具、牙具、茶杯，或吃了肝炎病毒污染的食品和水，都可能受到傳染。如果水源被A肝病人的大便或其他排泄物污染，往往可以引起A肝爆發流行。

在A肝流行時，應從以下幾方面做好預防：

（1）注意飲食衛生。不吃不乾淨的食物，不喝生水，生吃瓜果要洗淨。毛蚶、蛤蜊等水產品可能粘附A肝病毒，不要生吃或半生吃。

（2）勿辦酒宴。A肝病人在症狀出現前，大便中就有病毒排出。在A肝流行時自辦酒宴，可能因客人中有尚未發作的病人，而引起參宴者A肝爆發。

（3）及時接種疫苗。接種A肝疫苗8週左右，便可產生很高的抗體，獲得良好的免疫力。

（4）服用中草藥。可服板藍根沖劑，每次1袋，每天兩次，連服5～10天。也可取新鮮垂柳枝連葉100克，加水500毫升，煎至300毫升，分兩次服，連服4天。

小提醒

毛蚶、牡蠣、蛤蜊、蟶子等海鮮棲息的水域，常常受到近海城市污水的侵襲，而使海水中含有排泄出的肝炎病毒。例如，一隻毛蚶每小時可過濾 5 升海水，使海水中的肝炎病毒在貝體內濃縮蓄積。當這些帶病毒的海鮮成批供應市場時，如果是生吃或半生吃，就容易導致A肝等流行。因此，吃這類食品前應在清水裡浸泡，洗透，並煮沸１５～３０分鐘食用才安全。

201. B肝疫苗並非一勞永逸

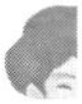

太太留言

咱們B肝疫苗的「加強劑」是不是該打了啊？

醫生忠告

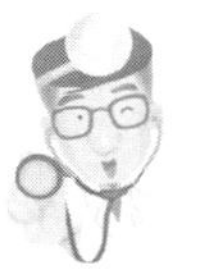

根據醫學調查，按照規定程序接種3針B肝疫苗後15年，51%接種者體內仍含有對B肝病毒的抗體。但這並不是說，在15年內不需要復種B肝疫苗。每位接種者的抗體水準有高有低，持續時間也就有所差異，要不要復種，多久復種，應根據自身情況而定。

總的來說，當體內B肝抗體消失或過低時，就應復種B肝疫苗。在復種之前，要測定B肝表面抗體的滴度，血清中B肝表面抗體滴度越高，保護力越強，持續時間也越長(3～5年以上)。當抗體滴度小於或者等於10國際單位/毫升時，應在半年內接種；若大於這個標準，可在6年內復種。建議在免疫後3年內加強1次，效果更好。

如果家中有B肝病毒攜帶者，而其他家庭成員疫苗已接種近10年時，相互感染B肝病毒的危險性相對較高，最好進行疫苗復種。接種疫苗一定要到正規醫療機構，不要接種到過期疫苗。

雖說注射疫苗是預防B肝最可靠的方法，但其保護率為90%～95%，而並非100%。也有少數人注射疫苗後並未產生抗體，這與人體對B肝疫苗免疫反應的差異有關。另外，與是否按照規定程序和劑量，以及注射時是否已經感染B肝等關係也很密切。

小提醒

所謂大小三陽，都是反映體內B肝病毒數量及活躍程度的數據，只能反映攜帶病毒的情況，而不能用來判斷病情的輕重。

一般認為，「大三陽」表示病毒複製活躍，常伴有B肝病毒DNA（去氧核糖核酸）陽性，傳染性較強，演變成B肝的可能性也較大。小三陽表示病毒複製已基本停止，傳染性比「大三陽」小。

202. B肝沒症狀須治嗎？

太太留言

我換了些調理性的中成藥，放在抽屜裡，其實還是不吃藥最好，免得傷肝。

醫生忠告

慢性B肝患者一般會有疲倦乏力、食慾不振、噁心及肝區不適等症狀，同時伴有化驗指標的異常。但仍有不少人沒有任何不適的感覺，生活工作不受影響，只有在體檢時化驗不正常，才發現自己患了B肝。這樣的患者用不用治療呢？

從病理、生理來講，B肝病毒（HBV）侵入肝臟後大量複製，感染肝細胞，引起肌體免疫反應，造成局部炎症及壞死，損害肝功能。但肝臟是個代償能力很強的器官，小範圍的炎症及壞死不會影響整體功能，因此很多患者沒有不適及相關症狀。而事實上，慢性B肝的病情發展，正是由這種反覆的炎症再修復的過程而逐漸演變為肝纖維化、肝硬化，直至不可逆的病情。如果此時再治療，就為時已晚了。

因此，我們更應關注客觀的實驗室檢查及B超等器械檢查。慢性B肝患者只要發現HBVDNA（+），轉氨酶升高或B超提示慢性炎症改變，不管有沒有症狀，都應積極進行抗病毒治療。有效抑制病毒，改善肝臟炎症壞死，降低轉氨酶，才能維持肝功能正常，延緩及阻斷其向肝硬化及肝癌發展。

小提醒

小心這些藥傷了你的肝臟。損害肝臟的藥物很多，拿我們非常熟悉的來說，有阿司匹林、芬必得、螺旋黴素、口服避孕藥等。

203. 保護肝臟的飲食原則

太太留言

男人喜歡用「大口喝酒，大塊吃肉」來標榜自己，這可以理解。但私下認為，還是健康的男人才最有氣質。

醫生忠告

肝病患者要吃飽吃好，但不要盲目追求「三高一低」（高糖、高蛋白、高維生素和低脂肪）。有些肝炎病人拼命地吃糖「保肝」，這是不科學的。因為吃糖過多，可能導致脂肪肝而加重原有病情，同時增加肝臟和胰臟的負擔，使體內的糖代謝發生紊亂。攝入蛋白質過多，也會增加肝臟的負擔。而有的患者特別害怕脂肪，一點油膩的食物也不敢吃，這也是不可取的。脂肪是人體重要的能量來源，過低的話不能滿足人體所需。

要維護肝臟健康，須遵循以下的飲食原則：

（1）均衡飲食，多吃蔬菜和水果，適當補充B群維生素和礦物質，如穀類食物。

（2）不吃不潔淨的食物，尤其是黴變的花生以及沒有醃製好的酸菜。

（3）少吃動物油和肥肉。

（4）少喝酒，不要空腹喝酒，因為空腹喝酒更容易吸收乙醛。

（5）少吃直接與炭火接觸的燒烤食物，其致癌物比電烤和用鐵板燒烤的要多。

（6）醃製食品容易被微生物污染，會傷肝，應盡量少吃。

小提醒

⊙桑葚粥：桑葚３０克（鮮桑葚用６０克），糯米６０克。同煮，待煮熟後加入適量冰糖。此粥可以滋補肝陰，養血明目。

⊙梅花粥：白梅花５克，粳米８０克，將粳米煮成粥後，加入白梅花，煮沸２～３分鐘即可。每餐一碗，連續３～５天，能舒肝理氣，激發食慾。

204. 強化肝功能，試試以下食物

太太留言

今天看張太太煮的湯裡，又是肉片，又是豆腐、豆芽，居然還很好吃。看來我平時煮的湯都有應付嫌疑，檢討去！

醫生忠告

在我們日常吃的食物裡，有一些可以強化肝臟功能，建議多加選用。

（1）荔枝：《本草綱目》記載，荔枝能強肝健胰。但要注意食荔枝容易上火，過多食用會引起鼻出血或牙痛。

（2）豬血：吃豬血和其他動物的血，能清除體內的汙物。常吃豬血湯，有利於維護肝臟機能。

（3）烏梅：烏梅可在中藥店買到，它能強化肝臟，加強肝臟的解毒功能。可以用烏梅煎湯加入砂糖飲，也可以用洋參煎服。

（4）自製藥蛋：用雞蛋作為原材料製成的各種藥膳，也是防治肝病的上好食物。

（5）咖啡：一杯熱咖啡不僅提神醒腦，而且還有預防肝癌的功效。研究發現，每天或經常飲用咖啡的人患肝癌的機率，僅為從不喝咖啡人的一半。

（6）轉基因馬鈴薯：美國科學家新近培育出一種轉基因馬鈴薯，能起到B肝疫苗的作用。強肝食物還有蜆子湯、菊花茶、檸檬、金銀花、甘草等。

小提醒

肝病患者適宜喝哪些飲料，應注意什麼問題，也是有講究的。選購飲料時要「五看」：即看標籤、看色澤、看是否混濁、看有無雜質、看出廠日期和廠址。「一聞」：開瓶後有無異味等。

205. 防治肝病多吃葡萄

太太留言

今天的葡萄有點貴了，但看著珠圓玉潤的，很是誘人，所以咬咬牙，買回了一些。

醫生忠告

葡萄中含有的天然生物活性物質如OPC(原花青素)及維生素、纖維素等，對肝炎患者十分有益。

肝病的發生、發展與自由基損傷密切相關。葡萄中含有的多酚類物質是天然的自由基清除劑，具有很強的抗氧化活性。它能有效調整肝細胞的功能，抵禦或減少自由基的傷害，還能與細菌、病毒中的蛋白質結合，使它們失去致病的能力。

實驗證明，葡萄籽提取物OPC的抗氧化效果，比維生素C強20倍，比維生素E強50倍。這種超強的抗氧化作用能清除自由基，保護肝臟。現代科技手段能把2000多粒葡萄籽提取濃縮在一粒OPC膠囊中，其保肝作用是非常大的。

葡萄中還含有豐富的葡萄糖及多種維生素，對保護肝臟、減輕腹水和下肢浮腫非常有效，並可提高血漿白蛋白，降低轉氨酶。葡萄中的葡萄糖、有機酸、氨基酸、維生素對大腦神經有興奮作用，能改善肝炎伴有的神經衰弱和疲勞症狀。其中的果酸還能幫助消化、增進食慾，防止脂肪肝的發生。

小提醒

古人將西瓜譽為「天然白虎湯」，它富含糖、維生素，還可以清熱利濕，使體內的濕熱從小便而解。

現代研究證明，西瓜汁及皮中所含的無機鹽類，有利尿作用；所含的配糖體，具有降壓作用；所含的蛋白酶，能把不溶性蛋白質轉化為可溶性。因此，西瓜是天然的治肝炎的「良藥」。

206. 肝病患者吃雞蛋好不好？

太太留言

今天煮的湯內容夠豐富吧？既美味又營養，我都有點佩服自己了。

醫生忠告

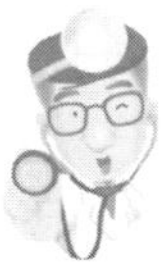

肝組織的損傷除了需要進行護肝治療外，還需要一定的原材料——蛋白質來修復。雞蛋的蛋白質是一種完全的蛋白質（1個雞蛋約含有6克純蛋白質），含有必要的氨基酸，符合人體所需。另外雞蛋中還含有豐富的維生素，因此肝炎病人可以吃雞蛋。

但是肝病患者在吃雞蛋時，應注意以下問題：

（1）根據病情、病期合理食用。在肝硬化代償發生肝性腦病趨向、重症肝炎時，要少吃雞蛋及其他高蛋白食物，而應選擇清淡爽口、易消化的食物。

（2）注意攝入量。進食雞蛋等蛋白質太多，超過身體維持氮平衡及細胞修復的需要，不僅肌體利用不了，反而加重了肝臟、腎臟的負擔，對病情不利。

（3）食用方法正確。蒸雞蛋最易消化吸收，連殼水煮次之，再次為炒蛋及煎蛋。

（4）主張動物蛋白、植物蛋白混用，以提高其營養與利用價值。

小提醒

優酪乳中所含的乳酸桿菌進入人體腸道內，可繁殖生長，抑制並殺滅腸道內的腐敗菌，減少細菌分解蛋白質產生氨等有毒物質。同時乳酸桿菌的大量繁殖，使腸道內的環境呈酸性，減少氨的吸收，對於肝臟病人，尤其是肝硬化病人非常有益。

207. 肝硬化病人少吃魚

太太留言

看電視裡一女白領教做「清蒸桂魚」，佩服得很，決定多向她學習。

醫生忠告

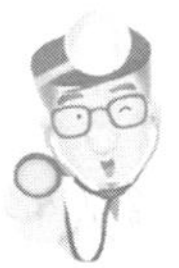

魚含有豐富的蛋白質，又容易消化吸收，是病人常吃的營養食品。但是，肝硬化的病人在吃魚時一定要慎重。

攝入的植物、動物蛋白被腸道分解成各種氨基酸後，在肝臟裡合成人體所需的蛋白質。而有些對肌體有害的氨基酸，也要在肝臟內解毒清除。當肝臟有嚴重損傷（如肝硬化、重症肝炎）時，蛋白合成及解毒功能都會受到影響。於是，造成人體低蛋白血症，導致浮腫、腹水或營養不良。再則，不能被肝臟清除的毒性物質進入腦組織，會干擾大腦的正常功能，出現行為異常、神志不清甚至昏迷等肝性腦病症狀。

嚴重肝病患者應仔細檢查肝臟功能，尤其是解毒功能，在醫生的指導下，合理攝入蛋白質。若有肝昏迷或血氨升高，應禁止或限制蛋白質攝入，而改用靜脈輸送人體能直接利用的人血白蛋白。

此外，肝硬化時體內的血流發生改變，尤其是門靜脈血流受阻，可引起胃和食道的血管淤血擴張，血管壁變薄。此時如果不小心吞下魚刺，就可能劃破曲張的血管，引起大出血，因此要格外警惕。

小提醒

人們愛用雞湯、鴨湯、魚湯、去油肉湯等來保肝，然而吃下後非但沒讓病情好轉，有的反而加重了。

肉湯中含有大量的嘌呤物質和含氮物質。嘌呤雖然營養豐富，但必須在肝內代謝，由肝臟加工變成尿酸，再經由腎臟排出體外。在肝功能低下的情況下，過量攝入只會加重肝臟的負擔。

208. 黴變食物，肝癌的主要誘因

太太留言

這兩天香腸有點發黴了，還是放冰箱裡去吧。

醫生忠告

肝癌治療已取得很大進展，使其由過去的「不治之症」變為「部分可治」，5年生存率大大提高。但總的來說，肝癌的惡性程度高，病情發展快，治療難度大，對人的健康和生命安全構成嚴重威脅。

肝癌主要與B型肝炎病毒、C型肝炎病毒、黃麴黴素、飲水污染、某些微量元素缺乏、嗜酒、遺傳等因素有關。若飲食中經常含有致癌物質，就較容易促發肝癌。因此，應盡量選用新鮮食物，而切忌食用發黴食品，以及長期存放可能被黴菌污染的食品。黴變食物中的黃麴黴素能誘發肝癌。另外，盡量少吃油炸、油煎食物。一些陳腐油類中含有丙二醛，能使蛋白質的結構變異，使變異的蛋白質細胞失去正常功能，並向初期癌細胞轉化。

還需注意的是，飲酒對肝臟、胰臟及胃的損害都很大。B型肝炎病毒和C型肝炎病毒攜帶者如果喝酒的話，酒精可促使病毒整合到肝細胞內，使正常的肝細胞發生變異，而轉變成肝癌細胞。

小提醒

飲酒五不宜：

⊙飲酒前不宜服藥；

⊙不宜空腹飲酒；

⊙心情不好時不宜飲酒；

⊙不宜「煙酒並舉」；

⊙飲酒時不宜吃涼粉、柿子。

209. 防止B肝→肝硬化

太太留言

張先生現在特別聽老婆的話，你們男人啊，總是要嚐點苦頭後才知道利害關係。

醫生忠告

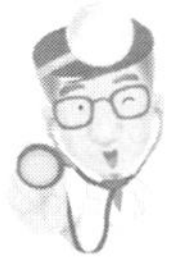

近10多年來，肝硬化的發病率明顯增高，除了因經常飲酒引起酒精性肝硬化外，多由B型肝炎發展而致。肝硬化形成後不但不可逆轉，治療非常困難且可轉為肝癌。

由於B肝病毒（HBV）基因侵入肝細胞核，甚至可整合到正常肝細胞核蛋白的基因中，因此很難清除。有HBV存在，即可造成肝細胞的損害，引起纖維組織增生，導致肝硬化。這種改變非常緩慢，可能幾年、十幾年甚至二三十年才表現出來。在此過程中病人可無任何症狀，生活和工作照常，肝功能也正常，甚至出現腹水時仍可無症狀。這就讓許多病人失去警惕，使纖維組織持續增生，最終導致肝硬化。

對B肝及B肝病毒攜帶者來說，必須以保肝為主，抗病毒為輔，並注意以下事項：

（1）2～3年1次抗病毒治療，療程4個月，以抑制HBV的活性及複製，減輕或抑制對肝細胞的損害。

（2）每4個月檢查肝功能1次，每年B超檢查兩次。

（3）注意休息，不可過勞，保證午休。

（4）飲食保持恒定，切忌暴飲暴食，注意飲食衛生。

（5）絕對禁酒，不喝各種飲料，可喝熱茶、鹽水。

小提醒

清茶一杯，肝臟解危！不過要注意適時、適量。清晨可泡綠茶一杯，陸續加水飲用，不宜太濃，每天不超過１５００毫升。

210. 吃肝真能補肝嗎？

太太留言

慪氣傷肝，就別再跟自己較勁了，等你忙完了我們就到郊外去轉轉。

醫生忠告

民間有「吃啥補啥」的說法，但這裡要提醒肝病患者，最好不要以進食豬肝或其他動物肝臟的方式來補肝。

肝臟是人和動物最大的解毒器官，動物體內的各種毒素，大都要經過肝臟處理，排泄轉化、結合。從市場買回的動物肝臟常常隱含著各種毒素，肝病患者由於肝功能受損，難以將這些毒素及時分解，從而加重了肝臟的負擔，影響肝病的康復。

肝臟還是重要的免疫器官，可產生多種激素、抗體和免疫細胞等。而這些物質往往對異體有害，肝病患者食用後會有不良影響。另外，動物肝臟內含銅量很高，如果肝功能低下，就不能很好地調節體內銅的平衡。過多的銅積聚在肝臟及腦組織，可引起黃疸、貧血、肝硬化、腹水甚至肝昏迷。因此，肝病患者吃肝補肝的想法是錯誤的，日常飲食還是少吃肝臟為佳。

小提醒

情緒緊張對肝臟和心臟都大為不利。為了紓緩緊張的情緒，可以去郊外逛逛，感受大自然的勃勃生機和新鮮空氣。如果在工作期間，感到突如其來的焦慮不安，那就暫時放下手裡的工作吧。緩慢地深呼吸 3 ～ 5 次，同時想像所有的焦慮都已隨著呼出的廢氣遠去，你便會感到渾身輕鬆。

211. 炎熱酷暑，保護好你的肝臟

太太留言

熱起來了，我自己又是防曬霜又是防曬帽、太陽眼鏡，算得上是全副武裝了。你需要什麼嗎？我順便給你買回來。

醫生忠告

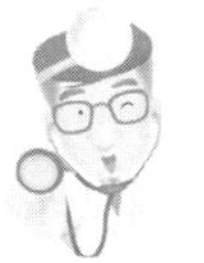

肝臟是人體的「生命塔」，承擔著各種代謝、解毒和免疫功能。酷暑天氣會影響肝內血流、能源，最後損傷肝組織。

大量出汗會使體內水和電解質丟失，消耗大量的生命能源。加之夏季晝長夜短，城市裡夜生活豐富，特別是年輕人經常熬夜，睡眠不足。這樣就會引起肝臟血流相對不足，使肝細胞得不到充分的營養滋潤，抵抗力下降。若肝細胞原已受損，將難以修復並加劇惡化。

那麼，怎樣保證肝臟的健康，安全度夏呢？

（1）避免在陽光下暴曬，出門要戴好防曬帽、傘或太陽眼鏡。

（2）減少夜生活，保證8小時睡眠，中午盡量睡半小時到1小時。

（3）保證飲食清潔，注意碗筷衛生，多吃新鮮易消化的食物。

（4）忌飲酒。中醫認為，「酒為火熱之食，損傷肝陰」。因此無論啤酒如何冰鎮，夏天飲用都好比「火上澆油」。

（5）不在空調環境中久待。空調房中不是自然風，空氣污濁，容易滋生病菌，損傷肝臟。

小提醒

夏天出門在外旅遊，毛巾、牙刷等最好自備；去游泳池等場所，公共用具應少碰；在餐廳、夜市進食，應格外留意碗筷清潔，盡量不吃不潔食物。B肝病毒可由蚊子等蟲媒傳播，因此更應注意家中和公共環境衛生，勤洗澡、勤換衣服、勤曬被褥。

212. 夏天保肝，切勿吃生貝

太太留言

昨晚的龍蝦還真好吃，本來還想吃，但怕水產品細菌多，所以還是決定忍住嘴。

醫生忠告

炎熱的夏季使人丟失大量水分及電解質，還有氨基酸和水溶性維生素。氣溫的增高，使體內唾液、胃酸、腸液和膽汁減少分泌，讓肝病患者及B肝病毒攜帶者出現飲食無味、食慾下降現象。

在夏季，肝病患者應這樣調理飲食：

（1）多飲水。每天飲水量在2000毫升以上。多喝白開水，也可用綠茶、綠豆湯、淡鹽水或酸梅湯代替，以消煩祛渴，促進血液循環，利於肝臟代謝。

（2）飯菜宜清淡爽口。多吃食性寒涼的蔬果，如黃瓜、冬瓜、苦瓜、竹筍、豆芽、銀耳、西瓜、鴨梨等，對肝病患者有清熱消暑、淨血涼血之效。但注意食用瓜果，特別是生吃涼拌時，一定要洗淨消毒，以防病從口入。

（3）切勿貪嘴，不吃生貝。夏季正值海鮮上市，有的人愛吃醉蝦、醉蟹、燙蠔和半生不熟的生貝、毛蚶。這些海味常帶有各種病毒、細菌和寄生蟲，易引起胃腸疾病，導致原有的肝病惡化。

（4）葷素搭配，合理烹調。夏天食慾欠佳，為增進胃口，應盡量做到葷素搭配，主副食經常變換花樣。

小提醒

防暑食療推薦：①綠豆馬蹄湯；②新鮮豆腐腦、豆漿；③蒜茸拌黃瓜；④蒜茸粉條海帶絲；⑤冬瓜湯；⑥清炒苦瓜；⑦西瓜、雪梨、柳丁等多汁水果；⑧各種新鮮綠色蔬菜。

213. 平肝利膽多吃苦瓜

太太留言

讓這個夏天愛上苦瓜，品嚐它苦味中略帶一絲甜味，清香可口，清心除煩。

醫生忠告

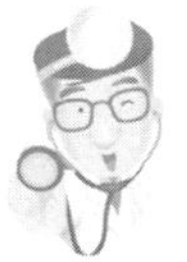

苦瓜作為餐桌上的佳餚，因其味苦，很多人不愛吃。其實這種苦味不僅能刺激食慾，還能消暑、健胃。而且，熟透後的苦瓜還是平肝利膽、清解血熱的佳品。

那麼，苦瓜的苦味從何而來呢？是因為它含有一種獨特的苦味成分——金雞納霜。這種成分能抑制過度興奮的體溫中樞，起到解熱、降暑的作用。夏天，人們出汗較多，胃口缺乏，食慾不振，而苦瓜的苦味正好解決了這個問題。

除含有豐富的維生素C外，苦瓜還富含蛋白質、糖及鈣、磷、鐵、鉀元素。維生素C可改善脂肪和膽固醇的代謝，預防心血管病，增強肌體的抗應激能力和免疫力。夏天大量的鉀元素隨汗水流失，易造成低血鉀現象，使人頭昏、倦怠無力。食用苦瓜能補充鉀元素，清熱利尿。研究還發現，苦瓜中所含的維生素B_{17}，對癌細胞有較強的殺傷力。

小提醒

- ⊙涼拌苦瓜：將苦瓜切成細絲，用開水焯透，時間不宜太久，盛在大碗裡，放入調料拌勻即成。或切成薄片，在開水中燙漂5分鐘撈起，用鹽醃後擠去水分，再加調料拌勻。
- ⊙枸杞苦瓜：苦瓜切條煸炒，加入鮮湯和枸杞煮約兩分鐘，加鹽、味精、白糖調味，再加水澱粉即成。
- ⊙鹹蛋苦瓜：苦瓜1根，切片；生鹹蛋1個，蛋黃攪碎。先炒蛋黃，待蛋黃起泡時倒入苦瓜，撒蒜末，迅速翻炒，倒入鹹蛋白，炒勻即成，可品嚐到「香苦香苦」的味道。

214. 保肝護膽：請勿喝酒吃菜不吃飯

太太留言

難得參加一次你們的飯局，結果就只聽到勸酒聲一片。末了大家都不要飯了，害我這唯一的一位女士都不好意思吃了。

醫生忠告

不少脂肪肝病人都有這樣的疑惑：自己常常只吃菜、不吃飯，又都是吃的植物油，怎麼會有脂肪肝呢？事實上，這種飲食結構本身就不合理。為了防治心血管病，人們盡量少吃或不吃含飽和脂肪酸的動物性脂肪，改吃含不飽和脂肪酸的植物油，且不限量。對於抗動脈粥樣硬化，這固然是有益的，但長期如此卻可加重體內脂質過氧化，損傷肝細胞，還可能誘發膽結石。若再飲酒，便會加重這種損害，引發或加重脂肪肝。

米、麵等主食富含澱粉類多糖物質，在人體消化器官和消化酶的協同作用下，轉化為可吸收的單糖。它是人體新陳代謝的重要能量來源，並直接刺激胰島細胞，分泌足量胰島素，實現血糖平衡。假如只吃酒菜不吃飯，將減少體內熱量的來源，而且會逐漸減弱胰島細胞分泌胰島素的能力，增加患糖尿病的風險。

因此，普通人應以植物性食物為主，糧食為主，葷素、粗細搭配。脂肪肝病人則宜搭配高蛋白、低脂肪、適量碳水化合物的膳食，輔以富含維生素和纖維素的副食品，並在飲食量上給予一定控制。

小提醒

肝膽相照：一對患難好兄弟。如果肝不好，膽的功能就會下降，如果膽道不通，肝就會受損。若是持續的膽管阻塞，增高的膽管內壓還可導致膽汁逆流至血液，造成阻塞性黃疸及嚴重的肝功能損傷。

215. 別讓膽結石「打碎」健康

太太留言

小麗的男朋友患了膽結石，一邊吃藥一邊抓緊鍛鍊，很是辛苦。你我都是長期坐著工作的，要引起重視。

醫生忠告

膽結石主要是因膽脂酸與膽固醇比例失調，膽固醇出現結晶而致。只有在特殊情況下，是膽液由膽管流到十二指腸，十二指腸的細菌回流到膽囊而形成感染。也就是說，膽固醇過多是膽結石的元兇。

膽結石的發病症狀表現為上腹疼痛，並放射到肩和背部，伴有低燒、噁心、嘔吐、寒戰、大汗淋漓甚至黃疸。由於與胃腸、肝臟疾病的症狀類似，所以患者一開始常誤以為是胃腸病或肝病而耽擱了確診時間。瞭解膽結石的誘發因素，有利於我們防患於未然：

⊙喜歡吃高糖、高膽固醇、高脂肪飲食。

⊙患膽道寄生蟲病，如蛔蟲、肝吸蟲病等。

⊙肥胖，體力活動減少。

⊙有膽囊及膽道感染。

⊙患糖尿病、腎炎、甲狀腺功能低下等病症或溶血性疾病。

⊙長期服降血脂藥物，如安妥明、煙酸。

⊙長期精神緊張、抑鬱。

⊙遺傳。

小提醒

調查發現，４０歲以上的人患膽結石的約占１／４。這主要是由不良飲食習慣造成的，如膳食結構不合理，嗜好甜食及高脂食品，不吃早餐，過度節食減肥或不潔飲食等。

216. 防治膽結石的食物

太太留言

出去買點黑木耳，因為從網上查到，黑木耳對防治膽結石頗有功效。

醫生忠告

膽結石的形成與生活、飲食習慣有很大關係，現推薦幾種能防治膽結石的食物，以供選擇。

（1）生薑。生薑中所含的薑酚、薑辣素等能抑制攝護腺的合成，降低膽汁中黏蛋白的含量，使膽汁中的各種物質保持相對平衡，並具有較強的利膽功能。

（2）牛奶。可刺激膽囊的收縮排空，使膽汁難以在膽囊內濃縮沉積為小晶體，從而避免或減少膽結石的沉澱。

（3）黑木耳。含有發酵素和植物鹼，可促進消化道腺體的分泌，潤滑膽管，幫助結石排出。黑木耳中還含有多種礦物質，能與結石發生化學反應，使其剝脫變小，所以常吃對膽管排石更為有利。

（4）核桃。含有丙酮酸物質，能阻止食物中黏蛋白與膽汁中的鈣離子、膽紅素結合，不僅可防止結石形成，還可促使結石的溶解與排泄。

此外，還應多吃富含維生素C，以及某些具有促進膽汁分泌、鬆弛膽道括約肌和利膽作用的綠色蔬菜及水果，盡量減少膽汁的淤積、滯留，有效防止膽結石的形成。

小提醒

哈佛大學的研究人員發現，每天喝２～３杯咖啡的男性，得膽結石的機率比不喝咖啡的人低了４０％。不過，無咖啡因的咖啡可沒有這種效果，因為咖啡因能刺激膽囊收縮，並減少膽汁內的膽固醇。而同樣含有咖啡因的茶、可樂等其他飲料，因咖啡因含量較低，因此也無法達到與咖啡一樣的效果。

217. 「雙生子」：膽囊炎與膽結石

太太留言

常聽爸爸唸叨「蘿蔔上了街，藥鋪不用開」，原來這句話是真理啊！

醫生忠告

膽囊炎常與膽結石形影不離。急性膽囊炎80％伴有膽結石，例如在大量進食，特別是進食高油脂類食物後，為協助消化膽囊就會排出大量膽汁。如果有結石堵塞了膽囊管，膽汁不能排出，膽囊擴大，就會引起右上腹脹痛。

急性膽囊炎發病突然，表現為右上腹持續疼痛，伴陣發性加劇，有時疼痛可放射至肩部和背部。常伴有噁心、嘔吐、發熱，嚴重時有輕度黃疸。急性膽囊炎反覆發作可轉變為慢性膽囊炎，慢性膽囊炎也可急性發作。

慢性膽囊炎常因膽結石引起，也可能是急性膽囊炎轉變而來。炎症的反覆刺激使肌纖維和黏膜發生萎縮，影響膽囊收縮和膽汁濃縮功能。主要症狀為上腹部飽脹、噯氣及厭油膩食物等，類似「胃病」。

40歲左右的中年人，由於工作壓力和生活方式的改變，常存在不同程度的神經調節和代謝障礙，影響膽囊的正常收縮和舒張，使膽汁排泄不暢。如果身體肥胖，脂肪代謝紊亂，更容易刺激膽囊強烈收縮。

小提醒

蘿蔔汁液可防治膽結石。但蘿蔔不宜與胡蘿蔔、黃瓜、動物肝臟同時食用。因為蘿蔔富含維生素C，而胡蘿蔔中的抗壞血酸酵酶，黃瓜中的維生素C分解酶及動物肝臟中的銅、鐵離子，均有破壞維生素C的作用。

218. 膽囊炎患者不宜長期吃素

太太留言

今天在張太太的「慧眼」下買了隻土雞，改善一下生活。不過殺雞這任務嘛，還是須要你來完成，「雞內金」也照舊取出晾乾。

醫生忠告

慢性膽囊炎的急性發作，常與進食脂肪有關。然而膽囊炎患者若長期只吃素菜，則易加速膽結石的形成。

膽汁的排泄與食物的性質及進食量關係密切。含有脂肪和蛋白質的酸性食物最易刺激腸壁，釋放出縮膽促胰激素，引起膽囊的收縮排泄。如果長期只吃素菜，就容易減少膽汁的排泄，使膽汁過分濃縮淤積。這就給細菌的生長繁殖提供便利，破壞了膽汁的穩定性，從而導致和加速膽石的形成，加重原有病情。

因此，膽囊炎患者在急性發作時，要避免進食油膩食品。而在病情穩定期間，可以少食多餐吃一些葷菜，不僅能保證營養需要，而且有助於膽汁的分泌、排泄，防止膽結石的形成，穩定病情。

小提醒

- 金錢草粥：新鮮金錢草６０克（或乾品３０克），粳米５０克。將金錢草洗淨切細，加水煎煮，去渣取汁，再放入粳米加水熬粥，加入適量冰糖溶化。每天兩次，稍溫服食，可通淋排石，利膽退黃。
- 雞內金粥：雞內金６克，粳米１００克。將雞內金用文火炒至黃褐色，研為細粉。粳米放入鍋內熬煮，至米開未稠時，放入雞內金和適量白糖，再煮一沸，粥稠即可。能健脾胃，消積滯。

219. 防治膽囊炎、膽結石的細則

太太留言

今天的菜品以蔬菜為主，可別抱怨，咱們還是要做到葷素搭配嘛。

醫生忠告

要預防膽囊炎、膽結石，在日常生活中應注意哪些問題呢？

（1）適當運動，使全身代謝活躍起來。特別是長期坐著的上班族，更應多做運動，防止過度肥胖，因為肥胖是膽囊炎或膽結石的重要誘因。

（2）控制油膩食物和咖啡、酒的攝入，多吃蔬菜水果，適當節制脂肪食物。飲食要規律，不可暴飲暴食，也不能饑一頓飽一頓的。

（3）注意飲食衛生，蔬菜瓜果要洗淨。「膽道蛔蟲症」是引起膽結石的一個重要原因，是由腸道蛔蟲鑽入膽道所致。若已確診有膽結石或腸道寄生蟲病的，要及時治療，避免引起膽囊發炎。

（4）定時收縮、排空膽囊，以減少膽汁在膽囊中停留的時間，使膽結石形成的機會減小。每天喝1杯牛奶或早餐進食1個煎蛋，都能幫助膽囊收縮排空。

（5）天冷要注意保暖，睡覺時要蓋好被子，防止腹部受涼。肚子受涼會刺激到迷走神經，使膽囊強烈收縮。

（6）保持心情舒暢，如有急性膽囊炎要積極治療，防止向慢性膽囊炎轉變。

小提醒

消炎利膽茶：玉米鬚、蒲公英、茵陳各３０克。去雜質洗淨後，加水煎煮３０分鐘，去渣取汁，調入白糖適量，分頓飲用。能清熱利濕，消炎利膽。

220. 病由「坐」生

太太留言

每天上班都坐得腰酸背痛的。

醫生忠告

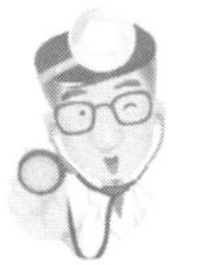

對於上班族來說，工作的大部分時間是坐著度過的。這種看似輕鬆的工作狀態，卻有可能因久坐而引起身體病變。

長時間缺少運動，人體對心臟工作量的需求隨著減少，就可能引起心肌衰弱、心臟功能減退、血液循環變慢，導致冠心病、動脈硬化、高血壓等疾病。血液量減少還會影響肌肉功能，導致肌肉鬆弛、衰弱、僵硬、酸痛，甚至萎縮。另外，長時間身體重量壓在脊椎骨底端，壓力承受面分配不均，會引起背部及腹部肌肉下垂，導致背部肌肉疼痛。

久坐不動，會減慢胃腸道的蠕動，導致消化系統紊亂。大量的食物積聚在胃腸道裡，也會加重胃腸道負擔，同時還會影響結腸蠕動。結腸蠕動減慢，大便在結腸裡停留的時間也會延長，導致便秘。便秘越嚴重，大便裡的致癌因子與結腸黏膜接觸的時間也越長，也越容易患結腸癌。

對於「坐」班族來說，要想防止疾病，必須要增加活動量。每天坐著工作的時間不要超過8小時，在工作中每隔兩小時要活動10分鐘。這樣可以提高人體免疫力，緩解久坐對身體的危害。

小提醒

有一項健康調查報告顯示：辦公室「坐」班族中，有超過六成的人出現腰酸背痛、神經衰弱的症狀；有五成的人患有心血管疾病、肺部疾病及便秘；有四成的人有頸椎間平衡失調的現象；有三成的人腹部常常脹氣；有兩成的人發生慢性勞損的徵兆；有一成的人出現早期性腸癌的症狀。

221. 頸性眩暈，預防最關鍵

太太留言

老公，你有沒有這樣的體驗：低頭過久，猛一抬頭感覺眩暈。

醫生忠告

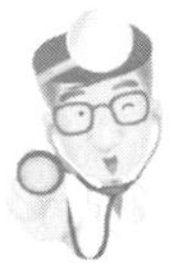

工作時，頸部長時間保持固定姿勢的人有這樣的經歷：當猛然轉頭或過度屈頸時會發生眩暈，甚至伴隨著嘔吐、大汗淋漓等症狀。輕者數秒可癒，重者則會斷斷續續持續數日。這就是所謂的頸性眩暈，是由頸椎病引起的。

當頸椎不經常活動，長期固定一個位置，頸椎某個部位就會生長出骨刺，骨刺壓迫或刺激頸椎的椎動脈，使之收縮，就導致大腦暫時性供血不足，引起眩暈。發病時，患者感到周圍景物或自身發生旋轉，或上下升降，或左右搖晃，這種移動感是由於維持體位平衡的神經功能失調所致。

如果發生頸性眩暈，可用改善腦血液循環的藥物進行治療。雖然增生出來的小骨刺不能靠藥物消除，但小骨刺引起的組織水腫可以透過理療法減輕或消除，保證椎動脈不受壓迫。當然，治療不如預防，養成良好的生活、工作習慣才是消除頸性眩暈的根本。防頸性眩暈的主要措施是防止運動性損傷，多做頸部運動，頸部運動幅度不宜過大，不要突然扭轉頸部，天涼時注意頸部保暖，同時注意補充鈣質。

小提醒

枕頭的選擇與頸性眩暈有關，枕頭的軟硬度及高低應合適。高度最好是耳朵到同側的肩外緣，即側臥時正好保持頸部的固有位置，不傾斜；仰臥時，枕頭正好填滿頸椎的生理前凸與床面之間的凹陷。

222. 換個坐姿，緩解腰酸背痛

太太留言

換了個坐姿，感覺舒服多了。

醫生忠告

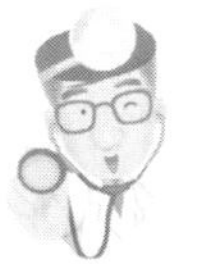

對於長期使用電腦的上班族來說，腰酸背痛是常有的事情。這是由於上班時長時間保持同一坐姿，肌肉沒有機會伸縮造成的。特別是坐姿不當，不僅給身體帶來疼痛，還會因身體歪斜超過正常脊椎弧度而拉傷肌肉。

腰背酸痛是新興的職業病，開始時酸痛只是間歇性發作，若不正視，就會惡化成長期酸痛。對於經常出現腰酸背痛的上班族，不單要保持坐姿的正確、科學，更重要的是經常活動筋骨。運動能增加肌肉的柔軟度與關節的靈活度，增強肌肉的強度和耐力，促進全身氣血循環。利用工作間歇活動身體各處關節，有助於緩解肌肉緊張狀態，預防或消除腰酸背痛。

在生活方面也要注意飲食習慣，避免吃生冷食物，多攝取蛋白質。工作時應避免過度勞累，不要長時間待在冷氣房內，不要洗冷水浴，盡量避免風寒和潮濕。

如果腰酸背痛症狀很嚴重，可以採用針灸、推拿、物理、藥物等治療方法。不管哪種治療方法，原理都是緩解肌肉緊張，使肌肉細胞規律運動，消除酸痛。

小提醒

正確的坐姿：

- 椅子高度適當，保證膝蓋可以呈９０度彎曲。
- 肘關節呈９０度彎曲，最好手肘靠在扶手上。
- 臀部呈９０度彎曲，臀部上方腰椎部分前凸，以便支撐腰椎。
- 頭和頸部不要往前傾，避免肩頸酸痛。

223. 擺脫「豆芽」男的頭銜

太太留言

今天，在健康秤上秤了一下，居然瘦了2公斤，看來減肥有成果呀。不過，老公你最近是不是和我一起在減肥呀，怎麼感覺你也瘦了呢。

醫生忠告

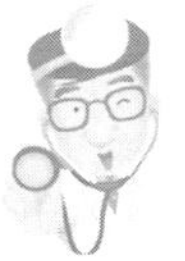

清瘦也是很多男性的煩惱。當然，誰都不希望自己長出大大的啤酒肚，但是「豆芽」般的身材也確實讓人喜歡不起來。

那些體重過輕、身體過瘦的男人，首先要判斷自己是否有疾病潛在的可能。因為很多疾病，如甲狀腺、糖尿病、腎上腺、消化系統疾病等，都會影響體重的增長。另外，觀察自己的情緒是否正常。情緒容易亢奮的人，體內內分泌會加速熱量的消耗，大量的熱量消耗，人自然是胖不起來的。

然後在飲食上要多下功夫。養成良好的飲食習慣，改變挑食和偏食的習慣，保持均衡的營養攝入。多吃碳水化合物、高蛋白食品，在攝入足夠蛋白質的情況下，多進食含脂肪的食物。

運動是少不了的。如果長期不運動，肌肉纖維會相對萎縮，變得薄弱無力，人顯得更瘦弱。運動能夠改善食慾，強壯肌肉、健美體魄。大運動量、短時間、快速爆發力的運動能起到增肥效果。

小提醒

胖瘦除了與遺傳因素有關，還與飲食、生活習慣等諸多因素有關聯。當然，過胖或過瘦都是不正常的，會給身體帶來危害。怎麼樣才能知道自己的體重是否達標呢？方法很簡單，只要套用下面的公式就可以計算。

(身高-１００)×０.９＝標準體重。

當然，體重高於或低於１０％都屬於正常現象。

224. 男人實施減肥計畫

太太留言

還記得李峰嗎？就是那個足球隊長。今天我看見他，簡直不敢認了，人一下胖了一圈。才多少年沒有見呀，怎麼變成這個樣子了。要是當時那些暗戀他的女孩看見，肯定失望透頂。

醫生忠告

大多男性認為「心寬體胖」是無憂無慮的表現。因此，很多男性，即使已經大腹便便，依然胡吃海喝，對日益增加的體重視若無睹。殊不知，肥胖對男性健康的危害要遠遠大於女性。據醫學調查，同等肥胖的男女，男性發生高血壓、糖尿病、心血管病的機率要高於女性。這與男女的生理結構有關，男性的肥胖主要在腹部，這樣導致腹腔積聚的脂肪壓迫內臟器官，致使器官功能發生障礙。

作為有健康意識的男性，應該將自己的體重保持在正常範圍內。如果體重超過標準體重，應該實施減肥計畫。由於男性減肥是控制體重在標準範圍，而不是追求過分的骨感，所以減肥方法也與女性有所不同。一般來說，男性是到了中年才開始發福，這時只要能有節制地控制自己的飲食量，減肥就成功了一半。

對於肥胖較嚴重的人，除了保證飲食的均衡，還應配合適量的運動，以便消化食物的熱量，起到強身健體的作用。另外，也可選擇既能預防肥胖又有健身防病作用的減肥營養食品。

小提醒

午餐後適合做的運動：

- 練習蹲馬步。鍛鍊下肢、腰背肌肉，緩解肌肉緊張。
- 太極推手。鍛鍊上肢肌肉，緩解手臂肌肉緊張，促進胃腸蠕動，有利消化。
- 變速走運動。一種有氧運動，能改善心肺功能，放鬆肌肉。

225. 啤酒肚的解決方法

太太留言

你倒是不胖，但那個肚子和你清瘦的身材也太不相配了。看見你大腹便便的樣子，就想起我以前懷上兒子時的模樣。

醫生忠告

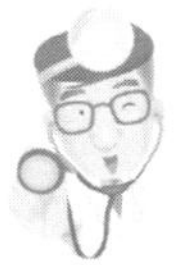

啤酒肚在很多時候被看作是男性成功的標誌。但是營養學家說，啤酒肚是營養過剩造成的，是營養不均衡的表現。挺著啤酒肚的男人，身體體質往往比較差，容易患高血壓、糖尿病、高血脂等疾病。

在很多人眼裡啤酒肚是喝出來的，這種看法比較片面。引起啤酒肚的原因有很多，除了過量飲用啤酒，暴飲暴食、夜生活過度、缺乏運動等不良生活習慣都有可能導致啤酒肚。因此，為了自身的身體健康，男性應該投身到消滅啤酒肚的行動中。

（1）保持良好的睡眠。睡眠不足會影響成長激素的分泌。成長激素缺乏會使體內脂肪組織增加並囤積於腹部。

（2）適當節制飲食。盡量少攝入含高糖、澱粉、動物脂肪等的食物。每餐的飯量保持在七分飽的程度，這樣可促進體內脂肪的消耗。

（3）進行有效的鍛鍊。鍛鍊能達到強健腹部肌肉的作用，多參加體育活動，如跑步、爬山、騎車、游泳、打球等，能有效減少腹部脂肪。如果配合腹部按摩減肥法以及腹部健美操，效果會更明顯。

小提醒

腹部健美操：

⊙雙腿盤坐在地面上，手握一重物置於腦後，然後再將重物舉至頭頂，同時呼氣收腹。慢慢將手臂放鬆，從頭頂放回腦後，同時吸氣，放鬆腹部，反覆做８～１２次。

⊙足踝併緊，平躺在床上，固定住雙腳，雙手伸直在頭頂處，上體用力坐起，手觸及足尖，然後上體緩慢後倒，反覆做10次。

226. 讓壓力在運動中宣洩

太太留言

我給你辦了張健身卡，以後下班，咱們一起去健身吧。

醫生忠告

運動是大腦的一種主動休息方式，也是較好的解壓方法。在運動中能夠增強身體活力，讓疲憊的神經得到徹底放鬆，減少工作帶來的焦慮症狀。經常運動能夠增強心臟功能，改善心肌營養狀況，促進血液循環，提高大腦的工作效率。當運動達到一定量時，身體產生的腓肽效應，能愉悅神經，使人保持良性、平和的心態。

雖然，運動能夠減輕心理壓力，但是卻很少有白領給自己規劃出運動時間。在很多人眼裡，運動需要消耗大量的時間，對於工作忙都忙不完的白領，運動成為奢望。其實，運動可以無處不在，有時間，你可以上健身房，讓專業老師為你指導，或是找個風景優美的地方進行戶外運動。沒有時間，在工作空閒可以做做伸展運動，活動活動筋骨。哪怕是上班時爬爬樓梯，步行幾分鐘也是很好的運動。

運動主要的不是講究形式，而是貴在堅持。只要你每天堅持運動20分鐘，就會發現自己的身體不僅變好了，心理也變得更健康了。

小提醒

長時間坐在辦公室裡操作電腦，容易腰酸背痛、肩頸酸痛。這時選擇簡單、輕鬆的運動可以短時間達到放鬆效果，預防和減輕酸痛症狀。比如，頸部環繞，以頸部為中心慢慢地環繞；手臂伸展，手臂向前伸直；體側伸展，身體向某側彎曲。

227. 穿一身合適的衣服去健身

太太留言

今天買了新的健身服，也給你準備了一套。你每次都是西裝革履地到健身房，一點都不像是要健身的人。

醫生忠告

隨著人們自我保健意識的加強，走進健身房的人也越來越多。但是，健身房內，人們只重視健身項目的選擇，而忽視了給自己準備一身合適的衣服。特別是男士，著裝不規範的大有人在，什麼穿著皮鞋、打著領帶在跑步機上運動，什麼光著腳進行器械練習。

專業人士說，健身著裝雖然可以隨意，但要講究科學性。合適的鞋和衣，對運動有支持和保護作用。而不合適的裝扮，在健身時不僅不能保護相關部位，還可能對人體造成損傷。

健身時的鞋子應選擇合腳且彈性較好的，如選跑步鞋、綜合運動鞋等。在運動時，地面對人體的反作用力透過鞋向上傳導，對踝關節、膝關節、脊柱、大腦及內臟等進行不同程度的衝擊。品質好的鞋，可以緩衝地面的衝擊力，減少人體受傷的可能性。品質差的鞋，對衝擊力的緩衝較小，時間長了，容易造成關節勞損和其他部位的不良反應，如頭暈、噁心等。

健身時的衣服，可選擇有彈性的運動服裝，不可束縛運動動作。做器械運動的男士也可穿緊身彈力背心，配寬鬆的短褲，但不要紮皮帶。推舉杠鈴時要配好護腕、腰板帶，給予身體正確的保護。

小提醒

運動時不宜選擇全棉的衣服。純棉的吸汗性雖然好，但其透氣性差，不易散發吸收的汗液。汗水浸濕衣服，粘附在皮膚上，皮膚難以保溫，就會引發風寒感冒、頭痛等症狀。正確的方法是選擇透氣良好的混紡運動衣，及時擦乾身體的汗液。

228. 不同年齡選擇不同的運動

太太留言

知道你這個年紀適合什麼運動嗎？

醫生忠告

不同年齡層的人，身體素質和體態也有所不同，因此，所選擇的運動方式也應有所不同。

20多歲時，應多做增強力量的訓練，來提高心搏能力、反應能力及柔韌性等。跑步、拳擊等高衝擊有氧運動，不僅能緩解外在壓力，暫時忘卻日常雜務，獲得成就感。同時還能培養自信心、克制力、自律力，發洩不良情緒。

30多歲時，側重鍛鍊柔韌性，提高肌肉的伸展力，加強心臟循環系統及柔韌性。攀岩、滑板運動、溜冰或器械鍛鍊，能加強肌肉彈性，改善人的平衡感、協調感和靈敏度。特別是攀岩，能培養禪定般的專注，建立自信與策略思考力，使工作更遊刃有餘。

40多歲時，要注意保持體形，消除贅肉。這時的運動量不宜過大，最好選擇低衝擊有氧運動，如遠行、爬樓梯、網球等。這些運動能增加體力，加強下半身肌肉的鍛鍊，調整身體各部位的靈敏度與協調度。同時在心理上，還能鬆弛心理緊張，緩解精神壓力。

小提醒

運動強度的建議：

- ⊙每週運動次數應在 3 次以上，且每週的運動次數應相對固定。
- ⊙每次運動時間最好在30分鐘到1小時之間，每次運動時間也應固定。
- ⊙選擇適合的運動強度。一般來說，運動後心率達到最大心率的60%左右是合適的運動強度。

229. 掌握好有氧運動的尺度

太太留言

老公，做運動的時候要掌握好尺度。運動強度不夠，也收不到鍛鍊的效果。

醫生忠告

有氧運動是最健康的運動方式，能夠鍛鍊心肺循環功能，提升體力、耐力和新陳代謝的潛在能力。但是有氧運動必須達到一定的強度，才具有意義。

（1）運動心率接近且不超過「靶心率」。靶心率 ＝ 170－年齡的數值。如果你40歲，靶心率就是170－40＝130（次/分）。如果運動時的心率只有80～90次/分，與靶心率相差太大，就沒有達到有氧運動的鍛鍊標準。

（2）自我感覺是掌握運動量和運動強度的重要指標。如果在運動時，輕度呼吸急促、感到有點心跳、周身微熱、面色微紅、津津小汗，這表明運動適量。如果有明顯的心慌、氣短、心口發熱、頭暈、大汗、疲憊不堪，表明運動超限。如果運動始終保持在「面不改色心不跳」的程度，同時心率距「靶心率」相差甚遠，則說明鍛鍊沒有達到目的。

（3）持續時間不宜太短。對於健康人來說，每次有氧運動時間不應少於20分鐘，可長至1～2小時。每週應進行3～5次有氧運動。

（4）後發症狀也是衡量運動量是否適宜的尺度。正常情況，運動後會出現周身輕度不適、疲倦、肌肉酸痛等感覺，休息後很快會消失。如果症狀明顯，不適感覺在休息一兩天後仍不能消失，表明是無氧運動的後果，下次運動應減量。

小提醒

能量來自細胞內的有氧代謝（氧化反應），就是有氧運動；但若能量來自無氧酵解，就是無氧運動。有氧運動時葡萄糖代謝後生成水和二氧化碳，可以透過呼吸很容易被排出體外，對人體無害。

230. 運動前後的飲食安排

太太留言

今天健身教練說，健身前後也要注意飲食安排。像我們這種下班後去健身的人，最好健身前補充少量點心。

醫生忠告

運動前後的飲食搭配和食物選擇非常重要。什麼時候進食，吃什麼，不僅關係到鍛鍊是否達到預期效果，還關係到身體會不會出現負反應。適當的飲食能提高鍛鍊效果，不當的飲食則會讓你提早疲勞，甚至造成腸胃不適。

鍛鍊時，血流從消化道轉移到訓練的肌肉，肌體儲存的糖元和脂肪也大量分解。原肌體儲存的糖元不足，就會使人感覺疲勞，因此，鍛鍊前少量進食碳水化合物，可以提供必需的糖元應付長時間的鍛鍊，還能防止在運動中感覺饑餓。

訓練後的兩小時，是肌肉細胞的最佳「進食時間」，有助於肌肉的增長及體力恢復。這時除了碳水化合物，還要補充含蛋白質、維生素、礦物質的食物。對於體重超重者來說，訓練後進食還具有減肥效果。鍛鍊能夠增加食物生熱效應，因此，鍛鍊後進食有助於消耗掉更多的熱量。

即使在不鍛鍊的時間，也需要平衡、合理的營養補充。隨意無計畫的飲食，會使鍛鍊效果事倍功半。鍛鍊者還要提倡少量多餐，不僅有助於提供均勻的營養及能量，還能防止因饑餓而導致的暴飲暴食。

小提醒

不同時間段，不同的飲食安排：

- 早上運動，運動前不需進食，可補充充足水分。激烈運動後半個小時才能吃固體食物。
- 下午運動，應在運動前的 3 小時完成午餐。
- 黃昏運動，運動前 1 個半小時吃少量點心。

231. 不做「鬥牛士」

太太留言

兒子今天回來，一身的傷。問他怎麼回事，他說是打籃球時撞的。看見他那狼狽模樣，我想起讀書時候的你。你們男人呀，無論大小都是些「鬥牛士」，非要把自己弄傷才行。

醫生忠告

生命在於運動，運動可以幫助人提升身體素質，增強免疫力，緩解心理壓力。雖然運動可以強筋壯骨，但也要講究方法。運動的強度最好循序漸進，不宜過大。

運動強度大的運動，是很多男性的最愛，因為在他們眼裡這是男子氣概的表現。但是這些劇烈運動，會大量消耗體力，給身體帶來的疲勞感也需要長時間的恢復。同時不僅不能排出壓力，還加重情緒的惡化。另外，過激的運動還會對身體造成傷害，特別是給生殖器官造成損傷，會影響產生精子或射精的能力。因此，足球、籃球、網球、騎馬等運動，並不是鍛鍊身體的好選擇，如果實在很喜歡這類運動，應做好防護措施。

專家認為，低強度的運動對於人體才是最理想的。因為這樣的運動既能鍛鍊肌肉，又不容易給身體造成傷害。在運動解壓的過程中，應從緩和、運動量小的運動開始，讓心情先平靜下來，然後再逐漸過渡到大運動量的運動。運動也不是一定要肌肉疼痛才有效，最好的運動效果是隔天沒有任何特殊感覺，這樣才不會影響正常的工作和生活。

小提醒

運動前應進行必要的身體檢查。患有慢性疾病，如心血管系統疾病、消化系統疾病、呼吸系統疾病的，應在醫生的指導下有選擇性地進行運動。比如，心血管系統疾病患者應多做徒手操、太極拳；消化系統疾病患者應多增加腹肌鍛鍊。

232. 累了，吃塊巧克力

太太留言

今天特地為你買了盒巧克力。不要驚訝了，今天不是情人節，這也不是送給你的愛情信物。只不過，王醫生說疲勞時吃巧克力有助於恢復體力。

醫生忠告

巧克力作為浪漫愛情的化身，深受女性的喜愛。其實，對於男性來說，巧克力也是不錯的健康食品。

當體內的糖消耗到一定量時，就會出現低血糖。低血糖能造成神經中樞的疲勞，使人產生疲憊感。巧克力含有豐富的碳水化合物和乳脂，能短時間產生熱量。同時能保持血糖的穩定，緩解低血糖，使肌肉和肝裡的血糖處於飽和的狀態。當身體獲得足夠的糖分和熱量，就有足夠的能量恢復體力和腦力。

巧克力中的多酚是很強的抗氧化劑，能抑制LDL膽固醇氧化。LDL膽固醇，即「壞膽固醇」是血中的「雜質」，能引起動脈硬化、冠心病和心肌梗塞等疾病。同時多酚還可以延長人體內其他抗氧化劑，如維生素E、維生素C的作用時間，促進血管舒張，降低炎症及血凝塊形成，從而預防心血管病。

巧克力還能緩解情緒低落，使人興奮，幫助你集中注意力、加強記憶力和提高智力。當大腦疲勞或有不良情緒影響時，吃一塊巧克力就能讓你精神煥發、神采奕奕。另外，巧克力有很強的抗氧化活性，能夠在一定程度上延緩衰老。

小提醒

有研究表明，巧克力發出的香味，能催化男性唾液大量產生一種叫A型免疫球蛋白的抗體，使體內抗體明顯增加。並且這一反應只針對男性，女性聞到巧克力的味道，抗體數目沒有顯著的改變。

233. 慢跑可強身健骨

太太留言

今天健身教練說，慢跑最有益身體健康。

醫生忠告

慢跑又稱健身跑，是種慢速度、長距離的有氧運動。經常慢跑的男性，體重較輕，骨骼密度較高。即使每月只跑步一次的男性，也比不跑步的男性骨密度大。

慢跑是種簡單、方便，易掌握的鍛鍊方法，其強身健體的作用也非常明顯。慢跑能提高心肺功能，調節呼吸，增強肌體的攝氧量，加速全身血液循環，促進新陳代謝，預防多種疾病的發生，如冠心病、靜脈血栓、動脈粥樣硬化等。

在繁忙的工作中，抽點時間慢跑，還可以緩解工作壓力、消除腦疲勞，以更好的工作狀態面對繁忙。這是由於在慢跑中吸入大量氧氣，為心臟提供充足的能量，釋放更多的葡萄糖來滿足大腦對能量的需要。大腦缺氧狀況得到改善，疲勞也隨之消失。

小提醒

慢跑必須掌握幾個原則：

⊙持之以恆。每週慢跑至少３次，每次１５～２０分鐘，路程在１～5公里左右。

⊙循序漸進。慢跑的距離和速度由短、慢開始，等到身體適應後再逐漸增加。

⊙跑前準備。跑前先做使身體進入適應慢跑狀態的準備活動，如轉體、伸腿、壓腿等。

⊙自然協調。跑步時呼吸要協調，宜口鼻兼用，原則是：向前跑２～３步一吸氣，再跑２～３步一呼氣。手臂自然擺動，上半身稍前傾，腳落地時要輕。

⊙整理活動。跑步結束後，做放鬆活動，使身體逐步恢復到相對安靜狀態。

234.「游」出好身心

太太留言

天氣開始熱了，找個時間去游泳吧。

醫生忠告

游泳是項有益身心的健康運動。適當地進行游泳鍛鍊，能塑造流暢、優美的體形，還能增強體質，提高協調性，紓緩心理壓力。游泳還不容易造成肌體勞損和損傷，對新陳代謝、體溫調節、心血管系統、呼吸系統、肌肉系統有積極的促進作用。

游泳時，胸腔和腹部受到水的壓力，迫使呼吸肌用更大的力量進行呼吸。經常游泳，就能加深呼吸深度，提高肺活量。這也是為什麼游泳運動員的肺活量可達4000～7000毫升的原因。同時，游泳時要克服水阻力，需要動用較多的能量，從而加快心率，增大心輸出量。長期堅持，心臟體積呈運動性增大，心肌收縮變得有力，安靜心率減慢，脈搏輸出量增加，血管壁增厚，彈性加大，使心血管系統的效率得到提升。

水的溫度一般低於氣溫，水的導熱能力也比空氣強，人在水中的散熱比在空氣中更快。長期處於這樣的溫度變化中，能夠改善體溫調節能力，增強肌體抵禦寒冷，適應環境的能力。體溫調節能力一旦增強，對於因氣溫改變而引起的疾病，如感冒等，也更具免疫能力。特別是冬泳，在這方面的效果更為明顯。另外，游泳時身體平臥，在浮力的作用下，脊柱得到充分伸展，對脊柱病的康復有促進作用。

小提醒

游泳前的準備：

⊙游泳前 1 個小時不要進餐；入水前先清洗身體。

⊙做好充分的身體準備活動，以免在游泳的過程中發生肌肉痙攣；選擇輔助器材，如救生圈、潛水鏡等。

235. 晨練不利健康

太太留言

我又犯了個錯，不該叫你晨練。真想不到，晨練居然有害身體健康。看來，在健康方面不能隨潮流呀。

醫生忠告

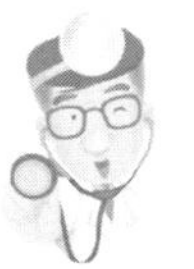

中國有句古話：一年之計在於春，一日之計在於晨。因此，很多人認為晨練是最有利於身體健康的。其實，這並不完全正確。

太陽升起前，樹木光合作用還未開始，空氣中二氧化碳積聚，含氧量較少，空氣並不新鮮。特別是春冬季，半夜容易出現近地面逆溫層，空氣污染物在早晨6點左右最不易擴散，成為空氣污染的高峰期。如果是空腹運動，還會由於血糖過低，在運動中發生危險。

唾液流動能幫助人們抵抗感染。清晨，唾液的流動速率較慢，而緩慢的唾液流動將使人們更容易被病毒感染。另外，清晨身體裡一種叫「可的松」的荷爾蒙激素數值升高，這物質會抑制人的免疫系統，降低人的抗病毒能力。

清晨，人體生理時鐘也處於上升、加快階段，如果這時鍛鍊會促使生理時鐘再加快，導致生理時鐘運轉過快而「錯點」，甚至引發疾病。如，心臟病好發於早晨，就是生理時鐘的過分加速增加了致病的危險。

小提醒

相對於晨練，傍晚鍛鍊是最有利於身體健康的。在這一時段，人體內「可的松」荷爾蒙激素數值最低，唾液流動速度最高，身體對疾病的抵抗能力最強，同時身體適應能力和神經的敏感性也最好。因此，傍晚鍛鍊最符合人體健康要求。

236. 在瑜珈中感悟生命

太太留言

練了兩個月的瑜珈，我不僅柔韌性變好了，心境也變得平和了。

醫生忠告

瑜珈是時下最流行的健身項目，但男性的關注程度沒有女性高。這是因為男性對瑜珈存在誤解，認為這是女性的項目。其實，瑜珈是一項讓身心合一的運動，並非女性的專利。

現代人的生活節奏越來越快，壓力自然也越來越大，常常會讓人透不過氣。如果身心不及時放鬆，就容易出現心理和生理上的病變，如心血管病、高血壓、頸椎病、骨刺等。運動能夠讓人放鬆，但是劇烈運動後，生成的乳酸在身體中滯留下來，會在運動後的幾天裡讓人感到腰酸背痛的。瑜珈最大的好處是重視呼吸的調節，其動作速度紓緩，節奏緩慢，每個動作後都有相應的放鬆術。這樣身體不會因為運動而疲勞，運動後產生的有害物質也能完全排出體外。經常進行瑜珈訓練，可以幫助腦波回歸平靜狀態，促進副交感神經發揮作用。

其實，男性比女性更適合練瑜珈。雖然男性的柔韌度沒有女性好，在剛入門時會遇見困難。但是隨著練習的深入，對力量的要求也越高，男性相對女性能更好的完成動作。

小提醒

瑜珈是項可以終身堅持的運動，它需要的場地小，並且沒有時間、地點的限制，即使是在辦公室的椅子上也能全面鍛鍊身體的每一部分。對於上班族來說，久坐會阻礙血液的暢通，使有害物質不能排出，引起身體病變。而瑜珈的盤腿和很多的拉伸、擠壓動作能促進血液的流通，緩解身體的緊張，對頸椎脊柱問題、腸胃病，血流不暢引起的脫髮等都有調理作用。

237. 秋季養肝要則

太太留言

今天晚上炒南瓜絲，鮮嫩得很，保證你愛吃。

醫生忠告

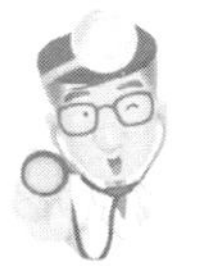

秋天晝夜溫差較大，白天有時還有些燥熱，晚上氣溫轉涼，且相對濕度減弱。空氣乾燥，會加速皮膚、黏膜的水分蒸發，使人感到皮膚乾澀、鼻燥、唇乾、咽部不適等。特別是肝病患者如果不加以注意，很容易受涼感冒或腹瀉，或者使慢性肝病復發。如飲食過鹹或過於辛辣，則易使肝硬化惡化。因此在「秋燥」時節，肝病患者應特別注意自己的飲食。

（1）多飲溫開水、淡茶水，常食綠豆湯、豆漿、牛奶、果茶、稀粥等。

（2）多吃新鮮多汁的蔬菜，如蘿蔔、黃瓜、冬瓜、絲瓜、生菜、莧菜、藕、番茄，以及梨、蘋果、香蕉、柿子、柑橘、葡萄等果品，以潤肺生津、養陰清燥。

（3）適當吃些動物性及菌藻類食物，能祛燥降火。如魚類、蛋類、雞肉、鴨肉、牛肉、海帶、紫菜等。同時，要少吃冷食和大蒜、酒、辣椒等刺激性食物。

（4）對症選食清補、平補之品，如紅棗、蓮子、芡實、淮山藥、百合、南瓜等。

小提醒

梨被稱為「百果之宗」，生吃能清六腑之熱，熟食可滋五臟之陰，是秋令保健品中清淡滋潤佳果。

透過近年對南瓜養生作用的研究，認為嫩南瓜的鮮瓜汁能補氣健胃、消食減肥，還可滋潤皮膚和溶解泌尿系結石，對肥胖、脂肪肝、結石有明顯的食療效果，同時也是防治肝性糖尿病的良藥。

238. 秋天，給嘴唇點關愛

太太留言

看看你的嘴唇，已經乾裂得不行了。給你買了一支潤唇膏，嘴唇發乾的時候，就塗抹一下。

醫生忠告

到了秋天，很多不懂得護唇的男士，嘴唇總是乾乾的，甚至還會起皮。這是由於冷空氣活躍，空氣較為乾燥，含水量較低造成的。而唇部皮膚構造比較脆弱，失去大量水分後，無法及時保住適當的油脂成分，極易受到傷害。

相對於女人，男人的護唇意識比較薄弱。在他們眼裡，護唇是為了美，這是女人的專利。其實護唇不僅是為了美，更重要的是對容易受傷的嘴唇進行保護。男士外出機會較多，嘴唇受到寒風的侵害較嚴重，因此，嘴唇更容易乾裂。

有些男士喜歡用舌頭舔乾燥的嘴唇，以為這樣可以起到滋潤作用，結果是越舔越乾，越舔越裂。因為唾液裡含有澱粉酶等物質，舔在唇上就好像抹了一層糨糊。受到風的刺激，水分蒸發，澱粉酶粘在唇上，使之變得更加乾燥，甚至會乾裂流血，引起感染化膿。

經常喝水才是正確的潤唇之道。另外，選擇一支合適的潤唇膏也是有效的辦法。但應選擇含有天然成分的潤唇膏，因為它不含任何色素，不會對嘴唇護理起到副作用。

小提醒

男士護唇小貼士。

- 清除唇部乾裂的死皮，才能便於唇部充分吸收滋潤的養分。
- 隨身攜帶唇膏，嘴唇乾燥時隨時滋潤。
- 盡量少抽煙，抽煙會造成唇色暗淡、嘴唇發乾。
- 嘴唇乾裂時，吃胡蘿蔔的效果也立竿見影。

239. 天涼，注意胃部保暖

太太留言

少吃生冷食品，小心拉肚子。

醫生忠告

隨著天氣逐漸轉涼，醫學人士提醒人們不要為了風度而忘了溫度。如果保暖工作不當，特別是胃部保暖，有可能會造成腸胃和身體的「雙重受損」。

天氣轉涼後，胃部受寒胃平滑肌容易發生痙攣性收縮，使胃分泌功能和節律蠕動發生紊亂，導致胃部疾患。尤其是身體瘦弱的人，胃部保暖工作更為重要。身體較瘦的人通常胃壁較薄，在氣溫變化的情況下更容易產生痙攣，輕者導致胃痛和消化不良，重者甚至產生嘔吐和腹瀉等狀況。

胃部受涼還會導致「腸易激綜合症」，最明顯的表現就是嚴重腹瀉，導致疲勞和渾身無力，甚至出現脫水狀況。這是因為腸道受涼後不斷抽搐，超出人體腸道正常的蠕動速度，腸道就會將未完全消化的食物直接排出體外。

除了身體的保暖，飲食也應該注意不吃涼的。進入秋季後，要少吃生、涼食物，多吃熟食和暖食。在早上睡醒後不要立即吃水果和喝涼水，避免腸胃受到過度刺激。

小提醒

能夠抗寒的食物：

⊙羊肉：高蛋白、低膽固醇食物，熱量較高，能夠益氣補虛、利腎壯陽。

⊙牛肉：有補脾胃，益氣血，補腎壯陽的功效，體寒畏冷者冬天食用較好。

⊙板栗：含糖量高，且有不少脂肪酶，禦寒效果好。

240. 秋季謹防「水果病」

太太留言

這個時節，正是水果上市的時候。到超市看見品種繁多的水果，還真不知道該買什麼？老公，你想吃什麼水果呀？

醫生忠告

秋季，大量新鮮瓜果蔬菜上市，讓人目不暇接。但是在品嚐美味時，也要注意水果的選擇，以免引起身體不適，導致醫學上所說的「水果病」。

（1）梨：含有豐富的維生素、果膠、糖類、礦物質等營養素，易被人體吸收，能促進食物消化，改善排泄功能。同時還能增加血管彈性，保護肝臟正常工作。但梨屬寒性水果，過量食用會引起腹瀉。

（2）橘子：含有豐富的維生素C和E，能促進消化。但吃過多的橘子，容易引起腹痛、腹瀉。橘子性情溫燥，多吃後容易「上火」，引起口舌生瘡、皮膚膿腫。橘子含有較多的葉紅素，過量食用易引起皮膚上的黃色素沉著，醫學上稱之為「葉紅素皮膚病」。

（3）柿子：含有大量的水分、糖、維生素C、蛋白質等，能有效地補充人體所需的養分和細胞內液。但是柿子性寒，易致虛寒症，體弱多病的人不宜多吃。柿肉含有的單寧，具有較強的收斂作用，食用過量易致口澀、舌麻、大便乾結。另外，空腹或吃蟹後也不宜食用柿子，以免胃壓升高，引起胃脹胃痛，嚴重時還會造成胃結石、胃潰瘍、胃出血、胃穿孔等。

小提醒

秋季是水果的盛產季節，但吃水果拉肚子的病例也比比皆是。因為秋季天氣轉涼，氣溫下降，人體脾胃陽氣不足，吃過多陰寒性的水果、蔬菜，自然會雪上加霜，導致陽氣不振引起腹瀉、腹痛。因此，從保護胃腸及肺臟的目的出發，秋季不要吃太寒涼的食物。

241. 秋季進補緩著走

太太留言

要給你好好補一補，一個夏天你都沒有吃什麼有營養的食物。

醫生忠告

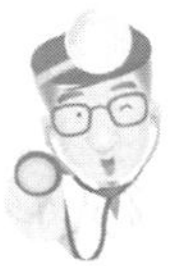

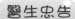

夏天，氣溫高，胃腸功能相對不好。而到了秋天，天氣轉涼，胃腸功能也逐漸好轉。因此，秋季被認為是進補的好時節，能夠補充夏天消耗的熱量，恢復體力。

的確，秋天是最適宜進補的季節，有利於調養生機、去舊更新，達到祛病延年的功效。但是進補前應先調理脾胃。因為在漫長而酷熱的夏季，人們常吃冰凍食品，造成脾胃功能減弱。

如果沒有經過調理，進食大量補藥或補品，勢必加重脾胃的負擔，甚至損害其正常消化功能。進補是個循序漸進的過程，不能一下吃大量難以消化的補品，讓胃腸突然加緊工作。這樣容易造成胃腸功能紊亂，導致營養物質不能被人體所吸收利用，甚至還會引起疾病。

因此，進補前應補食一些既富有營養，又易消化的食物，調理脾胃功能。魚、各種動物瘦肉、禽蛋，以及山藥、紅棗、蓮藕等是不錯的調養食物。調整期的藥補可選用藥食兼優的菱角、板栗等，其含有碳水化合物、蛋白質及多種維生素，具有補中益氣、開胃止渴、固腎養精等功效。

小提醒

很多人容易走進這樣一個進補誤區：滋養品越高檔越好。其實，每個人的身體狀況不同，需要的補品也不相同。每種進補品都有一定的對象和適應症，選擇時應以實用有效為滋補原則。像人參、燕窩等高檔的滋補品並非對每個人都適合，最好在醫生的指導下服用。

242. 秋感，多喝蜂蜜水

太太留言

喝點蜂蜜水，能夠預防秋感。

醫生忠告

秋季到了，天氣變化大，時熱時涼，稍不留神就容易傷風感冒。雖然感冒是常見的小病，但是身體的異常反應會給日常的生活和工作帶來不便。而在秋季多喝蜂蜜水，對傷風感冒有很好的預防作用。

蜂蜜是一種天然的營養品，不僅口感好，還含有豐富的維生素、礦物質，為人體新陳代謝提供必需的營養素。同時蜂蜜還含有多種生物活性物質，能夠加強人的免疫力，增強中性白細胞和巨噬細胞吞噬作用的活性。葡萄糖及果糖等營養成分，也能提升肌體對外界病原體的抵抗能力。蜂蜜對人體不僅有滋補作用，還具有良好的殺菌及解毒效果，有助於排出體內毒素。

只要每天堅持喝60克左右的蜂蜜，在溫度變化大的季節也不必害怕感冒的侵擾。除了能提升抵抗感冒病毒的能力，蜂蜜治療呼吸道不適及鼻炎也有較佳的效果。蜂蜜除了單獨飲用外，也可與薑汁、大蒜、白菊花等混合飲用，其治療效果更為明顯。

小提醒

如何正確貯存蜂蜜？

- 貯存蜂蜜應用玻璃瓶、瓷缸等容器，不能用無食品塗料的金屬容器和塑膠桶。
- 蜂蜜具有吸水性和吸異味的特性，在貯存蜂蜜時，應避免蜂蜜吸水發酵以及串味。
- 蜂蜜要貯存在乾燥、通風、陰涼、無直射陽光的地方。

243. 花粉飄香，莫把鼻炎當感冒

太太留言

小雯今天推銷她家的盆栽，人手一盆，好了，現在不用隔三差五去買花了。

醫生忠告

春秋兩季是過敏性鼻炎的多發季節，花粉漂浮在空氣中，被過敏體質者吸入鼻腔後，會使鼻腔黏膜過敏、水腫，導致鼻塞、流涕、打噴嚏等症狀，與感冒初期的症狀十分相似，以致不少人憑經驗認為自己患了感冒。

鑒別感冒與過敏性鼻炎的方法其實很簡單。一是從症狀上區分，普通感冒前幾天會流清水鼻涕，逐漸轉為膿鼻涕，而過敏性鼻炎會有大量的清水鼻涕，並伴打噴嚏、流眼淚、鼻癢，甚至眼癢，出現結膜炎的症狀。二是從病程上區分，感冒一般一周左右即可康復，主要以消炎抗病毒來治療，而過敏性鼻炎有明顯的季節性和過敏原，吃消炎藥沒有效果，有的長年不好。

治療過敏性鼻炎，關鍵在於去除過敏原，常見的有花粉、粉塵、蟎蟲、羽毛、黴菌、冷空氣及化學物質等。易發的過敏性鼻炎多為對花粉過敏。已知過敏原者，應盡量避免接觸，另外使用一些抗過敏藥物。

小提醒

過敏性鼻炎的誘因可分為三大類：

⊙吸入的：室外二氧化硫、汽車尾氣；室內蟎蟲、甲醛、屋塵、黴菌、花粉、動物毛屑，以及蟑螂等排泄物。

⊙吃進的：蝦蟹、肉類、魚類、穀物、奶及乳製品、水果（鳳梨、蘋果、香蕉等）。

⊙接觸的：乳膠類製品、某些特殊植物等。

244. 秋天鼻炎患者別太久晨練

太太留言

秋高氣爽，讓人的心情也開闊起來，不過早晚溫差大，要注意加減衣服，防範感冒傷風。

醫生忠告

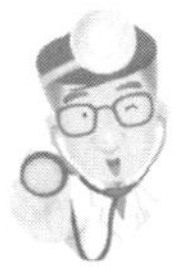

過敏性鼻炎分為常年性和季節性兩種，如今較為多見的是季節性鼻炎。季節性鼻炎又稱花粉症，多發生在春秋兩季，且以秋季為多。

秋天之所以過敏性鼻炎多發，主要是因為秋高氣爽，空氣中漂浮著大量植物的花粉。加上秋季比較乾燥，鼻腔容易受到外來刺激物的影響。因為其症狀主要是流鼻涕、打噴嚏，所以許多患者誤以為是感冒，隨便吃些感冒藥或者抗生素。這樣不僅達不到治療的目的，長此以往還會對藥物產生耐藥性。因此，在秋季若長時間出現流鼻涕、打噴嚏的情況，最好去醫院檢查一下。

入秋後，過敏性鼻炎患者應怎樣加強對鼻子的保護呢？

⊙隨時保持鼻腔清潔。

⊙晨練別太久，尤其是早晨5～10點，是花粉擴散的高峰時間，不要在戶外久待。

⊙外出回家後及時淋浴，有助於去除身體上的過敏原。

⊙保持室內空氣的濕度，或是使用空氣過濾器，以免讓鼻子太乾燥。

小提醒

預防鼻炎，從習慣做起：

⊙空調不要一直開著，確保居室經常開窗通風，保持空氣流通與乾燥。

⊙定期打掃衛生，常用吸塵器吸塵。

⊙經常翻曬並清洗床單、枕頭等臥具；將寵物的毛髮洗乾淨。

⊙在春季、夏秋季的播粉期，盡量減少外出。

245. 鼻藥使用不當會引起鼻炎

太太留言

是藥三分毒，一些滴液也是如此，所以還是做好預防工作最重要。

醫生忠告

鼻炎是十分常見的五官科疾病，然而由藥物引起的鼻炎卻很少有人知道，這常是由於濫用滴鼻藥所引起的。

常用的滴鼻藥多為血管收縮劑，分為三類：一是環胺類，如麻黃素；二是鏈胺類，如氟拉明；三是咪唑類，如滴鼻淨。濫用、久用上述藥物，尤其是第三類，藥物作用於鼻黏膜皮下毛細血管及微小動脈、靜脈，會使其產生收縮。如果收縮嚴重而持續，可使血管壁缺氧，引起繼發性鼻血管擴張。而且，鼻黏膜對藥物越來越不敏感，需要增加用量和使用次數，這種惡性循環會引起更嚴重的鼻塞，使鼻黏膜嚴重受損。

有些病患屢治不癒，以為是自己的鼻炎比較頑固，而根本沒想到是用藥不當所致。藥物性鼻炎的併發症有萎縮性鼻炎、鼻息肉、鼻竇炎、中耳炎等。此外，還有可能引起高血壓、蛛網膜下腔出血、顱內小動脈破裂、腦血管痙攣、精神障礙及中毒反應等。因此，一定要引起重視。

小提醒

在北美及歐洲國家，醫學工作者開始用奈米銀技術來取代傳統的抗生素治療。目前，奈米銀已成為鼻炎、咽炎等呼吸疾病的重要用藥。抗生素在殺有害菌的同時也殺有益菌，破壞人體的內部平衡。而奈米銀不但可以殺滅有害菌，而且可以修復受損的黏膜，使受損細胞迅速還原。較強的抗菌能力和一定的安全性，將使奈米銀技術產品成為治療鼻炎的主流。

246. 揉搓穴位治療鼻炎

太太留言

上次發給你的那些按摩方法看了嗎？為此我可花了不少心思哦，你一定要好好讀讀，很管用的。

醫生忠告

慢性鼻炎患者經常流鼻涕、打噴嚏，從一定程度上影響了工作和生活。堅持揉搓有關穴位，不僅可逐漸消除慢性鼻炎症狀，而且還能預防傷風感冒。方法如下：

（1）用雙手食指的外側來回地搓鼻樑兩側，共搓200下，直至鼻樑有發熱的感覺。

（2）用雙食指尖揉動鼻孔兩側的「迎香」穴位（鼻翼根部正側方的小凹陷處），共揉動200下。

（3）用左手的大拇指和食指上下揉動右手的「合谷」穴位（拇指與食指分叉的凹陷處）200下，再換手做同樣的動作200下。

需要注意的是，這種揉搓穴位的方法需要堅持不懈，即便鼻炎被治癒，也不要就此停止，以防止復發，而且還不易傷風感冒。揉搓的手法要較重，以能忍受為宜。

小提醒

蒼耳子，其味辛苦、性溫，具有發汗、散風濕、通鼻竅的作用，可作為祛除慢性鼻炎的良方。方法為：備蒼耳子４０餘粒，捶破，用文火煎炸。待炸枯時，用筷子夾出，然後把鍋內的油盛到碗中。待油冷卻後，裝入玻璃瓶備用。使用時，用消毒棉浸少許油，每晚睡前塞於鼻腔內，每天１次，１週即可見效。為防止夜間呼吸困難，可輪流塞兩鼻腔。

247. 巧洗鼻子，防治感冒

太太留言

我們往往只想著靠衣服來保暖，現在才知道要預防感冒，鼻子的溫度也很重要。看來應該加強一下鼻部保健。

醫生忠告

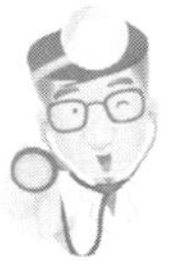

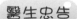

鼻子是重要的呼吸器官，人們之所以易患感冒，與鼻腔溫度下降有很大的關係。當鼻腔黏膜溫度下降到32℃左右時，局部血液循環便明顯遲滯，免疫細胞的吞噬能力也相應減弱，給了各種病毒可乘之機。那麼，怎樣加強鼻部保健呢？

首先，應堅持鼻部按摩，促進血液循環。先用食指和拇指按揉鼻翼兩側的迎香穴20～30次，再將兩手掌摩擦發熱，輕輕按摩鼻尖、鼻翼，順時針逆時針方向各10次。這樣可以大大增強抗病和耐寒能力，並可治療感冒、鼻塞不通。

其次，堅持每天早晚用冷水浴鼻。鼻孔內有許多病毒和細菌，冷水洗鼻在清除污垢和病菌的同時，也可以讓鼻孔內經常接受冷水刺激，增強對外界寒冷空氣的適應性。

另據測定，在相同的外界條件下，精神緊張的人鼻腔血管收縮，血流減少，溫度下降明顯。所以應避免過度緊張，調節好鼻內的「小氣候」。鼻腔內應保持溫暖濕潤，濕度不應低於60％。同時要克服挖鼻孔、拔或剪鼻毛等壞習慣，以免影響鼻功能，引起鼻腔內化膿性感染及其他疾病。

小提醒

薑能行氣活血，當遇到常見的風寒型感冒，乍冷乍熱，食慾不振時，來一杯「勁薑」可樂，確可暖胃祛風寒。另外，用陳皮加醋煲粥，對病毒入胃者，亦即「胃腸型感冒」特別適宜。

248.「九常」防秋冬感冒

太太留言

天涼了，熬了一碗薑絲茶，要記得喝。

醫生忠告

秋冬交替時節，天氣變化異常，稍不注意感冒就會乘虛而入，頭痛發熱、咽喉腫痛、鼻塞流涕等症狀相繼而至。如不及時治療，還可能繼發肺炎、心肌炎等嚴重的疾病。因此在日常生活中，就要做好感冒的防範工作。

（1）水常洗。早晨起床後用冷水洗臉；平時常洗手，可洗去手上的感冒病毒；晚上用熱水洗腳。

（2）口常漱。每天早晚用淡鹽水漱口，可殺死口腔裡的細菌。

（3）腿常走。早晨到室外去散散步，週末去爬爬山，也可以打太極拳或做操。

（4）手常搓。兩手伸開，雙掌相搓30次。

（5）窗常開。晨起後記得開窗通風。

（6）穴常按。將兩手食指按上星穴（頭正中線，入前髮際1寸），再用小指掌關節按風府穴（頭正中線，後髮際上1寸），感到酸麻脹為止。

（7）氣常呼。集中精力，端正身體，兩腳與肩同寬，兩臂伸直做深呼吸10次，不可憋氣。

（8）室常薰。每天早晚用食醋在房內薰一下，每次15分鐘以上。

（9）風常防。如遇出汗，切不可立即脫衣服摘帽以免受涼。

小提醒

飲品可防秋冬感冒：

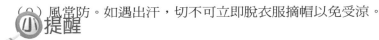

⊙蔥白飲：將１００克大蔥白切碎，煎湯，趁熱飲用。

⊙蘿蔔飲：蘿蔔適量，切片煎湯，放入少許食醋。

⊙橘皮飲：鮮橘皮５０克，糖適量，開水沖泡，代茶飲用。

249. 冬季，警惕胃腸性感冒

太太留言

每次流感肆虐的季節，我們好像總是難逃「一劫」，今冬我們就努力一下，將抗擊流感進行到底。

醫生忠告

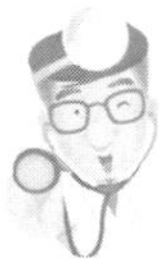

有些患者感染流感病毒後，發燒和呼吸道症狀輕微，卻出現了明顯的腹瀉、食慾不振、噁心、嘔吐的症狀，這即是「胃腸性流感」。它多見於消化道功能較弱的老人和孩子。由於這種流感也可造成流行，甚至引起集體發病，所以常被誤診為急性胃腸炎或食物中毒。

雖說胃腸性流感主要表現為腹瀉、嘔吐等消化道症狀，但其傳播途徑和其他流感一樣，也是從呼吸道感染。如果你胃腸功能較弱，流感病毒也會乘虛而入，鑽進消化道，引起消化道黏膜反應，出現明顯的胃腸道症狀。因此，要預防胃腸性流感，除了護住你的鼻子外，胃腸道功能的保護也不可忽視。

胃腸性流感患者應特別注意飲食調節，吃一些清淡的、易消化的半流食，如粥、麵湯等。要少食多餐，根據胃腸道的能力逐漸增加進食量。腹瀉、嘔吐嚴重時可暫時禁食，一旦出現脫水，應立即到醫院進行口服或靜脈補液治療。需要提醒的是，這種類型的流感病人服用抗生素是無效的，反而會對胃腸道造成刺激，加重病情。

小提醒

「勤洗手、早睡覺、多吃蔬菜，避免流感上身」，這是我們常聽到的忠告。然而這些最簡單的生活習慣，恰恰也是最容易被忽視和遺忘的。如何在流感季節保護自己？美國新澤西醫科大學校長邁克爾· 加拉格給出的建議是：「用健康的方式來照顧自己。那些超時工作，沒有得到適當休息，飲食不夠營養的人最容易被流感擊倒。」

250. 抗擊流感「保衛戰」

太太留言

新聞中說了，這幾天流感有蔓延趨勢，你要盡量少去外面吃東西。

醫生忠告

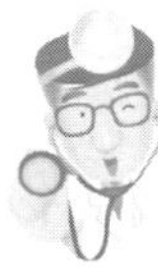

流感是由流感病毒引起的急性呼吸道傳染病，每年秋天到次年的春天是它的多發季節。流感看似普通，但由於其快速流行及所引起的各種併發症，屢屢造成嚴重後果。

那麼，流感與普通感冒有什麼區別呢？首先，流感是由流感病毒引起，這種病毒容易變異，而感冒的病原則多達200種以上，主要是鼻病毒和支原體等。其次，流感患者常出現高熱（38.5℃以上）、寒戰、肌痛、疲勞等症狀，可伴胃腸不適。病程一般至少持續1週左右，且傳染期可持續更長時間。普通感冒症狀輕微，傳染性也不像流感那麼強。而且，流感還可引起各種嚴重的併發症，如支氣管炎、病毒性或細菌性肺炎、心肌炎等。

由於流感是病毒性傳染病，沒有特效的治療手段，因此更應重視與預防：

（1）均衡飲食，適量運動，充足休息，避免過度疲勞。

（2）勤洗手。使用肥皂或洗手乳並用流水洗手，擦手用乾淨毛巾。雙手接觸呼吸道分泌物後（如打噴嚏後）應立即洗手。

（3）咳嗽或打噴嚏時應用手帕或紙巾掩住口鼻，避免傳播病毒。

（4）每天開窗通風數次，保持室內空氣新鮮。

（5）流感高發期，盡量不到人多擁擠、空氣污濁的場所。若必須去，最好戴上口罩。

（6）在流感流行季節前接種流感疫苗，給身體的系統打上「補丁」，最大限度地防範病毒的攻擊（過敏體質和有嚴重疾病的人不宜）。

251. 感冒的「二宜」與「五忌」

太太留言

感冒了，工作就不要再那麼拼命了，多休息，多喝開水。

醫生忠告

如果患上感冒，就不能再隨心所欲、粗枝大葉，而應注意一些生活細節。

（1）宜多喝開水。補足水分能稀釋血液中的毒素，加速代謝物的排泄，從而減輕感冒症狀，縮短病程。

（2）宜好好休息。減少消耗，保持體力，才能增強肌體的抵抗力以利康復。保證充足的睡眠，能穩定下丘腦等神經內分泌器官的功能，提高肌體的免疫力。

（3）忌多吃「葷」。感冒發熱讓胃腸蠕動減慢，消化液分泌減少。此時高蛋白、高脂肪食物會使食慾減退，甚至引起消化不良，應選擇蔬菜、粥等清淡易消化的食物。

（4）忌洗澡。治感冒需發汗退熱，但如果一出汗就趕快洗澡，易導致洗澡時再次受寒，使病情加重。所以應用毛巾擦乾汗漬。

（5）忌勞累。不要試圖以劇烈的運動或體力勞動來出汗治感冒，這只會增加肌體消耗，降低抵抗力，加重病情。

（6）忌煙酒。煙酒會刺激呼吸道黏膜，擴張血管，使鼻塞、流涕、咳嗽等症狀加重。

（7）忌亂服藥。感冒有風寒、風熱、表虛、表實之分，治療時應對症下藥才會有效。

小提醒

有的人患感冒或上呼吸道感染疾病，經醫治後仍纏綿不斷，除自身抵抗力差的原因外，還可能與其使用的牙刷有關。牙刷經常潮濕，而刷毛的間隙又是細菌、病毒居留及滋生的溫床。若刷牙時造成損傷，它們就會溜進血液，導致感染。

252. 感冒了，吃什麼好？

太太留言

叫你好好休息，又沒聽進去，身體才是打拼的本錢嘛，還有那留得青山在，不怕什麼什麼的。這兩天就不要去外面吃飯了，我給你熬粥。

醫生忠告

調整好飲食結構，巧用某些飲食調整肌體的生理變化，是防治感冒的一條簡便、安全的有效途徑。

（1）吃蔬果。蔬果屬於鹼性食物，攝食後不利於病毒等微生物的繁殖。許多蔬菜水果如蘿蔔、蘑菇、梨、奇異果、柑橘等，能提升人體的免疫力，對預防感冒很有好處。

（2）吃軟食。感冒病人宜食稀軟的食物，例如粥、藕粉、麵條等，並視病情來選食。風寒型患者宜多吃發汗散熱的食品，如蔥、薑、辣椒、大蒜等；風熱型患者宜多吃能散風熱、清熱的食品，如白菜、蘿蔔、綠豆等。

（3）喝雞湯。在歐美一些國家，人們患上感冒後喜歡馬上宰隻雞來煨湯喝。醫學家和營養學家研究發現，雞肉、雞湯中含有人體所需的多種氨基酸，能增強人體對感冒病毒的抵抗力。在感冒初期，喝些雞湯可以有效消除呼吸道中的病毒，使呼吸道恢復正常，促進痊癒。

小提醒

⊙豆腐蔥白湯：豆腐２００克，淡豆豉１５克，蔥白１５克。把豆腐切成小塊放入鍋中略煎，加入淡豆豉與適量水，煮沸後１０分鐘，再加入蔥白煮沸，趁熱服用。這款湯有助於發散風熱，緩解鼻塞、咽痛。

⊙生薑紅糖湯：生薑５克，紅糖３０克。將生薑切片，加適量水煎煮２０分鐘，再加入紅糖煮１０分鐘即可。具有解表、暖胃、散寒的功效，適用於風寒感冒、口淡、周身酸痛、打噴嚏等症狀。

253. 調整好你的情緒

太太留言

這麼大的人了，應該懂得控制自己的情緒。你不要每次和兒子說話都那麼兇神惡煞的，你這樣只會起副作用。

醫生忠告

情緒是意念的衝動，是生活和工作的各種感受。但人生不可能一帆風順，當我們在生活和工作中遇見不如意時，就會產生很多負面反應。如果不善於管理好這些情緒，會引起心理不適，甚至引發心理疾病。

生氣是人天生的情緒本能，它會改變我們的生理活動，如心跳、血壓、呼吸、內分泌等。適當的生氣可以幫助我們在適當的情境下產生必要的行動反應。但是我們應該懂得控制情緒，成為情緒的主人，而不是它的奴隸。

（1）肯定自己。憤怒情緒和自我價值觀有密切的關係。一般來說，越不敢肯定自己的人，越容易受到他人的傷害。只要我們能肯定自己的價值，發現自己身上的優點，才不會被別人的意見所左右。

（2）表達情緒。這是種比較自我肯定的情緒傳遞方式。在面對壓力、挫折時，心平氣和地表達自己的情緒，即能化解心中的抑鬱，又不會傷害他人。

（3）自我安撫。在遇見讓自己憤怒的事情時，應先轉換角度去思考。任何事情都沒有絕對的壞和好，從不同的角度看有不同的感受。你盡量站在好的出發點看事情，心情自然會愉悅。

小提醒

調整情緒也是管理者必修的課程。特別是在批評員工時，應充分考慮員工的個人感受。如果方法不當，會使員工產生挫折感，造成心理失衡。雖然員工不會明顯表達自己的不滿，但是很有可能潛意識用消極工作的態度，發洩自己的情緒。

254. 壞脾氣引來中風

太太留言

幹嗎像吃了火藥一樣。你知不知道你發脾氣的模樣真的好嚇人喲！

醫生忠告

據美國醫學調查顯示，脾氣急躁者、A型性格者患中風的可能性要比一般人高3.5倍。人在情緒波動時，肌體會發生相應的生理變化。如激動時，心跳加速，血壓上升；悲傷時，淚腺分泌增加引起流淚；抑鬱時，胃蠕動減慢，胃液分泌減少，引起食慾不振。

當人的情緒不穩定時，會導致神經、循環、免疫系統的紊亂，引起交感神經系統的過度興奮，造成血脂升高。特別是高血壓、腦動脈硬化的患者，在情緒激動的時候，血壓一升高，就容易造成血管破裂或堵塞，阻礙腦血液循環，形成腦組織缺血、水腫等病理改變，從而導致中風症狀。

中風嚴重危害身體健康及生命，即使經過積極搶救而倖存的人，也會出現不同程度的後遺症，如半身不遂、講話困難等。要降低中風的發生率，最好的辦法是以預防為主。在日常生活中要保持良好的生活習慣和態度。應對突發事件時，要保持平和的心態，控制好自己的情緒，多做深呼吸。

小提醒

吸煙也是誘發中風的危險因素。據調查顯示：吸煙者的腦中風發病率與不吸煙者比較，男性高1.3倍，女性高兩倍。這是因為香煙中含有的尼古丁和一氧化碳等有害物質能夠破壞血管，引起動脈硬化和血管狹窄，使血液不能在腦內順利流通，增加中風的發生機率。

255. 中青年也要警惕腦中風

太太留言

現在喜歡找上「白領」的病還真不少，讓人有點擔心了。

醫生忠告

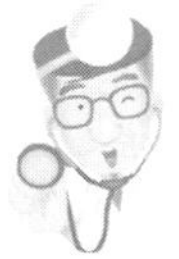

以往好發於老年人的腦血管病，如今也開始盯上了年輕人，尤其是中青年白領。因此，白領人士也應提高警惕，積極預防「腦中風」等腦血管疾病。

調查顯示，因為工作節奏較快、應酬頻繁以及飲食結構不合理等因素，三四十歲的中青年發生腦中風等腦血管病的病例正逐年增多。另外，這類人群中高血壓、糖尿病、高血脂及肥胖的發生率不斷上升，極易出現腦動脈粥樣硬化等腦血管病變，導致腦中風。

如果出現下述症狀，應立即到醫院檢查，監測腦血管病變情況，並積極加以預防。

⊙頭暈、頭痛；身體一側或雙側的上肢、下肢，或面部出現無力、麻木或癱瘓。

⊙單眼或雙眼突發視物模糊，或視力下降。

⊙頭暈目眩、失去平衡，或步態不穩、意外摔倒。

怎樣進行早期干預呢？除了積極防治高血壓、糖尿病、心臟疾病、高血脂等疾病外，還可採取在狹窄的腦血管內放置支架等方法。

小提醒

從醫學觀點來看，少量飲低度酒（每天５０克）對於心腦血液循環是很有利的，但對高血壓患者來說就另當別論。酒可加重血脂水準及動脈粥樣硬化，使腦血管彈性減弱，給腦中風埋下隱患。一旦大量飲酒，可使心跳加快、血管收縮，原已較高的血壓又驟然上升，極易導致腦血管破裂出血。

256. 預防中風的餐桌主張

太太留言

今天改喝紅茶了，在茶几上。

醫生忠告

腦中風可分為出血性腦中風和缺血性腦中風，前者主要由高血壓引起，而後者則多因糖尿病、腦動脈硬化、高黏血症等而引起。研究證實，一些食物具有降低血壓、軟化血管等功效，多攝入可預防腦中風的發生。

（1）高鉀食物。高鉀食物能調整細胞內鈉和鉀的比例，減少體內鈉水瀦留，降低血容量，從而降低血壓，防止出血性腦中風。富含高鉀的食物有菠菜、番茄、大蔥、青蒜，以及香蕉、甜瓜、柑橘等。

（2）富含類黃酮與番茄紅素食物。類黃酮與番茄紅素能捕捉氧自由基，阻礙「壞」膽固醇（即低密度脂蛋白）氧化，防止血管狹窄和血凝塊堵塞腦血管。富含類黃酮與番茄紅素的食物有胡蘿蔔、番茄、香菜、南瓜、洋蔥、辣椒，以及草莓、蘋果、西瓜、紅葡萄、柿子、甜杏等。

（3）優質蛋白食物。攝入蛋白質不足或品質欠佳，會使血管脆性增加，易導致顱內微動脈瘤破裂出血。多吃富含優質蛋白的食物，如魚類、雞鴨肉、兔肉、鴿肉等，不僅有助於維持血管彈性和改善大腦血流，還能促進鈉鹽的排泄，防止中風。

小提醒

⊙橙汁：每天最少喝半杯含有維生素C的果汁，例如橙汁，能減少中風的危險。你還可以擠一些檸檬汁或酸橙汁在沙拉或蔬菜上，都可以增加飲食中額外的維生素C。

⊙紅茶：含有可阻止膽固醇沉積於動脈血管壁的成分。最新研究發現，紅茶還可改善心臟血管內壁的狀況，從而減少血栓形成和血管壁炎症的機率，並有助於預防心肌梗塞和中風。

257. 常吃馬鈴薯，預防中風

太太留言

在一同事的極力推薦下，一向不愛吃馬鈴薯的我也大有改觀了。今晚的主打菜：紅燒馬鈴薯。

醫生忠告

馬鈴薯含鉀豐富，鉀在人體中主要分佈在細胞內，起著維持細胞內滲透壓的作用。同時它還參與能量代謝過程，維持神經肌肉正常的興奮性，並調節心腦血管的正常舒縮功能，對抗動脈硬化、防止心腦血管疾病有顯著功效。身體缺鉀，容易造成精神緊張，而過度的精神緊張易導致腦血管破裂。因此不少藥理學家認為，每天吃一個馬鈴薯，可大大減少中風的危險。

另外，馬鈴薯中還含有降血壓成分，即類似轉換酶的物質，這種物質能阻斷血管緊張素Ｉ轉化為緊張素II。而血管緊張素II具有血管活性作用，它的水準下降，有利於周圍血管舒張，血壓下降。

馬鈴薯中的粗纖維還能起到潤腸通便的作用。當便秘者用力憋氣解便時，血壓會突然升高，這也是誘發中風的一個重要因素。因此，多吃點馬鈴薯，對預防中風有著積極意義。

小提醒

巧克力讓人吃起來陶醉，而且還能預防心血管疾病呢！它含有一種被稱為黃酮素的多酚元素，這種天然成分會使食物顏色加深，而且對抗氧化非常有效。１杯熱巧克力含有兩茶匙(大約７.３克)可可，其中就含有約１４５毫克的多酚抗氧化成分。

巧克力多酚能將血液中的血小板活動減少６小時。血小板雖是血紅細胞中最小的成分，但活躍起來時卻能相互凝聚，阻止流血。科學家認為過度活躍的血小板會增加血液的凝固，造成心臟病或中風。

258. 梳頭10分鐘，預防腦中風

太太留言

這兩天聽你叫嚷著頭痛，不妨多梳梳頭，健腦又健身。

醫生忠告

俗話說：「梳頭10分鐘，預防腦中風。」梳頭，不僅是美容的需要，而且對大腦保健很有益處。

當梳具刺激頭部經絡及內臟相對應頭表的全息穴位時，操作時產生的生物資訊，透過經絡與全息的傳感關係作用於頭部，使頭部毛孔張開、排泄。這樣可疏通經絡，祛淤充氧，調理臟器，使肌體的抗病能力提高。另外，梳頭還有神經反射作用，能改善血液循環，促進組織細胞的新陳代謝。

要想獲取較好的理療作用，梳頭時要有耐心，反覆進行，直至頭皮產生微熱為止。一般來講，要達到保健的作用，每次梳理的時間應在10分鐘左右，早晚各1次。梳具最好選用玉質、牛角或木質的，而不是塑膠製品。其中又以玉梳和角梳最為理想，因為它含有豐富的礦物質和微量元素，對人體的健康大有助益。

小提醒

資料表明，近７０％的腦出血患者發生在右腦半球。這是因為我們習慣於使用右手，使大腦左半球得到充分鍛鍊，而右半球腦血管卻變得脆弱。由此可知，活動雙手具有預防中風的作用。

常用右手的人要多鍛鍊左手，愛用左手的人則應鍛鍊右手。可選擇練書法、繪畫、雕刻、做手工藝品、彈琴或玩健身球等。同時，應注意鍛鍊手的皮膚敏感性和指關節的柔韌性，可雙手交替伸進冷、熱水中，也可用毛刷輕輕叩擊手掌和指甲。經常伸屈手指，閉上眼睛摸按鈕及做握力運動等。

259. 梳頭的三大注意

太太留言

今天，買了兩把桃木梳子回來。據說能夠防止靜電，很適合在秋天使用。我放了一把在你的公事包裡，以後工作疲勞的時候，還是多梳梳頭。

醫生忠告

梳頭，在很多人眼裡是極其簡單的事情，沒有人把它當作一門學問。但梳頭並不是胡亂梳理就可以的，梳頭的力度，梳子的選擇都非常重要。

（1）梳子的選擇。選梳子首先是看質地，塑膠梳子容易產生靜電，不宜選用。木梳、牛角梳及玉梳對頭髮和身體有保健作用，是不錯的選擇。梳子齒縫的選擇也很重要。梳子齒太稀，不能將頭髮理順；過密，梳理很費勁容易扯斷頭髮。最好是準備兩把梳子，先用齒稀的梳子將頭髮大致理順，再用齒密的梳子進一步梳理。

（2）梳子的清潔。梳子應該經常清洗，污垢在梳子裡停留過久，會發生化學變化，容易引起頭皮病變。清洗梳子時，先在肥皂水裡浸泡10分鐘，然後用舊牙刷擦洗，再用清水沖洗。如果發現梳齒彎曲不直，應當及時更換。

（3）梳頭的力度。梳頭的力度要均勻，不宜硬拉，以免損傷毛囊，刺傷頭皮，使毛髮折斷、脫落。乾性頭髮，梳理時可多用力；油性頭髮，用力越少越好，以免刺激皮脂腺增加分泌。在梳頭時，身體向前屈或向後仰，更有利於血液循環。

小提醒

梳頭時應讓污垢遠離頭部。如果只用梳子梳，並不能梳掉頭髮上的污垢，只是讓污垢轉移了地方，而沒有離開頭部。所以，梳理的過程中，應隨時把梳齒插進尼龍絲襪裡，清除污垢，然後再繼續梳理。這樣即梳掉了污垢，也保持了梳子的清潔。

260. 祛除惱人的「雪花片」

太太留言

這兩天，我的頭髮上居然有了頭皮屑。看見這些惱人的「雪花片」，拍了一層又一層，真是倒胃口。

醫生忠告

拍掉一層又落一層的「雪花片」，在任何時候都煞風景。特別是對於注重自己形象的白領來說，頭皮屑會使你的精心打扮大打折扣。

正常的頭皮新陳代謝週期是21～28天。如果頭皮新陳代謝不正常加速，就會導致大量尚未完全形化的角質細胞成片脫落，形成不透明且肉眼可見的頭皮屑。影響頭皮新陳代謝的原因很多，有病理引起的，如因細菌感染導致的頭皮發炎；有生理引起的，如情緒緊張、內分泌失調等原因加速皮脂分泌；有環境引起的，如氣候乾燥造成頭皮角質發乾形成乾性頭皮屑；有不良習慣引起的，如不規則作息習慣及煙酒、咖啡、麻辣等食物的刺激，導致頭皮新陳代謝加快。

瞭解頭皮屑生成原因後，只要配合適當的保養，就能預防頭皮屑問題。平時注意頭皮的清潔衛生，選用具有療效的洗髮產品洗頭，並配合適當的按摩促進頭皮血液循環。調整飲食，平時多吃含鹼性的食物，如海帶、紫菜等；多吃有潤髮作用的食物，如水果、牛奶等；多吃清熱去毒的食物；少吃刺激及煎炸的食物。另外，充足的睡眠、愉快的心情、頻繁的運動，能調節新陳代謝速度，保持頭皮健康。

小提醒

祛除頭皮屑的食療方法：

⊙菠菜粥：菠菜能養血潤燥，而白米健脾益氣，兩者合用則具有潤燥解毒的功效，適用於血虛風燥型服用。

⊙綠豆薏仁湯：薏仁淡涼，清熱除濕；綠豆甘涼，清熱解毒，適用於濕熱內蘊型食用。

261. 刮鬍子的最佳時間

太太留言

老公，你每天晚上回來都是一副鬍子拉碴的樣子。是不是刀片不好用，早上沒有刮乾淨呀？今天，給你換了新的刀片了，試試好不好用。

醫生忠告

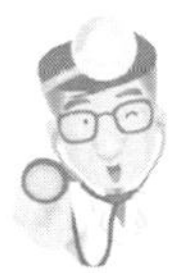

男性的肌膚受到荷爾蒙影響，毛髮較旺盛，油脂分泌也較多。因此，在面子問題上，除了每天洗臉外，刮鬍子也是必不可少的工作。刮鬍子不僅僅是保持面容的整潔，最重要的是促進皮膚的新陳代謝，防止鬆弛老化，有利於身體健康。據醫學研究表明，不每天刮鬍子的人，較少享受性高潮，同時中風的機率也要高出70%，因此，應提倡每天刮鬍子。

每天刮鬍子很多男性能夠做到，但是常常不能選擇正確的刮鬍子時間。刮鬍子的正確時間應選在早晨，因為這時臉部皮膚處於放鬆狀態，毛孔在清潔後放鬆張開，鬍鬚得到軟化，更容易刮去。但起床後立即洗臉刮鬍子，也不科學。經過一夜的休息，生殖機能旺盛，鬍子生長速度也較快。起床後立即刮鬍子，可能不到下午就長出新的鬍子茬，不能保持一天的面部清潔。

到底什麼時候刮鬍子最好呢？據研究表明，起床20分鐘後刮鬍子最理想。經過20分鐘的消耗，男性體內的雄性激素逐漸降低，鬍子的生長速度下降，這時刮鬍子，鬍子不會很快長出來，才能保證面容一天的整潔。

小提醒

運動後不應刮鬍子。因為經過劇烈運動，身體產生大量汗液，這時刮鬍子會刺激皮膚，產生燒灼感，給身體帶來不適。

262. 刮鬍子不要傷了自己

太太留言

哎呀，昨天買刀片的時候，忘了順便買一瓶剃鬚膏。今天刮鬍子一定沒有用剃鬚膏吧，不知道傷到皮膚沒有？

醫生忠告

刮鬍子是男性每天的必修課，但並不是每個男性都能把這門課修好。生活中，很多白領一心鑽研工作，往往會忽視這些生活小細節。

（1）刮鬍子前先用中性清潔用品洗淨臉部，去除臉上、鬍鬚上的汙物和灰塵。如果清洗不夠，一旦刮鬍刀碰傷皮膚，汙物就會引起皮膚感染。

（2）洗臉後，用毛巾熱敷鬍鬚，或塗抹剃鬚膏，使鬍鬚得到軟化，更容易刮去。

（3）塗上剃鬚膏或皂液，能使皮膚平滑，利於刀鋒對鬍鬚的切割以及減輕皮膚的刺激。剃鬚膏中的抗菌劑，還能有效防止發炎。

（4）刮鬍子時，應繃緊皮膚，這樣可以保持皮膚的彈性和支撐力，減少剃刀在皮膚上的運行阻力，避免碰破皮膚。

（5）剃鬚的順序應遵循從左至右，從上到下，先順毛孔，再逆毛孔剃刮。一般是從鬢角、臉頰、脖子再到嘴唇周圍及下巴。

（6）剃刮完畢，用熱毛巾把泡沫擦淨或用溫水洗淨後，再檢查還有沒有鬍子茬。對於皮膚較敏感的人，刮鬍子後常出現紅腫不舒服的狀況，可以使用一些皮膚保養品，藉此紓緩、鎮靜肌膚。

（7）定期更換刀片。刀片不夠鋒利不僅不容易刮乾淨，還容易傷害皮膚。

小提醒

選擇電動刮鬍刀時，臉上不能有水分，否則會增加摩擦力，容易傷害肌膚，引起發炎或紅腫敏感現象。

263. 拔鬍子，惹出大麻煩

太太留言

那天和你開玩笑，說找時間用眉毛鉗給你拔鬍子，可以省去每天刮鬍子的麻煩。幸好，沒有這樣做，今天在網上看見一則消息，說是拔鬍子容易引起大腦感染。

醫生忠告

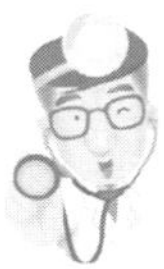

鬍子是男性特徵的表現，一般來說，到了青春期，男性就開始長鬍子，由少到多，由細到粗，越長越旺盛。但有些男性覺得鬍子不利於面容整潔，喜歡把它拔掉。其實，這是一種不好的習慣，甚至可能會招來疾病。

鬍鬚是毛髮的一種，其下有毛囊、皮脂腺、神經末梢和血管等。拔鬍子只能拔掉毛幹，毛根、毛球、毛乳頭和毛囊依然還在，鬍子也會繼續生長。拔鬍子不僅有疼痛感，還容易損傷皮膚、毛囊或皮脂腺。同時細菌也會乘虛而入，引起毛囊炎、皮脂腺炎，導致嘴唇甚至面部腫脹。皮膚感染即使能夠治癒，也有可能會在表面遺留疤痕、硬結或色素沉著，影響面容美觀。

鬍子所處的位置正好是面部危險三角區內，周圍有豐富的血管網，並與顱內血管相連，所以這個部位在醫學上稱為「危險三角區」。發生在這個區域內的感染很容易擴散，嚴重時唇周皮膚及其毛囊發生的細菌感染會侵入到顱內，引起腦膜及大腦的感染，給人體帶來嚴重的危害。因此，為了身體的健康，切不可拔鬍子。

小提醒

鼻毛和鬍鬚一樣，也不能隨便拔。鼻毛對人體有重要的防衛作用，能過濾空氣中的灰塵和異物，減慢空氣吸入的流速，給空氣加溫避免寒冷空氣刺激肺部。如果拔掉鼻毛，不僅失去保護功能，還會破壞毛囊，導致細菌侵入。

264. 越緊張越禿頂

太太留言

昨天晚上看見你衣服上黏了好多的頭髮，最近是不是頭髮容易掉呀。可要小心點，不要成為「地中海」喲！

醫生忠告

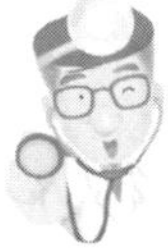

精神過度緊張是引起脫髮的常見原因。在精神壓力作用下，神經功能紊亂，毛細血管處於持續收縮狀態，造成局部血液循環障礙，使毛囊得不到充分的血液供應，因而引起頭髮脫落。而且，人處於緊張狀態，注意力高度集中，大腦的興奮性持續增高，會促進皮脂腺活動，使頭皮分泌的脂肪大量增加，產生頭垢，降低頭髮生存的環境品質。如果不能及時處理，容易引起毛囊受損，導致脫髮。

精神因素引起的脫髮呈塊狀形，具有遊走性。這種脫髮是暫時性脫髮，脫髮部位的毛囊還存在，只是處於相對靜止期，只要改善精神狀況，減輕精神壓力，就可治癒。具體方法有：

（1）保證充足的睡眠。每天8小時的睡眠必不可少，同時還要保證睡眠品質，這樣可以使大腦皮層的血液循環得到適時的調節。

（2）按摩頭部。頭頂上分佈有百合、四神聰、上星等穴位;兩鬢有太陽、率谷等穴位;頭後有風池、啞門、翳門、翳風等穴位;額前有印堂穴。按摩頭部能疏通血脈，改善頭部血液循環，使頭髮得到滋養。工作之餘按摩太陽穴和頭頂正中的百會穴，還能緩解工作壓力。

（3）靜想練習。靜想生活中輕鬆美好的事情，聆聽自己呼吸的節律，能夠放鬆心情。

小提醒

按摩防脫法：

雙手放在頭頂，依前額、後頸、兩顳部的次序按摩，用食指和中指在頭皮上畫小圓圈，每天１～２次，每次１０～１５分鐘。

265. 秋季，脫髮的高峰期

太太留言

怪不得最近你容易脫髮，原來是秋天到了。也難怪，秋天比較乾燥，頭髮自然容易乾枯脫落。看來，現在得及時給你的頭髮補水了。

醫生忠告

秋季環境濕度小，氣候乾燥，毛髮容易乾枯脫落。因此，秋季的脫髮現象比其他季節更加明顯，這時更應該注意生活各方面的細節，減輕脫髮的程度。

（1）減少洗頭次數。秋季，頭皮油脂分泌減少，頭髮不像夏天那樣容易髒。過頻的洗頭只會適得其反，使乾枯的頭髮更容易折斷脫落。在秋季應該減少洗頭次數，一週控制在1～2次就足夠了。同時，洗髮精不要使用去油脂和去頭屑的類型，盡量少用鹼性大的洗髮用品，多用護髮素，增加頭髮的滋潤度。

（2）防曬。從表面上看，秋季的太陽比夏季的溫柔，常常讓人忽視防曬。其實，秋季陽光中的紫外線含量並不比夏季少，強烈的紫外線易使頭髮中的角質蛋白斷裂，加快頭髮脫落。戶外活動時應做好頭髮的防曬，減少傷害，預防脫髮。

（3）調整飲食。飲食營養與頭髮的生長、代謝有很大關係。鐵、硫、維生素A、維生素E和優質蛋白質是頭髮生長的必需營養物質，因此，在飲食上要多樣化。豆類、海帶、芝麻、蜂蜜、銀耳、核桃、水果、蔬菜等，都是預防脫髮的較好食物。

小提醒

脫髮是正常的新陳代謝現象，因為頭髮生長具有週期性，分為生長期、退行期和休止期。到了退行期的頭髮有些會自然脫落，一般來說，每天脫髮５０～１００根屬於正常現象。但脫髮嚴重，每天超過１００根，就可能是脫髮病。

266. 食鹽水洗頭防脫髮

太太留言

聽人說食鹽水可以治脫髮，也不知道管不管用。不過，寧可信其有呀，我想試試也應該無妨。

醫生忠告

頭髮長期暴露在空氣中，受到灰塵、化學物質及各種細菌、黴菌的侵襲，容易分泌油脂、滋生真菌、產生頭屑。如果不注意清潔，頭髮表面的污垢會增加頭髮之間的摩擦，造成頭髮受損，使頭髮變得暗淡、乾燥、開杈，甚至斷裂脫落。勤洗頭能夠清潔頭皮，防止油脂堵塞毛孔，及時補充水分。洗頭時配合適當的按摩還具有活血作用。一般來說，洗頭的間隔最好是2～5天，同時避免使用化學性、刺激性強的洗髮精，以免頭髮變得乾燥。

對於經常脫髮的人，可以嘗試用食鹽水洗頭。食鹽水具有消毒殺菌的作用，可以減少頭皮和頭根的感染，預防和減輕脫髮。具體方法為：先將100克食鹽溶於半盆溫水裡，然後用鹽水浸濕頭髮，慢慢地輕揉 3分鐘左右加上適量的洗髮精繼續搓揉。洗淨油垢後，先用食鹽水清洗，最後再用清水沖洗乾淨。用此法洗三四次後，脫髮的現象便可得到控制。除了食鹽水有這樣的功效外，食醋水也有相似效果，洗頭後不僅防止脫髮還能去除頭屑。

小提醒

治脫髮的偏方：

- 首烏茶：首烏１００克，切成小塊，放入杯內，浸泡４～８小時，水色呈棕紅色時即可飲用。
- 生薑汁：生薑汁可治療脂溢性脫髮、斑禿。在頭皮上敷擦上生薑汁，然後再敷少許白蘭地。也可將２０克生薑與兩碗水一起煮，煮至水剩下一半為止，然後用濃縮液來洗髮。

267. 莫愁白了少年頭

太太留言

煩什麼呀？看你，白頭髮都長出來了。

醫生忠告

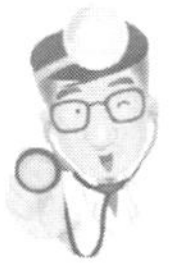

頭髮由黑變白，對於黃種人來說，是正常的生理現象，是人體衰老的表現。但也有些人，年紀輕輕就頂著一頭白髮，和實際年齡產生很大的落差。這種現象在醫學上稱少年白髮，俗稱「少白頭」。

為什麼會早生華髮呢？少白頭的發生原因比較複雜，排出遺傳和體質方面的原因，飲食和精神狀況是引起少白頭的主要人為因素。營養不良，缺乏蛋白質、維生素等，會使頭髮變白。胱氨酸是氨基酸的一種，是頭髮角蛋白需要的營養成分；微量元素銅和鋅，能夠合成黑色素；維生素A，能夠維持上皮組織的正常功能和結構，也能預防頭髮變白。

精神放鬆也很重要。如果某段時間，精神過於緊張、焦慮，會導致大腦中兒茶酚胺釋放增加，使酪氨酸酶活性減少，從而影響黑色素的代謝，使頭髮中的黑色素合成減少。這就是為什麼很多人受到嚴重的精神創傷，在短時間內，頭髮大量變白的原因。特別是那些心理壓力巨大的白領，長期處於抑鬱寡歡，心境不佳或操勞過度的狀態，頭髮更容易提前由黑變白。

小提醒

中藥調理對少白頭有很好的療效。在家煲湯時，可以適當加入一點中藥材，如山茱萸、何首烏、熟地、核桃、靈芝、枸杞子、女貞子、覆盆子、天門冬、黃精、當歸等。如果是燥熱體質，最好不用當歸。

268. 嚼口香糖別超過一刻鐘

太太留言

口香糖是越嚼越沒有味道。

醫生忠告

口香糖能使口氣清新，有利於社交活動，從而深受白領的喜愛。經常嚼口香糖還可以增加唾液分泌，更好地清潔口腔與牙齒，減少牙菌斑的形成。同時反覆進行咬合動作，頜骨、咬肌和牙齒都可以得到充分鍛鍊，對牙周健康十分有益。

不過，要想口香糖發揮最大的作用，應該控制咀嚼的時間。如果咀嚼時間過長有可能會對健康產生不良影響。大部分口香糖是以蔗糖為甜味劑，咀嚼時間過長，糖分會長時間在口腔內停留。而口腔中的致齲菌會利用蔗糖產生酸性物質，對牙齒進行腐蝕，致使牙齒脫鈣，從而誘發齲齒。醫生建議，咀嚼口香糖的時間最好不要超過15分鐘。

有胃病的人應少嚼口香糖。因為咀嚼動作，會反射性地分泌大量胃酸，在空腹狀態下，會出現噁心、食慾不振、反酸水等症狀。長此以往，還有可能導致胃潰瘍和胃炎等疾病。

而使用含汞材料補過牙的人最好不要嚼口香糖。經常嚼口香糖會損壞口腔中用於補牙的材質，使汞合金釋放出來，造成血液、尿液中的水銀含量超標，導致對大腦、中樞神經和腎臟的危害。

小提醒

進食含糖食物和飲料後，口腔內牙菌斑酸度增加，此時咀嚼無糖或木糖醇口香糖，能刺激唾液分泌，中和酸性物質，有助於牙齒再礦化。因此，最好選擇在飯後和零食後咀嚼口香糖。

269. 有口氣，當然不順氣

太太留言

要保持良好的形象，除了得體的衣著和言談舉止外，清新的口氣也很重要。

醫生忠告

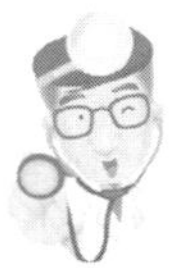

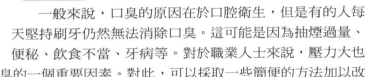

一般來說，口臭的原因在於口腔衛生，但是有的人每天堅持刷牙仍然無法消除口臭。這可能是因為抽煙過量、便秘、飲食不當、牙病等。對於職業人士來說，壓力大也是導致口臭的一個重要因素。對此，可以採取一些簡便的方法加以改善：

（1）口氣清新劑。口氣清新劑能有效除去口腔中因食物代謝物引起的臭味、輕度鼻竇炎造成的異味及吸煙帶來的口臭等。先喝幾口清水，噴上清新劑後合上嘴數秒，便能讓口氣清新數小時。

（2）綠色飲料。多喝綠色飲料能對抗口臭，而且你還可以利用它作為漱口水，有助於口氣清新。這種綠色飲料可用小麥草、大麥草汁及苜蓿芽汁作為主要材料，每天來一杯葉綠素汁（1杯水、兩湯匙葉綠素汁），效果不錯。

（3）檸檬水。在清水中加入一片檸檬，能刺激唾液分泌，減少因鼻塞、口乾或口腔內殘餘食物造成的口臭。

（4）蔬菜水果。蔬菜含有大量的纖維素，可幫助消化、防治便秘。蔬菜和水果中富含的維生素，還可以幫助牙齦恢復健康，防止牙齦出血，排除口腔中過多的黏膜分泌物和代謝物，去除口臭。

（5）口腔清潔。早晚要將牙齒刷淨，可使用比普通牙刷更有效的電動牙刷。每天1次用牙線徹底清除藏在牙縫內的污垢。

小提醒

早上第一件事是吃一個蘋果，保證悶氣全消，對消除隔夜煙味相當有效。不信可以試一試哦！

270. 口臭的罪魁禍首：唾液

太太留言

昨天新買了盒口香糖，放在你上衣口袋裡，預祝你今天的合約成功！

醫生忠告

在我們的口腔內，積聚了大量專門以食物殘渣和壞死組織內蛋白質為生的細菌。這些細菌分解出難聞的氣體，其中以硫化氫（味道類似臭雞蛋）和甲基硫醇(有強烈的畜糞味)為甚。口腔內細菌在缺乏空氣時大量繁殖，而當唾液中的氧氣增多時，就會阻礙它的繁殖。

當唾液分泌遲緩時，口腔出現異味。這種現象常在睡覺時發生，因此早晨起床時人的口氣通常難以清新。激動、饑餓、用嘴呼吸、長時間的自言自語等等，都容易使口發乾，引發口臭。另外，唾液的分泌與年齡有關，嬰兒口氣清新，因為他們能分泌大量的唾液，使口腔中的細菌相對減少，而上了年紀的人則容易口氣不佳。

如果只是早上氣味不佳，那麼解決的方法很簡單：吃好早餐。吃飯或者喝水能夠讓唾液開始分泌，清理大部分細菌。長期患口乾的人可隨身攜帶口香糖、水果糖、1瓶水或者果汁。

口乾通常是疾病的徵象，應找出原因對症治療。例如，鼻塞讓人只能用嘴呼吸，為細菌繁殖創造了機會。而某些呼吸道疾病就是由細菌引起的，細菌本身會產生大量難聞氣體。此外，抗組胺劑、抗水腫藥物、止痛劑和高血壓藥物，都會減少唾液生成。

小提醒

防止口臭可以做做叩齒操，每天輕輕叩齒１００～３００次，如果唾液流出來，就小口緩緩嚥下，每天做２～３次。試試吧，效果不錯。

271.「挑食」還你清新口氣

太太留言

昨天那筆生意也要算上我一份功勞吧，我可是從細節上給予了支持哦！今後我會繼續做好後援工作，讓老公更添自信。

醫生忠告

中醫認為口臭是由胃火旺，或濕濁蒸騰所致。平時除了注意口腔衛生外，還應適當食用能清熱化濕、避穢除臭的食品，例如茴香煎湯或生嚼，常嚼食橘餅，含烏梅脯等。近年來研究發現，海藻類植物海帶中含一種物質，除臭的效果是現有口臭抑制物黃酮類化合物的3倍。因此，患有口臭的人可常食海帶。

除此之外，下面幾款粥對防治口臭有較好的療效：

（1）藿香粥：將藿香15克（鮮品30克）放入鋁鍋內，加水煎5分鐘，棄渣取汁待用。再將粳米50克加水熬煮，待粥熟時加入藿香汁，再煮沸即可。

（2）薄荷粥：將鮮薄荷葉30克（乾品15克）加水熬，棄渣取汁待用。粳米50克加水熬煮，待粥熟時加入薄荷葉汁，煮沸即可食用。

（3）麥冬粥：將麥冬20～30克加水煎熬，棄渣取藥汁待用。粳米50～100克放入鋁鍋內，加水適量，再放入麥冬汁和適量冰糖煮熟即成。

小提醒

要保持口氣清新，可以多喝點優酪乳。實驗證明，每天喝９０克優酪乳，有８０％的人口臭大有好轉。這是因為優酪乳中的細菌抑制了口腔中腐爛菌的活動，減少了舌苔數量，臭味自然也就減輕了。不過優酪乳一定要是天然的，不能放糖哦！

272. 今年，你洗牙了嗎？

太太留言

受小麗的感染，今天特意去買了支去煙漬的牙膏，希望能為你的牙齒做一番清潔，要不，去找醫生洗洗？

醫生忠告

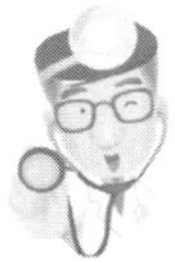

在我們的口腔裡，棲息著很多細菌，它們透過一些物質粘附在牙面上，形成一種柔軟不定形的細菌團塊，稱為牙菌斑。牙菌斑常存在於不易清潔的部位，如牙齒的臨面及窩溝間隙處。實驗證明，牙面經過徹底清潔和拋光後1～2小時，即會有細菌附著於上形成牙菌斑。若不及時清除，細菌會很快繁殖，菌斑隨之增厚。

牙菌斑長期滯留，還可以鈣化而形成牙石。牙石表面粗糙，為新的菌斑附著提供了便利的條件 。同時，它還可引起牙齦發炎，表現為腫脹易出血，齦溝加深，形成齦袋。如果不能及時和徹底治療，一部分牙齦的炎症會向牙周組織深層蔓延，發展為牙周炎。牙周炎是牙周組織的慢性破壞性疾病，若未得到治療和控制，會造成牙齒鬆動脫落，直接影響咀嚼、發音和美觀。因此，定期清潔牙齒是非常必要的。

現在通常是用超音波清潔牙齒，具有省時、省力和高效的特點。一般來說，每隔半年至一年應清潔一次牙齒，及時去除菌斑、牙石，治療牙齦的炎症。

小提醒

為保持牙齒健康，請每年洗牙兩次，並進行一次全面的口腔檢查。讓你的牙齒遠離焦油及溶菌，能使牙床堅固、健康而不萎縮。另外，要選擇合適的牙刷及牙縫拉線清除牙垢。請牙醫檢查一下你刷牙的方法是否正確，如果太粗心，每次來回刷而不是旋轉著刷，可使牙床過早萎縮。

273. 刷牙需要「三三制」

太太留言

雖然我們天天都在刷牙，但有時卻也草草了事，還是要認真點兒才對。

醫生忠告

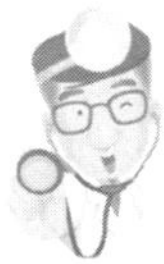

如果喝涼水、遇冷風就會牙疼，刷牙的時候出血，並且牙齒晃動，還時常感到牙床癢癢或針扎般疼痛，那麼很可能是你的牙齦受到了傷害。這些多少是由刷牙方法不當引起的。

正確刷牙是預防口腔疾病最基本的方法。刷牙的重點部位是牙齒的臨面、磨牙的咬合面、齦溝和牙關的頸1/3處。習慣使用的拉鋸式橫刷法易損傷牙體、牙周組織，而且刷毛不易深入牙齒間隙，達不到理想的清潔效果。正確的做法是把豎刷法和水平震顫法結合起來。牙刷應符合以下要求：小頭、圓頭、磨毛、軟毛。

你可以嘗試著改變早晚刷牙的習慣，而採用「三三制」刷牙法。也就是說，在每天三餐後刷牙，每次刷夠3分鐘。刷牙要在飯後3分鐘內進行，這樣可以避免細菌在牙齒表面沉積，防止齲齒。其他時間用清水或鹽水漱口。

刷牙的時候，還應當按照一定的順序，逐一地刷淨每排牙齒。尤其是容易出現牙斑的槽牙，更要仔細刷。

小提醒

剔牙的習慣應該改一改了。經常剔牙會損傷牙齒和牙床，造成牙齦萎縮、牙根暴露、牙縫變寬，食物殘渣越容易嵌入，形成惡性循環。而且牙齦很嬌嫩，剔牙容易損傷牙齦表面，讓細菌乘虛而入引起牙床發炎。經常剔牙，還會使牙根處的牙釉質磨損，牙齒失去保護層，就會對冷、熱、酸、甜特別敏感。

274. 單側咀嚼害處大

太太留言

今天我右邊牙齒又痛了，看來要警惕，年紀輕輕的可不能讓牙先老掉。

醫生忠告

我們通常是交替用雙側牙齒咀嚼食物，但有些人卻習慣長期用一側牙齒，另一側廢而不用。這種情況醫學上稱為偏嚼或單側咀嚼，它對牙齒健康相當不利。

單側咀嚼，可造成一側因無咀嚼功能的刺激而發育不足，另一側又因用力過多而造成咀嚼肌較發達。久而久之，面部兩側會出現明顯的不對稱。

其次，咀嚼食物的過程也是牙齒的自潔過程。廢用側牙齒的自潔作用喪失，造成牙垢堆積，漸漸形成牙結石。當牙結石越積越多時，就會誘發牙周疾病，如牙齦發炎、出血，牙齒鬆動、脫落，口臭等。而牙齒也因牙結石的覆蓋而難以清潔，易繼發齲齒、牙髓炎、根尖炎等疼痛。再則，咀嚼側牙齒因過度使用而造成磨損，容易出現過敏反應，遇到冷、熱、酸、甜等刺激即產生疼痛，甚至導致牙髓發炎。

因此，應積極改掉單側咀嚼的習慣。可去醫院找出單側咀嚼的病因，並對症治療。如果缺牙就鑲牙，有壞牙就治療，去除堆積的牙結石，以盡早恢復雙側咀嚼的良好習慣。

小提醒

不要把自己的牙齒當作工具使用，例如起瓶蓋、咬縫線、解繩結，或者「咬骨嘗髓」。常出現的與年齡不相符的牙齒疾患，如磨耗、牙隱裂、牙折，甚至牙齒移位，多是因喜咬硬物而起。牙齒內存在一些縱貫牙體的發育溝、融合線，如過多咀嚼硬物會使這些薄弱部位裂開，導致牙齒折裂，嚴重的則須拔除。

275. 飲料與牙齒健康

太太留言

「牙好，胃口就好」，老口號了！

醫生忠告

現在越來越多的人喜歡喝飲料，很多飲料所含的酸性物質較多，而且含有蔗糖、果糖等，對牙齒的危害很大，因此應加以選擇。

（1）碳酸飲料。含有檸檬酸、蘋果酸及磷酸等大量酸性物質，可導致牙齒脫鈣軟化。而且其中所含的糖分易被細菌發酵產酸，引起齲齒。

（2）果汁或果汁飲料。含大量的酸性物質或人工加入的酸性物質，且含離子成分較少，致齲性較強。

（3）礦泉水。富含礦物質和微量元素，如鈣、鎂、鈉、硫、鉀等。僅含少量酸且多為無機酸，因此所導致的牙釉質酸蝕甚微，而且還可以作為氟的來源，能預防齲齒。

（4）牛奶。含有豐富的蛋白質以及維生素A、維生素B2、鈣、磷等。牛奶中的乳糖發酵產酸的速度低於蔗糖。其中的酪蛋白可以和牙釉質緊密結合，降低其溶解性，並能抑制酸性物質的產生，起到防齲作用。

（5）茶飲料。富含茶單寧、茶多酚以及高濃度氟離子，能抑菌防齲。其中的草酸和檸檬酸對牙釉質的損害明顯低於磷酸，可減少牙酸蝕發生的可能。茶葉中的鞣酸能抑制變鏈菌的生長，茶多酚能抑制致齲菌的生長。

小提醒

吃了酸性食物如檸檬、葡萄柚汁後，不要馬上刷牙。酸性液體會使牙齒表面的牙釉質軟化，此時刷牙會破壞牙釉質，損害牙齒健康。可先用水漱口，或喝點水和牛奶，以中和食物的酸性。

276. 食物為你防牙病

太太留言

每次看到父親牙痛、拔牙，總有些心酸和心悸，他的牙齒壞得早，或許跟那個年代的營養匱乏有關。

醫生忠告

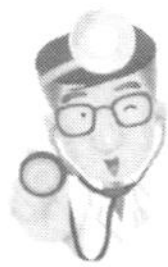

（1）核桃：有的人牙齒潔白堅固，完整無缺，但一遇冷、熱、酸、甜食物就會痛起來，這就是「牙本質過敏症」。核桃仁中含有豐富的脂肪、蛋白質、維生素、鈣、鎂等成分，多吃可防治牙本質過敏。其中油和酸性物質能滲透到牙本質小管內，起隔離作用，而蛋白質、脂肪和鈣也能透過化學變化輔助治療。

（2）鴨梨。飯後吃些鴨梨，可透過細嚼慢嚥而洗刷牙面、按摩牙齦，並可消除牙縫中的食物殘渣。同時，它還可以防治牙齦充血、萎縮，改善口腔末梢血液循環，尤其對胃火引起的牙床紅腫和牙痛有輔助治療作用。

（3）枸杞。中醫認為：「腎主骨，生髓，齒為骨之餘。」枸杞能補腎固齒，並有促進牙周膜或纖維細胞增殖及附著的作用。

（4）大棗。常食大棗不僅可以健脾養胃，還可保護牙齒，可謂一舉兩得。它含有烏蘇酸和夾竹桃酸，能控制蛀齒菌產生酶，避免糖蛋白沉澱下來形成菌斑，而且保證口腔菌的菌系平衡。

（5）蜂蜜。不僅可以抑制致齲細菌的生長，還能減少酸類物質的數量，阻止細菌製造葡聚糖。而葡聚糖是細菌產生的一種多糖，能粘附在牙齒表面，破壞琺瑯質而使牙齒鬆動、脫落。

小提醒

飯後嚼嚼泡泡糖，可使唾液分泌增加，有利於沖刷塞在牙縫中的食物殘渣，木糖醇口香糖的膠狀物還可粘附食物殘渣，能有效預防齲齒。

277. 自我口腔保健的小方法

太太留言

今天賣菜的那位老大爺，一口牙齒還完好無損，真想向他討點祕訣。

醫生忠告

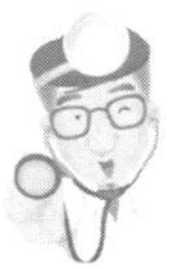

預防口腔疾病，自我保健牙齒的方法多種多樣，這裡介紹簡便易行、效果較好的幾種。

（1）叩齒。精力集中，輕微閉口，然後上下牙齒相互輕輕叩擊數十次，所有的牙齒都要接觸，用力不可過大，以免咬舌。經常叩齒可讓牙齒更堅固，不易鬆動和脫落，增強咀嚼能力，促進消化機能。

（2）鼓漱。咬牙，用兩腮和舌做動作，反覆幾十次，漱口時口內增多唾液，待唾液滿口時，再分幾次慢慢下嚥。鼓漱主要是為了使口腔內唾液增加，以助消化並清潔口腔，鍛鍊四周肌肉。

（3）運舌。用舌頭在口腔裡、牙齒外，左右、上下地來回轉動，待唾液增多時再鼓漱十餘下，分一口或幾口嚥下。運舌能刺激唾液分泌增加，滋潤腸胃，並可防治口苦口臭。

（4）按摩牙齦。在刷牙時，將刷毛以外 45° 壓於牙齦上，牙齦暫時缺血，放鬆刷毛時局部血管擴張充血。反覆數次，可改善血液循環，增強抵抗力。

小提醒

咳嗽、發燒、呼吸道感染時，要減少接吻等「親密接觸」。接吻無法避免雙方的唾液接觸，很自然會「交換」口腔內的細菌。如果口腔沒有潰瘍，身體抵抗力好的話，細菌尚可「和平共處」。但是如果接吻太激烈，咬傷嘴唇或牙齒，其中的一方抵抗力又弱的話，便可能出現「急性接吻病」，造成口瘡、喉嚨發炎，甚至進入血液引起其他疾病。

278. 小技巧抵禦口腔潰瘍

太太留言

昨天為了一件小事，你向我發火了，算了，我大人不計小人過。不過你的脾氣也得改改，到時候口腔、牙齦等上火，可別怪我沒提醒你。

醫生忠告

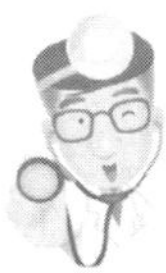

如果口腔裡出現米粒至黃豆大小的、圓形或橢圓形的潰瘍，並伴有火灼樣的疼痛，在吃飯、說話時尤為明顯，這可能是得了口腔潰瘍。生活緊張、精神壓力大會引發或加重口腔潰瘍，因此也可以說它是一種現代「文明病」。在這種情況下，給自己適當減壓，放鬆精神，保證充足的睡眠顯得尤為重要。

要擺脫口腔潰瘍的苦惱，還應掌握很多生活中的小常識：

（1）在流行感冒肆虐時，先喝幾包板藍根，殺殺感冒病毒，並能預防口腔潰瘍。

（2）在試用了某種新牙膏，或吃了某種從未吃過的食物之後患了口腔潰瘍，要考慮是否由過敏引起，應立即停用、停吃。

（3）口腔潰瘍發病時多伴有便秘、口臭現象，因此要多吃新鮮蔬菜和水果，多喝水。這樣可以清理腸胃，防治便秘，有利於口腔潰瘍的治癒。

（4）維生素B_2的缺乏容易導致口腔潰瘍，用維生素B_2、B_6治療都是有效的。可多吃黃色和深綠色的蔬果，還應透過牛奶、雞蛋、小麥胚芽等食物來補充維生素A、鋅等。

（5）口腔潰瘍也是身體變弱的信號，因此應加強運動，改善體質。

小提醒

如果你患上口腔潰瘍，可用淡鹽水或茶水漱口，以保持口腔濕潤，有利於其治療。

279. 預防齲齒，常吃木糖醇

太太留言

我還是願意相信，上次的生意是口香糖給你帶來的好運（因為飽含我的祝福與支持嘛）。現在又買了一盒，是木糖醇口香糖，據說還能預防齲齒呢！

醫生忠告

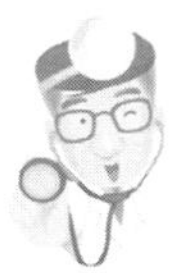

齲齒可以發生在任何年齡，是口腔科中一種常見的多發病。如果不及時治療，會導致牙髓病、牙癰、牙槽風等，嚴重時還可以引起其他臟器的疾病。

齲齒患者在初發期往往不易察覺，當牙組織被破壞時才感到牙齒疼痛，咀嚼困難，尤其是當齲齒蔓延到牙本質時，吃東西會感到酸痛。齲齒預後一般不良，只有早發現早治療，才能阻止其進一步發展。

預防齲齒，首先應養成良好的衛生習慣，飯後刷牙、漱口，減少食物在口中停留的時間。在飲食方面，應限制食物中蔗糖的含量，少吃甜度高的食品，改掉吃零食的習慣。黏性甜食不易被唾液和唇、舌運動清除，因此不宜多吃。富含纖維的耐嚼性食物可以增加唾液流量，並有利於清潔牙面，可多加食用。

此外，還應攝取不形成菌斑和不易發酵的代糖用品，例如山梨醇、木糖醇、甜菊糖甙等。木糖醇被世界衛生組織認定為最安全的甜品，它不會產生引發齲齒的酸性物質，而且對早期齲齒還有一定的修復作用。現在含有木糖醇的口香糖頗受青睞，不妨時常選用。

小提醒

牙膏也要經常更換，長期使用一種牙膏會使口腔中的菌群失去平衡，更容易引發齲齒。

280. 健美牙齒吃出來

太太留言

最近忙著搜尋強健牙齒的妙方，今天發現一個簡單有趣、一舉多得的方法，就是食療。

醫生忠告

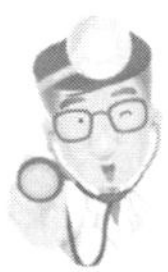

擁有一口潔白健康的牙齒，是每個人的願望。愈來愈多研究發現，一些食物裡面的天然成分，可以對抗形成蛀牙的口腔細菌，強化牙齒琺瑯質，而且能消除口臭，讓你更自信地展露笑顏。

（1）芹菜。這種粗纖維的食物就像掃帚，可以清除牙齒上的部分食物殘渣。而且越是用力咀嚼，就越能刺激分泌唾液，平衡口腔內的酸鹼值，達到自然的抗菌效果。

（2）洋蔥。所含的硫化合物是強有力的抗菌成分，它能殺死多種細菌，包括形成蛀牙的變形鏈球菌。以新鮮的生洋蔥效果最好。

（3）香菇。含有香菇多糖體(lentinan)，能抑制口腔中的細菌製造牙菌斑。

（4）芭樂。芭樂的維生素C含量居水果之冠。維生素C是維護牙齦健康的重要營養素，如缺乏會讓牙齦脆弱，出現牙齦腫脹、流血，牙齒鬆動、脫落等症狀。維生素C的來源還有番茄、甜椒、球莖甘藍、綠花椰菜、奇異果、柑橘、木瓜、草莓等。

（5）乳酪。所含的鈣和磷酸鹽能平衡口中的酸鹼值，避免口腔處於有利細菌活動的酸性環境，形成蛀牙。而且能增加齒面的鈣質，能幫助重建琺瑯質，使牙齒更為堅固。

小提醒

薄荷的淡淡清香能提神醒腦，減少口臭，並能保護牙齒。薄荷葉裡含有一種單帖烯類的化合物，可經由血液循環到達肺部，讓你感到氣味清新。

281. 關注牙齒的「隱隱作痛」

太太留言

謝謝你這兩天的冰敷，感覺舒服多了，再堅持兩天應該沒事了。

醫生忠告

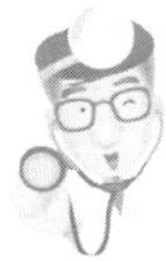

等到牙痛讓你寢食難安的時候，再去找牙醫已為時過晚。因此在牙齒出現隱隱痛楚時，就應引起充分關注。

（1）漱口。如果是菜屑塞入牙縫，含一口與體溫近似的水，用力漱口。無效則可用牙線剔除，但切勿傷到牙齦。

（2）按摩手。取一冰塊，壓在拇指與食指骨頭相連的「V」字地帶5～7分鐘。此法能干擾牙痛神經的衝動傳導。

（3）善待受傷牙齒。如果是因外力撞擊引起牙痛，在就餐時盡量不要碰到那個部位。如果牙齒傷勢較輕，就徹底讓它休息一陣，使咀嚼功能恢復。

（4）冰敷。冰敷最靠近牙痛部位的臉頰，每次15分鐘，一天至少3次。

（5）少張嘴。當冷空氣接觸不健康的牙齒時，會產生牙痛。所以說話的時候應控制嘴形，盡量別張大嘴。

（6）服阿司匹林。把阿司匹林直接放在疼痛的牙齦上，並不能取得理想的療效。要達到止痛效果，應每4～6小時服1片阿司匹林。

（7）避免熱療。假使牙齒發生感染，熱敷將使感染擴散到其他部位。

小提醒

科學實驗已經充分證實，氟可以增加牙齒和骨骼的結構，並有效地預防齲齒，所以一定要選用含氟牙膏。使用含氟牙膏後，齒面和整個口腔會有一層氟的保護。為了不讓氟的流失過多，刷牙後可少漱兩口水。

282. 止牙痛應急法

太太留言

我的牙痛已經大有緩解了，為此我累積了不少經驗，今後你牙齒痛的時候可以教你兩招。不過，還是不痛的好。

醫生忠告

牙痛是多種牙病引起的一種共有症狀，有刺激性、自發性疼痛與銳痛、鈍痛之分，讓人覺得痛苦不堪。又往往因為工作、出差等而耽誤治療，須學會一些簡便的應急療法。

（1）齲齒。當病變嚴重時，就會感到牙痛，尤其在咀嚼硬物或遇到冷熱酸甜時，疼痛加劇。可用新鮮大蒜頭去皮，搗爛如泥，填塞於齲齒洞內；也可取適量雲南白藥，用溫開水調成糊狀，填於齲洞或塗抹在牙周及齒齦部位；另可用十滴水、風油精塗於患處，或連續使用防酸性牙膏等，都能使疼痛緩解，既而消失。

（2）牙神經痛。當齲齒侵犯到牙髓時，由於感染病菌，在沒有任何刺激的情況下，也會有自發性、陣發性劇痛，且易在夜間發作。這是因為臥床後，牙髓腔內的壓力增大，加之牙髓化膿時會產生一定量的氣體，遇熱膨脹，即會產生劇痛。可用棉球蘸取75%的酒精塗於牙痛處3分鐘左右，再將酒精棉球壓在痛處，或取生薑1片含於痛處。也可用少許清涼油包在藥棉內，放入齲齒洞。

（3）牙周炎。表現為牙齦紅腫、脹痛，牙齒鬆動、移位，以及牙周出血、流膿等。研究發現，它與厭氧菌感染密切相關，可服用甲硝唑，服用時應忌酒。也可服用複方新諾明，但過敏者忌用。

小提醒

巧用蓮芯治牙痛：蓮芯６克，冰糖１０克，加適量水，用文火煮１５分鐘，稍涼，頻頻飲用。一般１天劇痛可減緩，兩天即可止痛。

283.「智慧齒」是拔還是留？

太太留言

小麗的盡頭牙遲遲長不出來，只好拔掉，醫生說這都怪現代人吃得太好了，還說有的人到30多歲才長呢！

醫生忠告

「智慧齒」是第三磨牙，即我們平常所說的盡頭牙。它大約在18～30歲之間萌出，也可能更晚。

隨著食品的日益精細，人的下頜骨得不到充分的咀嚼功能鍛鍊，逐漸退化，牙量大於下頜骨量。當第三磨牙長出時常因位置不夠而難以萌出，形成「阻生智齒」。阻生的智齒可引起牙列不齊、冠周間隙感染、張口困難、第二磨牙齲壞等症狀，嚴重的還可引起頜骨骨髓炎。如果發現有阻生智齒，並反覆引起發炎的，就應早日拔除。如果已發展成智齒冠周炎，應給予抗生素治療，待炎症控制後再拔除。

不過，下列情況應慎重拔除智慧齒：

（1）若未出現冠周炎，可不必急於拔除，但要定期做好檢查，以免引起鄰牙齲壞。如果已造成鄰牙齲壞，或導致了鄰牙的根尖周炎，則須及時拔除。

（2）如果第一或第二磨牙嚴重齲壞或缺失，需要拔牙、做假牙或植牙，最好找矯正醫生診治，看是否可透過矯牙關閉第一或第二磨牙的拔牙間隙，把沒長好的智齒扶正代替缺失牙，保留完好的牙齒。

（3）當牙齒需要矯正且要拔除後面的牙齒時，最好不要拔智慧齒。矯牙時後面的牙齒會向前移動，為智齒的萌出提供了有利的間隙，使其有機會被排齊，重新加入正常的牙列中。

小提醒

長盡頭牙時，除了牙痛得厲害外，還會有諸如吞嚥痛、張口困難、局部牙齦腫脹，甚至面頰部腫痛、發熱等系列症狀。

284. 種植牙人人適宜嗎？

太太留言

人家醫生還說了，不要因為現在鑲牙的技術好就不愛護牙齒，就算是種植牙，比起我們本身的牙齒還是差遠了。

醫生忠告

種植牙是近年來逐漸發展起來的一項鑲牙新技術，被譽為人類的第三副牙齒，很受歡迎。那麼是否每個缺牙者都能做種植牙呢？其實不盡然。

種植牙患者須要接受一個小手術，即將人工牙根植入牙床。能否承受或有無條件接受這個手術，首先要求必須是身體狀況良好的成年人，或骨和牙齒發育已定型的青年人，沒有各類臟器的器質性疾病和骨質疏鬆症。局部須要的條件為：一個牙、多個牙或全口牙缺失；牙床骨嚴重吸收，戴用傳統假牙有困難，咀嚼食物困難；對假牙的美觀、功能有特殊的要求，或者末端缺失不能進行傳統修復。種植手術需在該牙拔除3個月後進行，由於價位昂貴並存在5%左右的失敗率，因此要求患者本人對其有強烈的要求和經濟條件許可。如果患者屬於下列情況，不宜選擇種植牙：

- ⊙口腔內軟、硬組織的各種炎症；咬合異常及畸形、張口受限。
- ⊙有嚴重磨牙習慣，口腔衛生習慣不良。
- ⊙未治癒的口腔內各種良惡性腫瘤。
- ⊙牙床骨嚴重吸收萎縮導致骨量不足。
- ⊙結核病、糖尿病、血液病、高血壓、心臟病、腦血管病等。
- ⊙有精神疾病、心理素質不穩定。
- ⊙有吸毒、酗酒、嚴重神經衰弱、身體素質差。

小提醒

如果需要拔牙，就在之前好好吃一頓，因為拔牙後可能好幾天不能用受傷的一邊牙齒咀嚼。拔牙後應喝溫水，不要用力漱口。

285. 老是口渴，警惕糖尿病

太太留言

有些疾病雖然聽起來嚇人，但只要我們細心一點，善於把握一些身體的信號，就能將其及時遏制。

醫生忠告

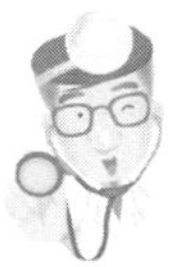

如果近來你總是感到口渴，需要不停的喝水才舒服，回想起來卻並沒有吃什麼特別鹹的東西，還時不時就要去趟洗手間。這有可能是在提示你患上了糖尿病，應去醫院檢查一下血糖。

糖尿病是一種非常古老的疾病，中醫稱之為「消渴」，即消瘦煩渴。現代醫學發現它是一種內分泌疾病。當人體內胰島素絕對或相對缺乏時，血中葡萄糖濃度升高，導致糖大量從尿中排出，出現多飲、多尿、多食、消瘦、頭暈、乏力等症狀。

糖尿病又可分為I型糖尿病和II型糖尿病。

I型也稱為青年發病型糖尿病，它常常在35歲以前發病，占糖尿病患者的10%。I型糖尿病從發病開始就依賴胰島素治療，並且終身使用。其原因是這類患者體內胰腺產生胰島素的細胞已經徹底損壞，完全失去了產生胰島素的功能。如果體內胰島素絕對缺乏，就會引起血糖水準持續升高，引發糖尿病。

II型糖尿病也叫成人發病型糖尿病，多在35歲以後發病，占糖尿病患者的90%以上。這類患者體內產生胰島素的能力並未完全喪失，有的甚至產生過多，但其作用和效果卻大打折扣，造成胰島素的相對缺乏。

小提醒

皮膚瘙癢並非都是皮膚病引起的，「癢」的背後可能有一些疾病在悄悄加重。糖尿病引起神經病變或失水後皮膚乾燥，皮膚中含糖量及乳酸增加可引起全身瘙癢。

286. 你屬於「準糖尿病」嗎？

太太留言

歇了一陣，發現你的「將軍肚」反彈了，這個週末還是一起去健身房運動運動吧。

醫生忠告

所謂「準糖尿病」，是指血糖不正常，但是還沒有達到糖尿病的程度。調查顯示，有將近20%的城市人口存在這種隱患，其中有相當一部分是35～45歲的青壯年。

「準糖尿病」患者因未出現明顯症狀，所以往往毫無警覺，更談不上及時就診了。為此，我們給出以下提醒：只要發現自己食欲驟增，小便增多，不願活動，開始發胖，就應去醫院檢查血糖，也許你已經是「準糖尿病」患者了。

對於準糖尿病患者來說，要預防糖尿病，應做到少吃，多動，勤檢查。

（1）少吃。在正常飲食的情況下，如果能夠每天少吃半兩飯，就可使糖尿病的危險性降低30%左右。

（2）多動。每天堅持活動半小時以上（如快步行走），轉化為糖尿病的機率就會大大降低。運動可以避免肥胖，防止II型糖尿病的發生。

（3）勤檢查。透過及時的檢查，及早發現糖尿病的前期階段（如糖耐量受損），監測血糖水準和病情變化。必要時，可服用一些藥物來預防糖尿病的發生。

小提醒

醋是我國常用的調料，國外也有蘋果醋、白醋等。近年來的研究發現，糖尿病人多吃點醋，能使血糖下降，尤其是對糖尿病前期患者更為有效。這是因為醋酸可抑制雙糖酶，使食物的血糖指數降低，其作用類似糖苷酶及二甲雙胍。

287. 每天快步1小時，防治糖尿病

太太留言

公司好幾個姐妹都不坐公車了，說是要當什麼「步行族」，說不定又會帶動一大批人。有空，你也多步行步行吧。

醫生忠告

糖尿病的發病率逐年上升，被稱為「當代流行病」。運動是防治糖尿病及其併發症的一大法寶，它的主要作用在於減少脂肪、降低體重、增加糖耐量及胰島素敏感性，從而降低血糖。

適宜的運動種類主要有步行、慢跑、游泳及太極拳等，可根據自身情況來選擇。其中步行是國內外最為推行的，它安全簡便，也最容易堅持，可作為首選。研究得出，一個人如果每天快步走大約1小時，就可以將患糖尿病的危險降低五成。

對於輕度及中度II型糖尿病患者來說，可選擇運動療法。採用運動療法時應將強度控制在中等，過高會引起血糖增長，過低又會使血糖下降。同時，要讓全身肌肉都得到鍛鍊，以利於肌肉對葡萄糖的利用。應活動至全身出汗，每次持續20～30分鐘，可逐步增長至1小時。每次運動前要做10分鐘準備活動，如原地慢跑或徒手操等。運動後還要做整理活動，如全身的伸展體操和放鬆動作等。整理活動的順序應與準備活動相反，以加速乳酸的排泄，恢復體能。

注意切不可空腹運動，以免引起胰島素下降而血糖增加，加重病情。運動環境應選在空氣新鮮、安靜的公園等地方。

小提醒

啤酒花（可作啤酒原料的一種植物，也可入藥）產生苦味的成分阿爾法酸，有預防糖尿病併發症的功效。

288. 飲食中有「降糖靈」

太太留言

念在你我都需要減肥，所以最近大魚大肉會減少，不過放心，營養還是會跟上的。

醫生忠告

在糖尿病的致病因素中，和飲食相關的占了一半以上。如果能養成良好的飲食習慣，注意食物的攝取，可有效地預防糖尿病。若已罹患糖尿病，治療的根本之道仍是合理控制飲食。

（1）限制高糖高脂食物，減少鹽分攝取。

（2）選食優質蛋白食物，動物性食物以魚、瘦肉為佳，植物性食物以豆製品為宜。

（3）多吃高纖食物，穀類如糙米、燕麥，蔬菜如萵苣、豌豆、花菜，水果如梨、蘋果、柑橘等，不僅可補充大量維生素，還可降血脂，延緩葡萄糖吸收率，穩定血糖。

（4）多吃含鎂食物，如芝麻、紫菜、蘑菇、蝦米，以及豆類和豆製品。

（5）多吃能降糖的蔬果，如苦瓜、芹菜、胡蘿蔔、空心菜、青嫩番瓜、大蒜，及柚子、番石榴等。

小提醒

俗話說：「光吃肉，不吃蒜，營養減一半。」豬肉中富含維生素B_1，它和大蒜結合能產生一種新的成分——蒜胺，可將維生素B_1的作用提高3倍。蒜胺還能降低血糖，提高胰島素水準，防治糖尿病。

必須注意，大蒜只有在生食的情況下，才能產生大蒜素，而在熟食時，由於蒜酶受熱失活，便不能產生大蒜素。最好將其搗製成蒜泥，在空氣中氧化１５分鐘後再食用。

289. 糖尿病人怎樣補充蛋白質

太太留言

最近飲食略為清淡，讓你都有點兒「憤憤不平」了，好吧，今晚咱們吃紅燒魚如何？

醫生忠告

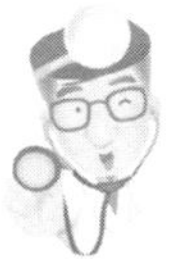

蛋白質是一種含氮高分子化合物，基本組成為氨基酸。正常情況下，每人每天攝取50克蛋白質即可，而糖尿病患者蛋白代謝紊亂，使蛋白合成受阻，收支不平衡。如果入不敷出，抗病能力將會下降，極易併發各種感染性疾病。

一般來說，糖尿病患者每天每公斤體重應攝入蛋白質1克，病情控制不好或消瘦者，可增至1.2～1.5克。以60公斤體重為例，每天需60克或70～90克蛋白質。其中1/3最好來自優質蛋白，如瘦肉、乳類、蛋類、大豆等。蛋白質提供的熱量應占總熱量的12%～20%，如患者每天需2000千卡熱量，其中240～400千卡應來源於蛋白質，即需蛋白質60～100克。

若患者併發胃腸消化吸收不良、結核病等症，蛋白質的供應量應適當提高。而尿毒症、肝昏迷等併發症則需限制蛋白質的攝取量。有些患者控制主食很嚴，而大量食用雞、魚、肉、蛋及豆製品，攝入過多的蛋白質，結果血糖控制很不理想。原因是蛋白質可異生為葡萄糖。因而日常膳食，應做到葷素搭配、粗細混合，充分利用蛋白質的互補作用。

小提醒

夜來香花子有治療糖尿病的作用，它含有多種多酚化合物，且含量高於其他植物。研究人員使用含水乙醇萃取法，從榨油後剩下的殘渣中提取出多酚。實驗證明，它能抑制某些糖類分解酶的活性，並能延緩吸收澱粉和蔗糖中的糖分，起到抑制血糖上升的作用。

290. 糖尿病人「春捂」保健康

太太留言

「勤穿勤脫，勝過吃補藥。」

醫生忠告

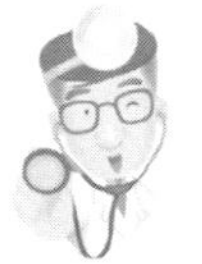

春季糖尿病患者抵抗力弱，特別容易著涼感冒，引起感染，使血糖控制難度加大，病情加重。因此不能驟減衣服，要時刻注意保暖，順應氣候，適當的「捂一捂」，能預防寒氣入侵，避免誘發別的併發症。當氣溫持續在15℃以上且相對穩定時，才可以不捂。

冬季天氣寒冷，不便外出，所以很多患者不會堅持檢查。因而春天到來就應進行體檢，對身體情況做個盤點。可以檢查一下糖化血紅蛋白，它能反映一個冬天的平均血糖水準。如果小於6.5％，說明血糖控制得不錯，不然就得考慮調整治療方案。另外，還可以檢查一下血脂的各個指標，尤其是低密度脂蛋白膽固醇，若超過2.6毫摩爾/升，應引起重視。有合併高血壓的患者，天氣轉暖後要經常測量血壓，將其控制在 130/80毫米汞柱以下。

在服用藥物的同時，飲食的控制也很重要。春季飲食宜「省酸增甘以養脾氣」，即是說多食酸性食物會使肝火偏盛，損傷脾胃。因此應多吃含優質蛋白質、維生素、微量元素的食物，如瘦肉、禽類、蛋類、新鮮蔬果，以養肝護脾，防止各種維生素缺乏症的發生。

小提醒

⊙紫菜：能顯著降低空腹血糖。

⊙苦瓜：用來煎湯或做涼菜，經常食用可明顯降低血糖。

⊙山藥：含有多巴胺、鹽酸山藥苷、多種氨基酸等物質，能防治糖尿病。

291. 秋季，糖尿病人注意護腳

太太留言

這幾天氣候特別乾燥，你不妨也學學我們女人給周身肌膚保保濕。

醫生忠告

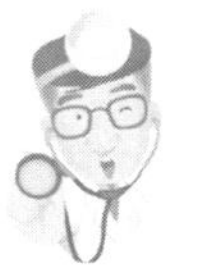

秋天天氣變冷，氣候乾燥，糖尿病人因併發血管及神經病變，易引起腳部皮膚乾燥、龜裂，發生細菌感染，嚴重的還會造成皮膚潰爛，腳趾壞死，這稱為「糖尿病足」。因此，秋季糖尿病人應重視保護自己的雙腳。

（1）仔細檢查：每天一次徹底檢查腳部，特別要注意趾間和腳掌部，看看是否有裂傷、抓傷、水皰、紅腫、雞眼、胼胝等。即使是很小的傷口，也應及早醫治。

（2）適當清洗：每天用溫和的肥皂水洗腳，水溫不要超過體表溫度。浸泡腳的時間不要超過5分鐘，特別應注意趾間皮膚的清洗，洗完後用柔軟的毛巾輕輕擦乾。

（3）保持皮膚柔軟：可使用護手膏之類來護理腳部皮膚，防止乾燥。

（4）選擇合適的鞋襪：鞋子的尺寸應適合腳的大小，不能擠腳，穿時應先看看鞋裡是否粗糙，不要穿讓你感覺不舒服的鞋子。要注意腳部保暖，選用透氣、吸汗的純棉或純羊毛襪子。襪子同樣不能太緊，以免影響血液循環，並且要每天更換。

（5）不可用火爐暖腳：糖尿病人因腳部神經發生病變，對溫度的變化不敏感，所以不可用熱水袋、暖爐等直接暖腳，以免燙傷。

小提醒

糖尿病人秋燥可巧用中藥麥冬，既可養陰潤肺，又能促進胰島細胞功能恢復，增加肝糖原，降低血糖。另外，麥冬還有補心作用，對糖尿病合併心臟病者也有裨益。

292. 別讓電腦「謀殺」眼睛

太太留言

放了一瓶潤眼液在你的皮包裡，眼睛疲勞時，就滴一滴。

醫生忠告

電腦已經成為白領生活中必不可少的一部分。但是長時間使用電腦，容易造成頭痛、雙眼發紅、眼睛老化等症狀，甚至發生白內障、眼癌、角膜炎等眼病。要降低電腦對眼睛的傷害，就必須做好日常的防護工作。

在使用電腦時，眼睛與螢幕應保持35～40釐米的距離，螢幕最好比視線低10～20度。使用電腦的時間不宜過長，每隔一段時間應閉目養神、做做眼保健操，或眺望遠方，達到美目與休息的功效，減輕眼睛的不適。眼睛除了要多休息，還要經常眨眼以便濕潤眼睛。因為長時間對著電腦，在專注螢幕時，眨眼次數會由每分鐘22次降至7次，導致眼球表面淚水蒸發過多，使乾眼症更加惡化。也可在電腦旁放一杯熱水，增加周邊濕度，緩解眼睛乾澀的現象。

菊花茶也是保護眼睛的好飲料。菊花茶能明目清火、清醒大腦、消除眼睛浮腫及疲勞，對用眼過度導致的雙眼乾澀有較好的治療效果。如果在菊花茶中加入枸杞，具有更高的護眼效果，因為兩種都是具有護眼功效的藥材。但菊花性涼，平時怕冷，手腳易發涼的人不宜經常飲用。

小提醒

按摩睛明穴、攢竹穴、太陽穴對緩解眼睛疲勞有顯著效果。睛明穴在眼角與鼻樑之間的小凹陷處，按住這個穴位，鼻子內部也有所感覺；攢竹穴在左右眉毛內側的邊緣；太陽穴在眼尾與眉毛外端之間的高度，距耳朵大拇指寬的地方，吃東西時穴位會動。

293. 電腦前，隱形眼鏡放一邊

太太留言

你的眼睛有點紅，是不是隱形眼鏡戴久了呀，以後用電腦的時候還是把它取下來吧。其實你戴框架眼鏡還是挺好看的。

醫生忠告

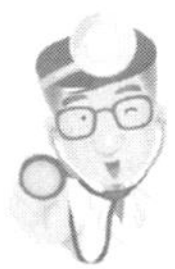

隱形眼鏡少了框架的累贅，受到越來越多人的青睞。在正常情況下，隱形眼鏡對於人體是安全無害的，但使用電腦時配戴隱形眼鏡，則有可能形成白內障。

現在普遍使用的隱形眼鏡，雖然各生產廠家的材料不盡相同，但都是使用高分子材質製造的。有實驗顯示，這些高分子材質在電腦輻射下，會漸漸地分解變質，使原先材料分子產生變異。而分解後的小分子，有部分會透過淋巴循環到達水晶體，和水晶體的修復組織結合，造成新的聚合物。一般來說，少量的聚合物會從眼球內排到眼球表面，變成眼屎排出體內。當聚合物排出較多時，聚合物大小超過排出孔大小，這些物質就會堆積在水晶體內，漸漸形成白內障。

因此，最好準備兩副眼鏡，一副框架，一副隱形。在使用電腦時，就使用框架眼鏡。如果條件不允許，在配戴隱形眼鏡接觸電腦時，應注意眼睛的休息。休息的同時須把隱形眼鏡取出，讓眼球有充裕時間排出廢物。

小提醒

使用電腦時配戴的框架眼鏡最好比實際度數低１２５度。因為看近處物體時，眼睛必須要調節才能看得清楚。眼睛調節高頻率使用，晶體、睫狀肌和懸韌帶等部位長時間處於緊張狀態，就容易引發流淚、異物感等不適感。而配戴低於實際度數的眼鏡能夠減輕眼睛的調節工作，避免用眼疲勞而傷眼。

294. 該給眼睛補水了

太太留言

這兩天我的眼睛也又乾又痛，今晚一起去買點杭白菊吧。

醫生忠告

正常人在清醒和平靜的狀態下，每16小時分泌0.5～1.0毫升淚液，若受到刺激或情緒波動較大時分泌量可明顯增加。當眼睛分泌的淚液的質或量出現異常，導致眼睛乾澀、酸脹、灼痛、畏光等症狀就叫乾眼症，又稱乾燥性角結膜炎。如果得不到及時治療，會引起角膜渾濁、潰瘍，視力減弱等。

白領是乾眼症的高發人群，這與其工作特點不無關係。他們常年生活在空調環境中，長時間面對電腦，經常從事注意力集中的工作，這使得兩次眨眼間暴露的眼球表面積增大，眨眼頻率減少，讓淚液的蒸發加快。那麼，該怎樣預防乾眼症呢？

（1）切忌「目不轉睛」，每分鐘至少要保證眨眼10次左右。

（2）不要長時間吹空調，避免座位上方有空調氣流吹過。

（3）多喝水，多吃、蔬果、乳製品、魚類等富含維生素的食物。

（4）保持良好的生活習慣，睡眠充足，不熬夜。

（5）避免長時間操作電腦，通常連續操作1小時，休息5～10分鐘，遠眺或做做眼保健操。

（6）保持最適當的姿勢，使雙眼平視或輕度向下注視電腦螢幕。

（7）若房間光線較暗，打開日光燈，緩解螢幕光線對眼睛的集中照射。周圍環境的光線要柔和，電腦螢幕的亮度要適當。

小提醒

多眨眼勤「翻眼」可預防乾眼症。眨眼是一種保護性的神經反射動作，正常人每分鐘約眨眼２０次，若減少到１０次左右，眼睛仍可維持淚膜的完整。但倘若長時間凝視變動快速的電腦螢幕，眨眼次數常會減少到每分鐘４～５次，出現眼睛乾澀的症狀。

295. 關愛眼睛的生活點滴

太太留言

杭白菊包好放在你皮包裡了，別忘了每天拿出來泡啊。

醫生忠告

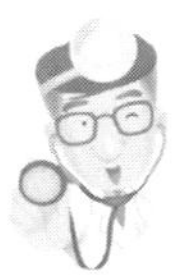

要想保有一雙明眸，就在日常生活中做好護理：

（1）強光下戴上太陽眼鏡。紫外線的殺傷力非常強，如果沒有任何防護措施，短時間的照射就可能引發角膜炎、結膜炎等急性炎症。同時，它還能夠加速白內障的發生，並影響眼底，導致視網膜黃斑變性。高品質的太陽眼鏡可以濾過紫外線，對眼睛形成有效保護。而劣質太陽眼鏡則可導致紫外線大量入侵眼內，損傷晶狀體。綠色鏡片濾過太陽光的能力較強，適宜在太陽光線強時佩戴。

（2）別亂滴眼藥水。不要認為眼睛的疾病是小事，而隨便買來眼藥水亂滴。眼藥水的功能各不相同，有明目的，有緩解視疲勞的，有消炎的。應先聽取醫生的意見對症下藥，如果是結膜炎症就選擇消炎的眼藥水，如果是乾眼症須選擇人工淚液治療。

（3）經常敷一敷。緊張的情緒、髒空氣的污染以及電腦的輻射，讓脆弱的眼睛不堪重負，那就時常敷一敷吧。可以借用一下妻子的化妝棉，浸滿鹽水後放入冰箱裡冷藏，早上取出為眼睛冷敷，可以改善眼部浮腫。此外，還可試試黃瓜、牛奶、蛋白、蜂蜜等。

小提醒

菊花對治療眼睛疲勞、視力模糊有很好的療效。眼睛疲勞時泡一杯菊花茶來喝，能使疲勞症狀明顯減退；如果每天喝3～4杯菊花茶，對恢復視力也有幫助；用棉花沾上菊花茶的茶汁，塗在眼睛四周，對消除「熊貓眼」功效不凡。

296. 給眼睛做體操

太太留言

公司一姐妹放一小收音機在桌上，累了就跟著音樂做眼保健操。

醫生忠告

白領們因用眼過度，容易出現眼疲勞、疼痛、瘙癢及眼球充血等不適症狀。經常給眼睛做做體操和按摩，上述症狀就會消失。該操十分簡便，不受場地限制。

（1）眼睛體操：

⊙兩眼緊閉，再猛地睜眼；用力眨雙眼，接著輕輕轉動眼珠。

⊙頭不動，眼睛盡可能看右側，然後再盡可能看左側。

⊙盡量向上方看，然後盡量向下方看。

⊙眼珠左右各用力轉一圈，然後再看一下鼻子。

（2）按後頸的穴位。用雙手的拇指放在後頸的髮際，其他手指支撐住頭部。一邊尋找自己感覺最適宜的穴位，一邊用拇指呈螺旋狀下壓。

（3）擠壓眼眶的凹陷處。將雙手洗淨，按上眼眶、下眼眶、眼角及外眼角的順序，慢慢地反覆擠壓，力度以自己感覺舒適為宜。

（4）旋轉頸肩部：

⊙頭朝前，頸肩肌肉放鬆。

⊙向右側轉頭，邊轉邊做深呼吸。對存在痛點及不適的部位，再盡量多活動一下。

⊙向左側轉頭，邊轉邊做深呼吸；再做一次左右轉頭。

小提醒

斜視有助於眼睛聚焦於螢幕且避開強光直射，所以我們總是不自覺地斜著看電腦。研究發現，斜視電腦會明顯減少眨眼的次數，給眼睛造成傷害，因此應糾正這個習慣。

297. 掏耳不當會損害聽力

太太留言

你鑰匙串上的「挖耳勺」我給拿下了，因為經驗證明，經常掏耳朵對聽力不好。

醫生忠告

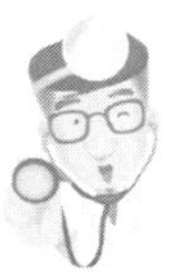

耳屎，醫學上叫耵聹，是外耳道耵聹腺的分泌物，能在一定程度上保護外耳道皮膚。但耵聹過多會堵塞外耳道，影響聽力，有時還會刺激外耳道發癢。這時，許多人喜歡用手指、掏耳簽等掏挖耳朵。如果用力不當，易造成外耳道損傷感染而形成癤腫，引起耳部疼痛，並且容易將黴菌帶進外耳道。

耵聹暴露在空氣中易乾燥，形成小片物，吃東西咀嚼張口時，多數會隨下頜關節運動掉出耳外。也有人的耵聹是黏狀的，俗稱油耳或糖耳。當過多的耵聹與外耳道脫落的上皮、灰塵混在一起時，可形成大的硬塊，阻塞外耳道，造成耵聹栓塞。若外耳道瘢痕狹窄、耳毛過多、慢性炎症等原因影響排除時，更容易發生耵聹栓塞。

如果是少量的耵聹，還是不動它為好。如果耳屎過多，阻塞了外耳道，影響聽力或感覺不適，則應及早取出。不過，最好是請醫生來處理。若干性耳屎過多，在洗頭、洗澡或游泳時水進入外耳道，會使其吸水膨脹，導致聽力減退。此外，耳屎內有豐富的營養物質，在潮濕和溫度合適的條件下，極易滋長細菌，刺激外耳道皮膚發炎，應及時請醫生幫助清理。

小提醒

耳屎多了，可用經過消毒的棉簽，輕輕地把它清理出來。對於特別乾硬的耳屎，可用５％碳酸氫鈉（小蘇打）滴耳液，每天３～４次，每次２～３滴，３日後待其軟化，由醫生用特製的鉤子或鉗子取出來，或用溫鹽水沖洗出來。

298. 從耳鳴查疾病

太太留言

你耳朵有嗡嗡作響的現象嗎？如果有一定要告訴我，我剛學到兩招去除耳鳴的方法。

醫生忠告

耳鳴是發生於聽覺系統的一種錯覺，是一種症狀而不是疾病。它可能僅因一小片耵聹接觸到耳膜引起，也可能是耳部或全身某些疾病的早期信號。

（1）耳部疾患。可分為傳導性耳鳴和感音性耳鳴。外耳因耵聹、炎症腫脹發生阻塞，耳膜充血，中耳積液或感染、耳硬化症時，易發生傳導性耳鳴，常發生於病變一側，音調較低；耳的感音部位是內耳耳蝸，若發生內耳震盪、水腫、聽神經瘤等，會刺激內耳耳蝸產生耳鳴，多為雙側性，音調較高，常呈間歇性。

（2）頸部疾患。頸部腫瘤或其他頸部疾病壓迫頸動脈時，可引起受壓側耳鳴。其特點是持續性、低音調，隨體位變化。

（3）全身性疾病。當腎病、肝膽疾病、糖尿病、結核病、冠心病、慢性支氣管炎導致全身功能紊亂時，常會出現耳鳴症狀。其特點是高音調、雙側性，一般會隨上述疾病的康復而消失。

（4）身體虛弱。多沒有器質性病變，常因血管張力不足、局部供血差引起，中醫將其視為腎虛的表現。

（5）神經衰弱。多為雙側性，音調高低不定，常伴有頭痛、頭昏、失眠、多夢等症狀。調節情緒可使之好轉。

小提醒

大劑量奎寧、奎尼丁、氯喹等藥物，可引起劇烈耳鳴，但停藥後會好轉，不會影響聽力。慶大黴素、鏈黴素、卡那黴素等藥物，會損害聽神經及前庭神經，出現耳鳴，若不及時停藥，可迅速發展為耳聾，難以恢復。

299. 日常護理除耳鳴

太太留言

本來想再穿一個耳洞，但從網上得知這樣可能損害聽力，只好作罷。MP3的音量也調小了些，一切還是以健康為重。

醫生忠告

耳鳴是一種常見的臨床症狀，它令人不安，影響工作和生活。根據原因，有些耳鳴需要藥物、手術治療，有些則可經過自我保健調理而消失。

（1）減少噪音。暴震聲和長時間接觸噪音，都可能導致聽力下降和耳鳴產生。在高強度噪音環境中工作的人要注意防護，如減少噪音源或佩戴防護耳罩、耳塞等。此外，不要長時間、大音量地在有噪音的環境中使用隨身聽。

（2）緩解緊張和疲勞。長期的精神高度緊張和身體疲勞，易加重耳鳴的症狀。因此要適當調節工作節奏，放鬆情緒，並轉移對耳鳴的注意力。

（3）禁止特殊藥物。耳鳴患者由於其他疾病需要服藥時，應告訴醫生你患有耳鳴，因為有些藥物會使耳鳴症狀加劇。

（4）改正不良習慣。咖啡因和酒精可使耳鳴症狀加重；吸煙可使血氧下降，而內耳毛細胞對氧極其敏感，缺氧會對其造成損害，因此必須改掉不良習慣。

小提醒

有的人喜歡捏住兩側鼻翼，用力擤鼻涕，這樣很容易將鼻涕向鼻後孔擠出，使病毒和細菌到達咽鼓管，引發中耳炎。正確的方法為：放開一側鼻孔稍用力擤出對側鼻涕，若是鼻腔發堵使鼻涕不易擤出，可先用滴鼻液，待鼻腔通氣後再擤。

另外，喜歡游泳的人最好戴上耳塞，如果水進到耳朵裡，可以側身將水控出，或用棉簽輕輕擦乾。

300. 按摩穴位自治耳鳴

太太留言

聽你說「眼保健操」還有點效果，我就又去收集了一些有益的按摩方法，今天給你發過去。

醫生忠告

有針對性地按摩相關穴位，可有效防治耳鳴。以下動作可每天早晚各做1次，也可在耳鳴發作時及時按摩。

（1）先用食指和大拇指輕柔按摩聽會穴（在耳屏的前下方與小豁口平齊，張嘴時凹窩處）5分鐘，約300次以上。

（2）擊天鼓50次。兩掌對搓至熱後，用掌心掩耳，十指按在頭部後方。再將食指疊在中指上，敲擊枕骨下方，使耳內可聽到類似擊鼓的聲音。

（3）兩手掌對搓至熱，用掌心捂耳，手掌與耳朵完全封閉，然後兩掌突然鬆開，重複30次。

（4）接著用食指和大拇指，先從上到下按捏耳廓，然後再從下到上按捏，直至雙耳有發熱感，共按捏耳廓100次。

（5）按摩合谷穴80次。伸臂，俯掌，大拇指、食指併攏，在肌肉最高處取穴。

小提醒

乘坐飛機的過程中，飛機在上升或下降時，由於大氣壓的改變使中耳鼓室腔內氣壓異常，容易出現耳道堵塞、耳鳴、耳脹、聽力下降等症狀。對此，可以在飛機起飛和降落時嚼口香糖，隨著咀嚼和吞嚥動作，耳咽管會隨時開合，空氣就能自由地出入中耳腔，使中耳內壓和外界大氣壓力保持平衡，耳部不適感就會減輕或消失。

301. 耳鳴其實也能「吃」掉

太太留言

先上班去了，牛奶在桌上。

醫生忠告

耳鳴雖然沒有特殊的預防及護理，但按中醫傳統，從飲食方面加以注意仍是十分必要的。

（1）減少脂肪的攝入。大量攝入脂類物質，會使血脂增高，血液黏稠度增大，引起動脈硬化。內耳對供血障礙最為敏感，當血液循環出現障礙時，會造成聽神經營養缺乏，導致耳聾。因此，應少吃動物內臟、肥肉、奶油、蛋黃、油炸食品等富含脂類的食物。

（2）多吃含鐵豐富的食物。缺鐵使紅細胞變硬，運輸氧的能力降低，使耳部養分供給不足，造成聽覺細胞功能受損，聽力下降。補鐵，能有效防治耳鳴、耳聾的發生。含鐵豐富的食物有紫菜、蝦皮、海蜇皮、黑芝麻、黃花菜、黑木耳、莧菜、香菜、豆製品等。

（3）多吃含鋅的食物。耳蝸內鋅的含量大大高於其他器官，而隨著年齡的增長，耳蝸內鋅的含量會逐漸降低，影響耳蝸的功能而導致聽力減退。可從以下食物中攝取：魚、牛肉、豬肝、雞、雞肝、雞蛋、各種海產品、黃瓜、番茄、白菜、蘿蔔、蘋果、橘子、核桃等。

（4）常吃有活血作用的食物。活血化淤有利於擴張血管，改善血液黏稠度，保持耳部小血管的正常微循環。可經常吃黑木耳、韭菜、紅葡萄酒、黃酒等。

小提醒

防治耳鳴、耳聾，要養成喝牛奶的好習慣。牛奶中幾乎含所有已知的維生素，例如維生素A、維生素D、維生素B_1、維生素B_2、維生素B_6、維生素B_{12}，維生素E和胡蘿蔔素。這些維生素與鈣的吸收利用，能有效改善血液循環，防止耳聾。

302. 別讓噪音害了耳朵

太太留言

最近對門在裝修，天天吵得人心煩意亂的。才幾天下來，我就感覺頭疼得厲害。看來，這個噪音的殺傷力的確不容忽視。

醫生忠告

說到噪音，很多人都覺得自己的辦公環境不存在這種污染。其實，冷暖氣的送風聲，周圍同事的說話聲，電腦主機、影印機、傳真機的運轉聲，以及電話鈴聲等都是潛伏在辦公室的噪音源。這種表面安靜實際隱藏著低量噪音的環境，常常使人不明原因地感到頭暈、心煩，注意力不集中。

曾做過這樣一個醫學實驗，安排40個職員，在相對安靜和有輕微噪音的開放式辦公室中工作3小時。結果發現在有噪音辦公室中工作的人，體內腎上腺素水準非常高，這說明他們感到了很大的壓力。更有趣的是，這些受測人員否認自己感受到壓力。專家解釋說：人處於微量噪音的環境裡，容易關注自己的工作，忽視周圍的環境。

當然，要改變工作環境不是件容易的事，但可以進行適當的做自我調節，減輕低噪音對身體的影響。首先盡量少開有噪音的電器，減少噪音源。如果工作允許，在工作間歇可以到戶外活動片刻，遠離噪音。如果不能離開工作環境，應及時調整身體姿勢，或每隔幾個小時戴上耳機，享受一下音樂。

小提醒

人在４０分貝左右的聲音下能保持正常的反應和注意力。如果超過５０分貝，容易導致情緒煩躁、聽力下降，嚴重的還會損害中樞神經，導致神經衰弱。長期生活在８５～９０分貝的環境中，容易患上「噪音病」。

303. 喝綠茶，把輻射擋在體外

太太留言

知道你的茶葉快喝完了，下午去買了你最喜歡的碧螺春。聽說喝綠茶還能防止輻射，也不知是真是假。

醫生忠告

做為現代人，工作時難免要和電腦、手機及各種辦公設備為伍，下班後，又得面對電視、微波爐等家用電器，每天都生活在電磁波和電輻射的籠罩中。電磁輻射污染日益嚴重，並成為放射性污染、水源污染、大氣污染、噪音污染等幾大污染源之一。

電磁輻射污染對人體的危害相當大，長期置身於污染中，患癌症及退化性疾病的機率會大幅度增加。當然，在現代生活中，要完全脫離輻射環境是不現實的，但可以透過有效的措施減少輻射的危害。

據醫學研究表明，綠茶具有抗輻射作用。綠茶中含有豐富的維生素C、維生素E、胡蘿蔔素，以及茶多酚。茶多酚是綠茶中主要的防輻射物質，它具有很強的抗氧化活性，可以直接清除輻射產生的自由基，減少臟器的損傷，增強肌體免疫力，保護肌體造血功能，從而達到良好的抗輻射效果。

茶葉中含有的胡蘿蔔素，在腸壁和肝臟的作用下，可以轉變為維生素A，起到滋養眼睛、緩解眼睛疲勞、預防夜盲症的作用。因此，對於長期接觸電腦、電視等輻射源的人來說，綠茶是不可多得的保護神。

小提醒

防輻射的食物很多，主要分為富含膠原彈性物質的食品，如海帶、紫菜、海參，動物的皮膚、骨髓等；含抗氧化活性物質的食品，如油菜、青菜、芥菜、捲心菜、蘿蔔等十字花科蔬菜；具有排毒功能的食物，如豬血、黑木耳等。

304. 與電器和平相處

太太留言

今天，到電腦城去買了一套電腦輻射保護屏。賣電腦配件的先生向我推薦液晶顯示器，說是比一般的顯示器輻射要小。

醫生忠告

生活中的輻射無處不在，我們幾乎不可能逃離出輻射環境。但正確地使用電器卻能降低輻射對人體的影響。

（1）家用電器不要擺放過於集中或集中使用，以免自己暴露在超劑量輻射的環境中。

（2）家用電器、辦公設備、手機等應避免長時間操作。如果需要長時間操作的電器，如電視、電腦等，應每隔段時間就離開輻射範圍休息，減少眼睛的疲勞和輻射影響。

（3）在使用電器時，應保持一定的安全距離。眼睛離電視螢幕的距離，應為螢幕寬度的5倍左右；微波爐開啟後要離開1米遠；使用手機時，頭部與手機天線的距離盡量遠些，最好使用分離耳機和話筒接聽電話。

（4）接聽手機時，不要手機鈴一響就去接。最好等手機響過一兩秒或電話兩次鈴聲後再接聽。因為手機接通瞬間釋放的電磁輻射最大，對人體的傷害也最大。

（5）當電器暫停使用時，不要讓它們處於待機狀態。因為會產生微弱的電磁場，經過長時間累積形成輻射。

（6）長期使用電腦，最好顯示幕前安裝電磁輻射保護屏，同時配戴防輻射眼鏡。在操作完畢後，應及時清洗臉部，預防顯示幕產生的輻射加速皮膚老化。

小提醒

長時間處在電磁輻射污染的環境中，人容易引起疲勞、厭食、記憶力下降、頭痛腦脹、視力下降、眼睛發乾等不良症狀。

305. 手機雖好，還須科學使用

太太留言

今天不小心把手機掉到了水裡。一天沒使用手機可真不習慣，總是擔心會有人打電話，會有人發簡訊。

醫生忠告

移動通訊的迅速發展，給我們的生活帶來了極大的便利。而移動電話也成為生活中必不可少的物品，大多數人已經無法忍受沒有手機的生活。在帶來方便的同時，手機也給我們的生活帶來很多新的問題。雖然對於電磁輻射的爭議沒有結論，但是科學地使用手機，對健康是有百益而無一害的。

手機在頻繁的接觸中，難免會沾染油污、汗液、唾沫等。按鍵縫隙裡也會沉積灰塵、頭屑等髒物，這正是病菌滋生的好環境。而細菌病毒會危害人體健康。如果將手機借給他人使用，還容易產生交叉污染，傳播疾病。那手機應該怎樣消毒殺菌呢？最好的辦法是進行紫外線照射，同時養成勤洗手的衛生習慣。

高頻率地使用手機，還會引起手機依賴症等心理疾病。手機依賴症的症狀主要表現為,一刻也不能離開手機，一旦離開，情緒會出現極端變化，如煩躁不安、情緒低落、抑鬱寡歡。對需要依賴手機與外界聯繫，處理工作的白領來說，這種現象尤為明顯。對於「手機依賴症」的患者來說，擺正心態是當務之急，手機畢竟是一種工具，應該以平常心對待。

小提醒

手機充電時也不能馬虎。在手機充電插座30釐米以內，人體內的免疫功能細胞有可能會因此而減少數量。因此，為了自己的健康，在充電時應遠離手機充電插座30釐米以上，切忌將充電器放在床邊。

306. 正確擺放電腦

太太留言

今天買了液晶顯示幕，試了試，感覺真的不錯。不僅輕巧，還比以前顯示幕的效果好多了，最重要的是沒有老式顯示幕厚重的「後腦勺」。

醫生忠告

在使用電腦時，電腦各部分的擺放位置也非常重要。正確的擺放可以減少危害，降低輻射，使用起來更得心應手。

首先說說顯示器。潮濕、灰塵、電磁場、強光都是顯示器的殺手，在擺放時應考慮這些問題。擺放時，不要太靠近窗戶或正對窗戶。靠近窗戶容易受到雨水、灰塵的襲擊，縮短顯示器的使用壽命。而正對窗戶，螢幕會反射窗戶的光線，導致顯示模糊，加重眼睛疲勞。也不要把顯示器置於強光或高電磁場中。一方面會加重輻射強度，危害健康；另一方面，會干擾顯示器的顯示品質，出現偏色、閃爍、發光率降低等現象。

主機擺放的主要原則是「按需擺放」。意思就是根據顯示器的位置怎麼使用方便怎麼擺放。但最好遠離大功率電器，如電視機、電冰箱、微波爐、空調等。同時也不要和這些電器共用一個電源插座，以免大功率電器啟動時的電壓波動，造成電腦無故重啟。對於脾氣急躁的人來說，主機不要放在輕易可以踢到的地方，以免電腦運行過慢時，慘遭暴力，導致提前「退休」。

小提醒

在辦公場所擺放電腦，最好別讓電腦的「後腦勺」衝人。因為電腦電磁輻射最厲害的是電腦的「後腦」和兩側。正確的擺放方式是將電腦的「後腦勺」靠著牆放，並且每台電腦之間保持 1 米以上的距離。

307. 光碟擺放不可小視

太太留言

整理房間的時候，打開你儲藏光碟的櫃子，聞到一股刺鼻的味道。我還以為是光碟生霉了，但拿出來一看，明明是完好無損呀。真弄不懂是怎麼回事。

醫生忠告

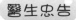

隨著電腦的普及，光碟也隨之走進了人們的生活。軟體安裝光碟、資料儲存光碟、遊戲光碟，只要有電腦的地方，光碟就無處不在。但在儲藏光碟的時候，很多人有這樣的經歷，打開儲存光碟的櫃子，會有刺鼻的味道撲面而來。為什麼光碟會發出這種味道呢？

製作光碟的主要材料聚碳酸酯是不會散發異味的，氣味是光碟表面的塗料發出的。這些有機塗料和油漆的化學性質大致相同，含有苯、重金屬等物質。苯屬於劇毒溶劑，能損傷神經系統和造血組織。而重金屬攝入過多，會致使人慢性中毒。雖然一張光碟的塗料用量較少，但大量光碟放在一起，有害物質的數量就不可小視。特別是盜版光碟，所用塗料品質差，對身體危害更大。要避免有害氣體對人體的傷害，光碟應該正確儲存。光碟儲藏櫃最好是敞開式的，能夠經常通風散味。如果是封閉式儲藏櫃，光碟買回家後，先在通風的位置晾一段時間，再放入櫃中。同時存放光碟的櫃子最好每週打開一次，通風散味。

小提醒

光碟的正確使用方法：

⊙使用時，手指應穿住光碟中心孔，不要接觸光碟表面，以免光碟汙損，影響播放品質。

⊙光碟與光碟表面之間不能互相摩擦，也不能與其他硬物摩擦或碰撞，以免劃傷。

308.「333」法則讓你科學用電腦

太太留言

王醫生說，用電腦要科學，最好每30分鐘就活動一次，哪怕是3分鐘也能很好地活動筋骨。

醫生忠告

長時間坐在電腦旁，身體處於半蜷縮狀態，如果不改變姿勢，會降低血液循環功能。因此，使用電腦時要合理地進行活動，保持良好的血液循環，增強肌肉的伸縮力量。這裡介紹的「333」法則就是讓你在使用電腦的過程中，每30分鐘活動一次，每次活動3分鐘，至少活動3處關節。

在使用電腦時，頸部、背部、軀幹、手臂部甚至腿部的肌肉都會被用到，因此，間隔一段時間，活動這幾處關節是非常重要的。

（1）背部。兩手叉腰，臂部及手肘向前推，身體呈弓形，然後恢復原來的姿勢。

（2）手臂。兩臂盡量往上舉，然後慢慢將手臂垂至膝蓋上，放鬆頸部的肌肉。

（3）手指。雙臂向前平舉，手心朝下，五指盡量張開，然後放鬆。

（4）手掌。左手手心向上，右手手心放在左手手指上，右手施力，將左手手指向下壓，然後換手重複同樣的動作。

（5）肩部。端坐，兩臂伸直逐漸上舉，直到與地面平行，以畫小圈的方式慢慢轉動手臂，然後再以相反方向重複畫小圈。

小提醒

長時間伏案，近距離使用電腦，很多白領因久坐，而導致脊椎側彎，甚至進而惡化為骨質增生和椎間盤突出。

309. 當心電腦失寫症

太太留言

兒子都快成為你的老師了，也不知你怎麼回事，連簡單的字也忘了。那天你問兒子「模」字怎麼寫，為此兒子都笑話了你好久，說爸爸的語文不及格。

醫生忠告

電腦的確給我們的生活和工作帶來方便，但是頻繁地使用電腦，使不少人患上了「電腦失寫症」。

生活中常常會出現這樣的例子，經常操作電腦的人常常會「提筆忘字」，而漂亮優美的字跡也變得潦草難以辨認。這是由於電腦打字易於修改、方便觀看，人們習慣在鍵盤上「敲字」後，大腦裡的各種輸入法就會逐漸代替傳統的手寫方法。

不要認為這種代替無關緊要，手寫不僅是對文字的組合，更是對性情的薰陶，對意志、毅力、思維方式的訓練。在用手書寫文字的過程中，大腦語言中樞形成印記。電腦雖然快捷方便，但是不能在大腦語言中樞上形成印記，會造成辨識能力的缺陷。久而久之，對抽象思維、邏輯性和語言等能力的發展會產生障礙。

當然，「電腦失寫症」只是失寫的暫時性障礙，並不會造成腦神經的器質性病變，也不必過於驚慌。只要改變工作、生活中使用電腦的習慣，就能起到良好的防治效果。首先注意安排合理的作息時間，不要長時間在電腦前工作。同時養成定期閱讀和手寫的習慣，強化對漢字形狀的記憶。

小提醒

宣導手寫，並不是說要拋棄電腦，完全恢復紙筆寫作。但我們在利用高科技的高效率時，也應該重拾最最傳統的寫作方式。比如，用手寫的文字給朋友、父母、親戚傳遞祝福，手寫比冷冰冰的電腦文字更具溫情。

310. 電腦讓你越來越笨

太太留言

你的生活簡直是離不開電腦了，連我和兒子的生日，你也要輸入電腦保存。難道自己就不能記住？

醫生忠告

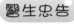

經常使用電腦的人，會抱怨自己記憶力減退，比如，無法記住同事名字，經常轉身就忘記自己要做的事情。這種困擾主要來自於對電腦的過分依賴，導致腦功能減弱。

在互聯網廣泛普及的今天，電腦成為人們生活和工作中必不可少的工具。的確，網路和電腦為我們的工作帶來方便，方便我們傳遞資訊和獲得資訊。但高頻率地使用電腦，會使人產生依賴感，降低人腦使用頻率。如果大腦長期處於被動學習和記憶的狀態，便會退化。

要延緩大腦的退化，最重要的是科學合理地用腦。人腦受訓越少，衰老就越快，對大腦和身體健康都不利。勤於用腦能增強腦細胞酶性，預防腦細胞萎縮老化，延緩神經系統的衰老。同時還能調節和控制神經系統，保持智力的發展，達到健腦益壽的目的。

從某種意義上講，人腦比電腦具有更大的潛能。電腦受到程式的控制，而人腦能夠不斷地激發創造力，挖掘未知潛力。可以說，這種潛力是取之不盡、用之不竭的。

小提醒

如何正確用腦？

- 交替用腦。用腦時，某些大腦皮層會興奮，而其他的部位則處於抑制狀態。不斷地轉換大腦皮層的興奮中心，可以提高用腦效率。
- 勞逸結合。大腦皮質細胞超負荷工作，就會處於抑制狀態，造成記憶力故障。因此，要注意休息大腦，提高大腦活動效率。

311. 別讓狂躁戀上電腦

太太留言

也不知道你對電腦發什麼脾氣，說它在你存檔的時候無故重啟。拜託，它是工具難免會出現故障。你怎麼能對著一台機器吹鬍子瞪眼呢？

醫生忠告

在辦公室常遇見這樣的情況，當電腦不聽使喚，或不小心「遲鈍」時，操作者會摔滑鼠、砸鍵盤，甚至對電腦拳打腳踢，用語言侮辱來發洩心中的不滿。這就是所謂「電腦狂躁症」，主要是電腦出現故障後產生的沮喪和焦躁。

人和電腦長時間接觸，與電腦的交流逐漸取代了與人的交流，無形中就把電腦人格化，把對人的感情轉嫁到電腦上。因此，在電腦發生故障後會情不自禁地發生情緒失控，就像是對辦事不力的下屬發洩自己的不滿情緒一樣。這就是頻繁地和電腦接觸，分不清電腦所處的角色而帶來的負面效果。

要緩解「電腦狂躁症」，首先要進行自我心理調整，明確電腦只是生活中的工具，不值得為它發脾氣。使用電腦時應隨時將資料備份，以免資料丟失。如果電腦壞了應該找人修理，而不是發「無名火」，這樣就不會讓自己的情緒驟然失控。在此基礎上，處理好人際關係，創造一個和諧、寬鬆的工作環境。閒暇時間，應和家人、朋友多溝通，不僅能放鬆心情，還能減少電腦對生活的影響。

小提醒

要防止電腦心理疾病的產生，應加強自我保健意識，多參與體育鍛鍊，多吃富含維生素和蛋白質的食物。同時，還要定期進行體格檢查和自我心理測試。如果發現生理、心理上的有關症狀，應盡快適當調整工作，配合治療，使症狀得以緩解。

312. 發郵件發出「資訊躁狂症」

太太留言

不要一回到家就只顧去看你的郵件，還是和我說說話吧！

醫生忠告

電子郵件及簡訊已經成為E時代最方便快捷的通信方式，是高科技的產物。但是有些人收發電子郵件成癮，不管場合，只要有電子郵件就會形成條件反射，影響其他甚至生活，還會影響智商。

研究人員發現，經常收發電子郵件及簡訊，對智商的損害程度是吸食大麻的兩倍多。過頻查看電子郵件會使智商暫時性下跌10分。這是因為在集中精神工作時，大腦既要處理工作事務，又要隨時準備對電子郵件進行回應，會造成大腦分神。而大腦的運作強度有限，一時間難以處理這麼多的任務，就會降低總體效益。醫學上稱這種智商暫時下跌的現象為「資訊躁狂症」，也算是科技發展的一項「碩果」。

「資訊躁狂症」除了影響智力外，還造成人際關係障礙，影響工作效率，增加緊張及不滿情緒。查看電子郵件上癮的人，工作效率一般較低，因為他們在工作時常常惦記著電子信息，從而不能專心工作。而沉迷於電子郵件的交流勢必會忽視生活中的人際交往，導致人際關係惡化。由此看來，現代技術雖然有很多好處，但也要掌握使用的尺度。

小提醒

據臨床實驗調查，６２％的受訪者承認查看電子郵件和手機簡訊上癮，不管在家還是在公司都會不時查閱；５０％的人表示一有電子郵件和手機簡訊會立即回覆，２１％的人表示開會也會及時回覆手機簡訊。

313. 綠化，從辦公室開始

太太留言

聽人說仙人掌能夠防輻射，也不知道到底科不科學。不管它，我叫張祕書給你買一盆放在辦公桌上。即使不能防輻射，在枯燥的工作中看見綠色的生命，也能調節你緊張的神經。

醫生忠告

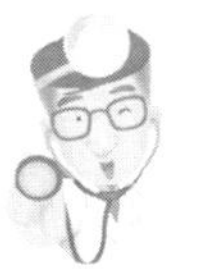

寬敞密閉的辦公室在不同程度上都存在著環境污染。環境污染是指空氣品質、光照情況、通風狀況以及清潔程度等不理想。在某種意義上，環境污染的後果很嚴重，它能渙散工作積極性，影響工作效率及品質。

綠化辦公室是改變環境污染最有效的辦法。綠色植物是良好的空氣清新劑，能清除室內的有害氣體，提高空氣濕度和清潔度、降低污染物和噪音。據研究顯示，適度的辦公室綠化能提高室內空氣環境品質３０％，降低噪音和空氣污染物１５％。對於長期使用電腦的人來說，多看綠色植物能消除疲勞，緩解眼睛不適。

在對公司職員進行調查時也發現，大多數人認為「綠色辦公室」更人性化。在這樣的工作環境裡，容易降低緊張感，排除壓力，有利於創造力和活力的提升。當空氣不流通而感到煩悶時，對著清新怡人的植物做下深呼吸，可以提神醒腦，讓你不再昏昏欲睡。

小提醒

如何選擇適合辦公室環境的植物：

⊙開花或觀葉植物，不僅有淨化空氣的作用，還具有觀賞性。

⊙葉色濃淡正常、葉面有光澤，硬挺有生氣，葉面與莖枝處沒有蟲體的植株才是佳品。

⊙植物的枝幹應健壯，過於細長、柔弱的植物不適合辦公室。

314. 電腦族，營養要跟上

太太留言

你天天面對電腦，吃飯可不能隨便，不要當作完成任務，吃一些垃圾食品。再忙，也不差吃飯那點時間。

醫生忠告

長期操作電腦，人的大腦處於緊張思維活動狀態。而大腦是身體的「司令部」，每天需要消耗的熱量是人體總消耗熱量的20%。當營養不足時，血糖濃度會降低，耗氧量也會下降，人就感到頭暈、疲倦，甚至昏迷。因此，為了預防用腦過度帶來的負面反應，就必須注意合理的膳食。

（1）補充蛋白質。蛋白質是人體細胞的「靈魂」，攝入優質蛋白質，能夠增強大腦皮層的興奮作用和抑制作用，保證大腦的正常工作。含蛋白質高的食物有：瘦肉、牛肉、羊肉、雞、鴨、動物內臟、魚及豆製品。

（2）補充維生素。維生素C和B群維生素具有調節神經的作用，能夠緩和緊張的神經活動，維生素A能夠消除眼睛疲勞。穀類、豆類、蔬菜、乳類、肉類等含有豐富的B群維生素；綠葉蔬菜、水果中富含維生素C；動物肝臟、乳類、蛋類及胡蘿蔔、韭菜中含有較多的維生素A。

（3）補充磷。磷是大腦新陳代謝不可缺少的物質，是必須補充的能源。含磷豐富的食物有：蛋黃、蝦、核桃、花生、牡蠣、烏賊、銀魚、青魚等。

小提醒

在操作電腦時，應不斷地檢查腦部熱量是否充分。在辦公室準備牛奶、豆漿、雞蛋、餅乾、巧克力、糖果等食物，以便出現腦部疲勞時及時補充營養。吃東西時，應停止手上的工作，不宜邊操作邊吃東西，以免造成消化不良或胃炎。

315. 頭痛，電腦惹的禍

太太留言

頭又痛了呀！不要硬熬了，去看看醫生吧。

醫生忠告

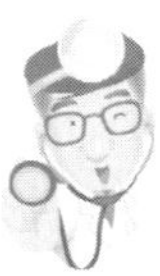

肌緊張性頭痛是白領階層常見的職業病，多發生於伏案工作或長期操作電腦者。肌緊張性頭痛屬於慢性頭痛，主要是長期保持一種姿勢，造成頸部肌肉持續緊張，酸性代謝產物堆積並壓迫頭部神經，引起頭痛。如果在精神和心理緊張、抑鬱的情況下持續工作，還會導致持久性頭、面、頸、肩部肌肉痙攣及血管收縮引起的牽扯痛或擴散痛。身體檢查時，除偶爾出現肌肉痙攣症狀，無其他異常反應，而抗偏頭痛治療對於肌緊張性頭痛常常無效。

肌緊張性頭痛患者除頭痛外，還會感覺頭部沉重，頸部酸痛，精力難於集中，記憶力下降等症狀。要治療肌緊張性頭痛，除了藥物調理，還要加強自我保健意識。首先安排合理的作息時間，保持房間通風換氣，同時避免高溫、強光和噪音。工作每2小時應旋轉頸部，或自己用手按摩，從而放鬆頸肩肌肉，促進代謝產物的排除。頭痛來臨時，應在陰涼、安靜的環境休息，有條件還可洗個熱水澡。對於頭痛厲害的患者，應在專業醫生的指導下服用藥物。

小提醒

切記不能自作主張地服用鎮痛藥。長期服用止痛片容易形成對藥物的依賴性，可引起噁心、嘔吐，甚至嘔血、黑便等副作用。特別是有嚴重肝腎功能障礙者，服藥更要慎重，一定要在醫生指導下進行。

316. 電腦面前先握拳

太太留言

滑鼠用久了，是不是覺得手腕酸疼呀？

醫生忠告

經常使用電腦的人大多有這樣的親身經歷：手指關節疼痛、腫脹、僵硬，甚至手指伸展時會發出「啰吧」的響聲。這有可能是滑囊炎，主要是關節反覆、長期、持續的摩擦和壓迫，導致滑囊勞損引起炎症。疼痛是肌腱滑動時牽扯了發炎和粘連的肌腱和腱鞘膜引起的。

要預防滑囊炎，在使用電腦前一定要做好手指的「熱身」運動。最好操作前，先用力握拳，然後活動肢體和全身，使上肢和手活動開，增加血液循環供應。這樣，手指在反覆運動中，受損傷的機會也會減少。

同時，使用正確的電腦指法和姿勢也有利於減少手痛。使用兩三個手指敲鍵盤，最易造成局部疲勞損傷。因此，操作時最好能十指並用，勞動強度平均分配，損傷的機會必然會降低。操作電腦的持續工作時間也不宜過長，最好15～20分鐘能休息一下，做做手指關節的伸展活動。打完字後，應讓手泡個「熱水澡」，再重複練習握拳及放開的伸展動作，以增加肌腱的柔軟度。

小提醒

解除滑囊炎疼痛的家庭治療措施：

- 注意衛生，加強保護，養成勞作後用溫水洗手的習慣。
- 休息是解決任何關節疼痛的最佳方法，特別是在炎症急發期。
- 關節摸起來很燙，可以使用冰敷的方法。最好１０分鐘冰敷，１０分鐘休息交替進行。
- 急性腫痛減弱，且熱已消除，就採用冰、熱敷交替的方法治療，即冰敷１０分鐘後熱敷１０分鐘，反覆操作。

317. 正確操作，防範「滑鼠手」

太太留言

今早起來，發現手腕處長出一個硬硬的繭子，應該是用滑鼠時磨的。你用電腦的時間也不少，要多加注意。

醫生忠告

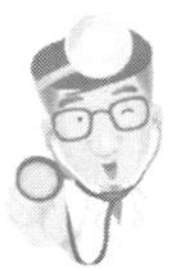

「滑鼠手」即「腕管綜合症」，是由於長時間使用電腦所致。每天持續 2～6小時手持滑鼠工作或玩電腦遊戲的人，大多有不同程度的腕部損傷，這是因為手腕關節反覆、過度的單一工作，使周圍神經受到壓迫或損傷，神經傳導阻斷，導致手掌的感覺與運動發生障礙。手指頻繁地用力，還會使手及相關部位的神經、肌肉因過度疲勞而受損，造成缺血、缺氧而出現麻木、脹痛、痙攣等一系列症狀。為防止「滑鼠手」的發生，應盡量做到以下幾點：

（1）定時起身活動。避免上肢長時間處於固定、機械的工作狀態。每隔1小時就應起身活動活動肢體，做做握拳、捏指等動作。

（2）坐椅高度適中。鍵盤和滑鼠的高度，應低於坐著時的肘部高度，以減少對腰、背、頸部肌肉和手肌腱鞘等部位的損傷。另外，最好選用弧度大、接觸面寬的滑鼠，有助於力的分散。

（3）多使用臂力操作。移動滑鼠時不要靠腕力而盡量用臂力，讓手腕的受力減少。敲打鍵盤及滑鼠的按鍵時不可過於用力。

（4）手臂不要懸空。當腕部保持在0度時，可處於自然平伸狀態，這時操作者感覺最舒服，腕部症狀的發生率也最低。因此在使用滑鼠時，不要讓手臂懸空，以減輕手腕的壓力。

小提醒

專家指出，滑鼠的位置越高，對手腕的損傷越大。因此，應把滑鼠放在一個稍低位置，相當於坐姿情況下，上臂與地面垂直時肘部的高度。鍵盤的位置也與此相近。

318. 抽空5分鐘做手操

太太留言

昨天在網上看到幾款新型的滑鼠墊，樣子很可愛，而且有新的護手功能。週末一起去看看吧，順便也幫你挑選一個。

醫生忠告

在工作的間隙，你可以做一些簡單的手部運動，來訓練腕部力量和手指的靈活性，緩解肌肉持續的僵硬。患「滑鼠手」一側的肩部有勞損、酸痛等症狀，因此肩部的訓練也必不可少。

（1）按順時針和逆時針方向各轉動手腕20次，可以緩解手腕肌肉的酸痛感覺。

（2）用力展開雙手的五指，每次20～30秒，做2～3次，可增加關節抵抗力，促進血液循環。

（3）吸足氣用力握拳，然後再用力吐氣，同時快速地依次伸開小指、無名指、中指、食指。左右手各做10次，能鍛鍊手部關節，紓緩僵硬狀態。

（4）用一隻手的食指和拇指用力揉捏另一手手指，從大拇指開始，每指各做10秒鐘。可促進血液循環，讓身心放鬆。

（5）雙掌合十，前後運動摩擦致微熱，以促進手部的血液循環。

（6）左手臂向右伸拉時，頸部向左伸拉，注意手臂不要過高，和胸部有一定距離，不要有壓迫感。每次保持30秒左右，再換右臂，讓肩部得到放鬆和鍛鍊。

小提醒

長期把滑鼠放在桌面上工作，會拉大滑鼠和身體的距離，加重肩部的負擔而導致「滑鼠手」。當上臂和前身夾角保持在45°以下時，身體和滑鼠的距離較為適宜，如太遠了，前臂將帶著上臂和肩一同前傾，造成肌肉、關節持續緊張。

319. 調整鍵盤及螢幕，輕鬆防頸肩痛

太太留言

把電腦顯示幕稍微調高點。你這樣低著頭看，難道不感覺累嗎？

醫生忠告

隨著電腦的普及，很多人都需要每天面對電腦。由於電腦操作不當而引起頭痛、目眩、頸椎病的人也越來越多。其實在你抱怨頸背疼痛的時候，只需調整一下電腦的擺放位置就可以緩解這種不適。

造成頸背酸痛的原因，除了坐椅和坐姿不當外，電腦放置的高低也大有影響。如果鍵盤放置過高，在操作過程中需提起雙臂，令肩膀肌肉緊張，就會引起肩膀酸痛。因此，應將鍵盤位置降低，以坐下時手肘的水平為準。不能降低鍵盤位置的，也要調高座位，使手以最舒適的位置操作鍵盤。

螢幕放得過低也會引起頸肩痛。因為，長期垂頭觀看電腦，時間過久會令頸背受到過大拉力，引致疼痛。在工作中發生的頸痛或手臂麻痹，大多都是長期垂頭誘發的。因此，電腦螢幕應稍微抬高，以頸部的彎曲不超過３５度為準。另外，頭向前不要伸得太厲害，這樣也會加大頸肩的拉力，導致肩背酸痛。

小提醒

改善頸肩酸痛的３個方法：

⊙工作間歇，經常將頭部轉向不同的方向，活動頸肩肌肉。

⊙活動雙肩，可向後打轉，也可伸個「大懶腰」，緩解肩部緊張。

⊙回家後熱敷頸部，或淋浴時用暖水噴射酸痛部位，也有一定的紓解作用。

320 瘦人也會有高血脂

太太留言

減肥初見成效，表揚。但不要因此就停下來。

醫生忠告

血脂主要指血漿內的膽固醇和甘油三酯，它雖僅占全身脂類的極小部分，但卻與動脈粥樣硬化的發生、發展有密切關係。當血漿總膽固醇＞5.72毫摩爾/升，或低密度脂蛋白膽固醇＞3.64毫摩爾/升，或甘油三酯＞1.7毫摩爾/升時，即稱為「高脂血症」或「高脂蛋白血症」。

人們常常認為高血脂這種「富貴病」，胖人才容易患上，其實並非如此。血脂是人體中一種重要的物質，但如果超過一定範圍，就容易造成「血稠」，使血流變慢，嚴重時中斷血流，引發心腦血管疾病。輕度高血脂患者通常沒有任何不適感，以致錯過了最佳的治療時間。因此，有下述情況的人需要定期檢查血脂：

⊙有高血脂家族史者；肥胖、高血壓或已有冠心病、腦中風者。

⊙糖尿病、腎臟疾病、長期高糖飲食者。

⊙習慣於靜坐，或生活無規律、容易激動而處於緊張狀態者。

一般來說，普通人每兩年檢查一次血脂；40歲以上的人每年應檢查一次血脂；高危人群和高血脂患者應在醫生的指導下定期復查。

高血脂可以分為原發性和繼發性，前者目前認為主要是因為遺傳因素，後者則與其他疾病及飲食、生活習慣有關。無論哪種高血脂，平時都需要注意飲食及生活起居的調節。為了防患於未然，應減少食用紅色肉類和乳製食品，多吃蔬菜、水果、豆類和魚類。

小提醒

預防高血脂，就得靠鍛鍊和飲食來控制自己的體重，因為肥胖就是脂肪過剩，也是動脈粥樣硬化的外在標誌。

321 高血脂患者如何選擇食用油

太太留言

油用完了，今天還得你去買一下，記住一定要買上回那種。

醫生忠告

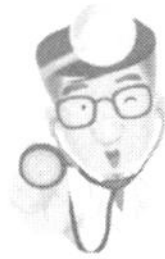

我們日常食用的油脂有動物油和植物油兩大類。多數動物油中飽和脂肪酸的含量較高，而植物油中則富含不飽和脂肪酸。因此，高血脂症和冠心病患者宜食用植物油。植物油分為三類：

（1）飽和油脂。如椰子油和棕桐子油，這些油中飽和脂肪酸的含量高，經常食用可使血中膽固醇水準增高，應盡量少用。

（2）單不飽和油脂。如花生油、菜油和橄欖油，含有較高的單不飽和脂肪酸，它們不改變血中膽固醇水準。

（3）多不飽和油脂。如大豆油、玉米油、芝麻油、棉子油、紅花油和葵花子油，含有較高的多不飽和脂肪酸，可降低血膽固醇水準。多不飽和脂肪酸主要包括ω－6脂肪酸和ω－3脂肪酸。大部分ω－6脂肪酸是亞油酸，存在於上述植物油中；ω－3脂肪酸主要存在於一些海魚中，所以高血脂症患者可多食海魚和魚油。

高血脂症和冠心病患者，應選用富含多不飽和脂肪酸的植物油。

小提醒

蘋果中含有豐富的果膠，能降低血液中的膽固醇濃度，還具有防止脂肪聚集的功效。同時，果膠還能與其他降膽固醇的物質如維生素Ｃ、果糖、鎂結合成新的化合物，從而增強降血脂功能。專家指出，每天吃１～２個蘋果，血液中的膽固醇含量可降低１０％以上。

322. 給膽固醇找好「降落傘」

太太留言

今天終於知道了膽固醇也有「好壞」之分，晚上下班回來我詳細告訴你。

醫生忠告

隨著生活水準的日益提高，工作節奏的不斷加快，心血管疾病已逐漸成為人們健康的頭號殺手。而血脂升高，特別是膽固醇升高，是造成心血管疾病的主要因素。

膽固醇是生命活動中必不可少的脂肪性物質，人體需要它來維持細胞機能，如組成細胞膜、強化血管壁、組成各種荷爾蒙等。但過多的膽固醇對身體是有害的，如果血液中的膽固醇過高，特別是低密度脂蛋白過高，容易積聚在血管壁上，導致動脈粥樣硬化。

這裡介紹一些能幫助降低膽固醇的食療方法：

（1）燕麥片：每天吃約3/4杯燕麥片粥，有助於降低總膽固醇的5％左右，這是因為燕麥片含水溶性纖維。除此之外，蘋果，橘類水果，乾豆類如腰豆、黃豆、眉豆等，也含有豐富的水溶性纖維。

（2）黃豆：黃豆中的異黃鹼素也可降低膽固醇，所以應多吃黃豆及豆腐、豆漿。

（3）魚類（特別是三文魚和金槍魚）：含奧米加三脂肪酸，早經證實能幫助降低膽固醇。建議每星期吃2～3次魚類以代替肉類。

（4）中國傳統食品：如香菇、黑木耳等，也有降低膽固醇的功效。

小提醒

降低膽固醇的木耳豆腐湯：

⊙原料：黑木耳２５克，豆腐２００克，雞湯１碗。

⊙做法：先將黑木耳泡發洗淨，豆腐切片，然後加入雞湯和鹽同燉１０分鐘即可。

323. 餐桌上的降脂「良藥」

太太留言

今天去買豆漿遇見一位老大爺，鬍子都白了精神卻好得很，他直向我推薦，說這家豆漿他都吃兩年了，真是個可愛的老人。

醫生忠告

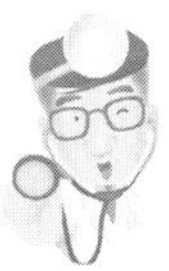

我們日常飲食中許多看似普通的食物，卻對降低血脂有著不凡的功效。

（1）大豆：大豆及其製品中含有豐富的不飽和脂肪酸、維生素E和卵磷脂，可降低血中的膽固醇水準。而且，大豆中含有皂苷（如豆漿煮沸時浮起的那層泡沫狀物質），它能有效降低血脂，並起到減肥和預防動脈粥樣硬化的作用。

（2）黃瓜：含有細纖維，能促進腸道腐敗物質排泄，並降低膽固醇。黃瓜中所含的丙醇二酸，可抑制糖類物質轉化為脂肪。

（3）大蒜：研究發現，大蒜粉製劑可降低8％的膽固醇，而新鮮大蒜或其提取物，可降低15％的膽固醇。這主要是因為大蒜中所含的大蒜素，具有抗菌、抗腫瘤特性，能預防動脈粥樣硬化，降低血糖和血脂。

（4）洋蔥：含有烯丙基二硫化物及少量硫氨基酸，這些物質屬於配糖體，除了降血脂之外，還可預防動脈粥樣硬化。

（5）牛奶：含有羧基、甲基戌二酸，能抑制人體內膽固醇合成酶的活性，從而抑制膽固醇的合成，降低膽固醇水準，且牛奶中含鈣豐富，也可降低人體對膽固醇的吸收。

（6）生薑：含有類似水楊酸的有機化合物，具有稀釋、防凝作用，對降血脂、降血壓、防止血栓形成有很大作用。

小提醒

橘子汁可以增加好膽固醇（ＨＤＬ）。高膽固醇的人，一天喝3杯橘子汁，1個月後，好膽固醇（ＨＤＬ）可提高２０％以上。

324. 降脂多做有氧運動

太太留言

最近姐妹們步行更歡了，精氣神也足了，說是週末要一起騎車去。而且還說了，允許帶家屬。

醫生忠告

飲食控制的同時，再配以適當的運動，特別是有氧運動，能有效地控制體重，達到降低血脂的效果。這是因為有氧運動可以提高「好膽固醇」（高密度脂蛋白）水準，使「壞膽固醇」（低密度脂蛋白）水準降低，促進脂肪代謝。

運動能夠增加人體內能量的消耗。走路、跑步或游泳所消耗的能量，可以是靜坐的幾十倍。研究得出，每天消耗約300千卡或每週消耗1300～4000千卡能量時，如果運動後不再加餐攝入額外的熱量，就能減輕體重，減少脂肪。

運動消耗的能量是體內儲備的糖和脂肪氧化供應的，所以與其他運動方式相比，有氧運動是最好的選擇。所謂有氧運動，是指經過反覆多次的活動，在一定時間內，按一定訓練強度，使心率提高到規定的最高範圍內。簡單地說，就是反覆多次的中小強度運動，如跑步、步行、登山、跳繩等，可根據自身情況與興趣來選擇。

運動開始階段，能量主要來自血糖的分解，到後期才開始動用體內脂肪的氧化。所以，要達到最佳的健身防病效果，每天應做30～60分鐘的中等強度活動，消耗能量150～400千卡。分成3次來做，每次10多分鐘也可以。

小提醒

果仁裡富含植物甾醇，這種化學物質對降低膽固醇和保護心臟大有益處。研究指出，在眾多果仁類食品中，開心果和葵花子的植物甾醇含量最高。而這兩種食品也是市面上很常見的零食，我們可以很方便地在商場裡買到。

325. 茶黃素可降低膽固醇

太太留言

經常在外面大魚大肉的，肯定積蓄了不少的膽固醇。聽說喝茶能降低膽固醇，明天你記得把那包碧螺春帶到公司去。

醫生忠告

要使血液中的膽固醇降低，首先應少吃各種膽固醇含量高的食物，如動物內臟、肥肉、蹄膀、蛋黃、蟹黃等。但單純從飲食上限制攝入量，並不能完全讓膽固醇降下來，還必須同時抑制它在人體內的合成。

茶葉中的茶多酚，特別是茶黃素，能與腸道中的膽固醇結合成不溶物，減少肌體對外源性膽固醇的吸收。而且，茶黃素還能抑制肝臟中酶的活性，從而抑制內源性膽固醇的合成。可見，茶黃素能有效地降低血中膽固醇水準，具有很強的降血脂功能。

此外，茶多酚還可保護毛細血管，使血管壁鬆弛、有效直徑增大，增強其彈性，預防心腦血管疾病。

不過，茶中茶多酚特別是茶黃素的含量很低，而且受種類、生長季節、加工過程以及沖泡方式等影響而有所差異。因此，單靠喝茶難以獲取有效劑量的茶黃素。而且茶中茶黃素性質活潑，容易被氧化而失效。現在市面上所售的茶多酚膠囊效果較好，可根據自己情況選購。

小提醒

茄子價廉物美，營養豐富，而且還有助於降低血脂。研究發現，茄子纖維中所含的抑制角苷，有降低膽固醇之效。美國一家雜誌在《降低膽固醇１２法》中，將食用茄子排在首位。巴西科學家用肥胖兔子做試驗，發現食用了茄子汁的兔子比沒有食用的兔子，體內膽固醇含量下降了１０％。

326. 警惕「白領高血壓」

太太留言

報上說，現在很多疾病的年齡層都在下降，尤其是你們這些「白骨精」們。不過只要放鬆，很多疾病都能擦肩而過。

醫生忠告

高血壓已經不再是老年人的專利了。如今，它正越來越多地發生在白領人士中，被稱為「白領高血壓」。為什麼會出現這種情況呢？其主要原因是白領們生活不規律、工作壓力大、精神緊張，以及缺乏鍛鍊、飲食不科學等。

白領高血壓有個顯著的特點：在收縮壓（高壓）和舒張壓（低壓）兩個指標中，單獨低壓升高者居多，占這類高血壓的80%左右。由於對低壓升高的危險性不夠瞭解，這種情況並未得到足夠重視。很多人一見高壓升到120毫米汞柱以上，就緊張不已，而只要高壓正常，低壓即使遠高於80毫米汞柱，也會置之不理。事實上，低壓升高也非好事，它對心、腦、腎的損害並不亞於高壓升高。

白領高血壓患者，如出現頭暈、頭痛、手腳不靈活、臉部輕微抽搐、昏沉欲睡或性格異常等症狀，應立即去醫院檢查。雖然這不是人們通常理解的中風，不至於昏迷、意識喪失或有生命危險，但仍會影響記憶和思維。如果有心前區疼痛、胸悶、憋氣等情況，往往提示心血管出現問題累及了心臟；如果出現腰疼、下肢浮腫、蛋白尿等現象，應留意腎臟是否出現問題。

小提醒

一般將正常血壓定義為：收縮壓(高壓)≦１２０毫米汞柱，舒張壓(低壓)≦８０毫米汞柱。也就是說，收縮壓１２０～１３０毫米汞柱，舒張壓８０～８５毫米汞柱的人，屬於正常高值(也稱臨界高血壓)；收縮壓≧１４０毫米汞柱和(或)舒張壓≧９０毫米汞柱，即為高血壓。

327. 多吃味精會升高血壓

太太留言

最近你的口味變重了，其實太辣、太鹹吃了都對身體不好，要試著讓自己的飲食變清淡些。

醫生忠告

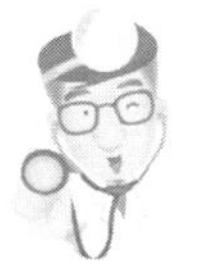

高血壓，特別是原發性高血壓的發生，與平時的飲食關係十分密切。一般人們都知道，食鹽過多會使血壓增高，進而形成高血壓，所以會特別注意飲食的鹹淡。其實在調味品中，過量使用味精同樣會引起血壓升高。

味精的主要成分是谷氨酸鈉。谷氨酸是腦組織代謝的一種氨基酸，對維持和改進丘腦的機能十分重要。此外，它還有降低血液中氨含量的作用，可作為精神病人的中樞神經及大腦皮層的補劑，改善神經缺陷。

正常成人每天攝入1～2克鈉即可滿足身體需要，若過食則可造成體內水鈉瀦留，導致血管管腔變細，血管阻力升高。同時造成血容量升高，心、腎負擔加重，使血壓進一步增高。調查表明：我們平均食鹽每增加1克，收縮壓（高壓）就增加2毫米汞柱，舒張壓（低壓）就增加1.7毫米汞柱。所以在日常飲食中應注意鹽和味精的攝入，高血壓、腎炎、水腫等患者更是如此。

小提醒

世界衛生組織建議，健康人透過飲食攝取的鹽量，每人每天不應超過６克。如果能長期將食鹽量控制在６克以內，可使２５～５５歲人群的收縮壓降低９毫米汞柱，到５５歲時冠心病死亡率可減少１６％。因此，有關專家提出：「遠離高血壓，從限鹽開始。」

328. 防治高血壓的健康食單

太太留言

現在跟著張太太學煲湯，才知道原來煲湯也是一門學問，過不了多久，你就有口福了。

醫生忠告

要防治高血壓，應從以下幾方面調理好飲食：

（1）低鹽：每天食鹽量以低於5克為宜。其他含鈉作料如醬油、味精較多時，鹽的攝入量應減少。

（2）低脂：控制飲食中膽固醇、飽和脂肪酸的含量，主要是控制動物性脂肪的攝取。

（3）控制糖類及總熱量的攝入：高糖飲食會引起糖耐量異常及胰島素抵抗，增加冠心病和高血壓的危險；總熱量過高，會造成超重和肥胖，引發高血壓。

（4）優質蛋白：適量的牛奶、魚、蝦、瘦肉等優質動物蛋白，或大豆、豆腐等植物蛋白，能幫助穩定血壓。

（5）蔬菜和水果：多吃富含鉀、鎂、鈣和纖維素的蔬果，特別是胡蘿蔔、芹菜、絲瓜、木耳、海帶、紫菜等蔬菜。

小提醒

降壓美味湯：

⊙海帶決明湯：海帶３０克，草決明１５克。海帶放入砂鍋中煎煮１小時後，再放入草決明煎１小時。飲湯食海帶。

⊙海帶燕窩湯：海帶（切絲）、燕窩、紫菜各２５克，豆腐３塊。煮湯，放入蔥、薑、鹽調味，最後放豆腐小塊稍煮即成。

⊙雙耳湯：白木耳、黑木耳各１０克，冰糖３０克。同煮湯，食木耳飲湯，１日３次。

329. 高血壓的水果療法

太太留言

水果不光是我們女性美容和減肥的愛物，還對很多疾病有防治作用，所以建議你也多吃。

醫生忠告

近年來，國外興起「水果療法」。水果用在了防治心血管病上，並可阻遏致癌物質亞硝胺的生長，產生某種酶的活性。

（1）橘：含大量維生素C、枸櫞酸及葡萄糖等10多種營養素。蜜橘可以提高肝臟的解毒能力，能防治慢性肝炎引起的高血壓，並可幫助治療由膽固醇過高引起的消化功能紊亂。

（2）蘋果：含蘋果酸、枸櫞酸和多種維生素。經常吃蘋果可改善血管硬化，對食鹽過多的高血壓患者有益。

（3）香蕉。富含澱粉、果膠和多種維生素，能清熱降壓，利尿解酒。

（4）荸薺：含粗蛋白、鈣、磷、鐵、維生素C等營養物質，有良好的降壓和化痰作用。

（5）山楂：能擴張血管，降低血壓和膽固醇。

（6）鳳梨：從鳳梨汁中提取的蛋白水解酶，在臨床上用於抗水腫和類風濕。常食鳳梨能加強體內蛋白的水解作用。

（7）鮮梅：富含枸櫞酸、蘋果酸、琥珀酸，能降壓、安眠、清熱生津。

小提醒

別小看價不驚人的維生素Ｃ，它和某些降壓藥的處方一樣靈。每天補充維生素Ｃ，可顯著地降低高血壓，補充的量為每天５００毫克。在試驗中，每天服用５００毫克維生素Ｃ，１個月後，血壓降低了９％。

330. 合理運動，防治高血壓

太太留言

自從練太極拳之後，父親的身子骨似乎好了不少。我想你是不屑於這項運動的，那麼多散散步，或者多騎騎車也行。

醫生忠告

適當地參加運動，對防治高血壓十分有效。這裡推薦幾種適合的運動方式：

（1）散步。到空氣新鮮的地方去散步，是防治高血壓最簡單易行的方法。步行較長時間後，舒張壓可明顯下降，症狀也會得以改善。可在早晨、黃昏或臨睡前進行，每天1～2次，時間15～50分鐘，速度可根據自身情況來定。

（2）慢跑或長跑。運動量比散步大，適用於輕症患者。長期堅持可使血壓平穩下降，脈搏平穩，症狀減輕。時間可由少逐漸增多，以15～30分鐘為宜。速度要慢，不可快跑。冠心病患者不宜長跑，以免發生意外。

（3）太極拳。動作柔和，能放鬆全身肌肉和血管，促進血壓下降。而且練習時思想集中，心境寧靜，可消除精神緊張帶給人體的刺激，有利於血壓下降。

無論如何，高血壓患者在運動時，注意不要做動作過猛的低頭彎腰、體位變化幅度過大及用力屏氣的動作，以免發生意外。

小提醒

鼻出血應小心高血壓。高血壓、動脈硬化使鼻腔血管脆性增加，尤其是鼻腔後部血管彎曲度較大，經常接受血液衝擊，一旦血壓波動，就易破裂出血。此外，高血壓患者鼻腔靜脈處於淤血及擴張狀態，在血壓波動時也易發生破裂。

331. 高血壓患者要講究睡眠衛生

太太留言

早點兒睡，咖啡一定少喝。

醫生忠告

高血壓是一種常見疾病，它對健康最嚴重的危害是隨著血壓升高併發心腦卒中，這種情況常見於夜間。因此，高血壓病人應安排好休息與睡眠，應做到以下幾點：

（1）中午小睡。在午飯後稍微活動一下，再小睡一會兒，一般以半小時至1小時為宜。如果無法平臥，可仰坐在沙發上閉目養神，使全身放鬆，有利於降壓。

（2）晚餐宜少。有些中青年高血壓患者對晚餐不注意，常常毫無顧忌地大吃大喝，使胃腸功能負擔加重，影響睡眠，不利於血壓下降。晚餐應吃易消化食物，配些湯類，不要怕夜間多尿而不敢喝水或吃粥。如果進水量不足，可使夜間血液黏稠，促使血栓形成。

（3）娛樂有節。睡前娛樂活動應有節制，下棋、打麻將或撲克都要限制時間，不可超過2小時。不可過於認真或激動，以免導致血壓升高。看電視也要控制時間，且不看過於刺激的節目。

（4）睡前燙腳。上床前先用溫水燙腳，然後按摩足心，促進血液循環。盡量少用或不用安眠藥，力爭自然入睡。

（5）緩慢起床。早晨醒後不要急於起床，先在床上仰臥，活動一下四肢和頭頸，伸伸懶腰，使肢體肌肉和血管平滑肌適當恢復張力，避免因起床時的體位變化而頭暈。

小提醒

緊張＋咖啡因＝高血壓。人們在緊張時喜歡喝咖啡來緩解，其實這並不科學。單是咖啡因就會使血壓上升，當與緊張並存時，更會影響血壓。

332. 六字按摩，降低血壓

太太留言

帶去公司的茶葉有沒有記得泡？今天又去買了一些蓮芯和山楂，拿來泡茶用，能健脾胃，據說還能降血壓。

醫生忠告

堅持自我按摩有助於降低血壓，以下介紹的按摩法不僅簡單易學，而且有較好的降壓作用。

（1）擦：用兩手掌分別摩擦頭部兩側30次。

（2）抹：用雙手食指、中指和無名指的指腹，從前額正中向兩側太陽穴，各抹30次。

（3）梳：雙手十指微屈，從前額髮際，經過頭頂梳至後髮際30次。

（4）滾：兩手握拳，拳眼對著相應的腰背部。上下稍微用力滾動30次，幅度盡可能大。

（5）揉：兩手掌十字交叉重疊，貼於腹部。以臍為中心，順時針、逆時針各按揉30次。

（6）摩：按摩風池穴(頸部髮際與脊椎外側，兩邊對稱)、勞宮穴（手心中央）、合谷穴（手背面第1、第2掌骨之間，近第2掌骨中點)、內關穴（前臂內側、腕上兩寸）等穴位各30次。

小提醒

高血壓的「茶療」：

⊙荷葉茶：鮮荷葉洗淨切碎，加適量水煎湯飲用。

⊙蓮芯茶：蓮子芯１２克，用沸水沖泡飲用。

⊙山楂茶：山楂３枚，用開水沖泡飯後飲用，如果用鮮山楂療效更好。

333. 寒冬當心凍結肩

太太留言

晚上，睡覺的時候不要把手臂伸在被子外面。天氣冷，小心凍壞了肩膀。

醫生忠告

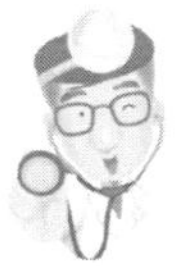

凍結肩是「肩周炎」的後期，雖然沒有早期明顯的疼痛症狀，但肩關節功能障礙會給患者日常生活帶來諸多不便。凍結肩多是肩部勞損、風濕侵襲、外傷等誘因，造成肩部活動減少導致肌肉受損。特別是冬天，氣候寒冷，晚上睡覺時肩部暴露在冷空氣中，被風寒侵襲後容易急性發作。

雖然凍結肩能夠治癒，但是時間長，少則幾個月，多則可長達1～2年，且功能恢復不全。有20％～30％的肩凍結患者同時患有頸椎病。對於凍結肩，預防是最重要的。平時鍛鍊或搬運重物時，應避免損傷肩部肌肉和軟組織，避免肩部軟組織和肌肉長期受壓或牽拉，避免反覆引起肩部酸痛不適。同時堅持科學的體育鍛鍊，如打太極拳、做操等，增強肩部軟組織和肌肉的能力，預防肩周炎的發生。另外，也要注意肩部保暖，以防受風寒濕邪。

患上凍結肩又該怎麼辦呢？首先到有經驗的骨科醫師處進行諮詢，瞭解該病的病程，樹立戰勝疾病的信心，同時積極配合醫生治療。

小提醒

早期凍結肩應進行適度的理療或者熱敷，有利於解痙、消炎、止痛。進行醫學推拿按摩，也能減輕疼痛，有利於增加活動範圍。同時在疼痛能忍受的範圍內，積極有計劃地進行肩關節主動功能練習。症狀嚴重者，還要進行手術治療。

334. 冷天，保暖工作要做好

太太留言

天冷了，要記得多穿點衣服，不要只注重風度。

醫生忠告

天氣轉冷，保暖也成為了首要工作。如果保暖不當，由於氣候寒冷，肌體新陳代謝相對緩慢，體溫調節能力和耐寒能力下降，容易受寒患病。想要健康度過寒冬，保暖工作必不可少，特別是頭、背、腳的保暖尤為重要。

（1）頭部保暖。身體的熱量容易從頭部散發，頭部散失的熱量幾乎占了人體總熱量的30％。保暖不當，血管收縮，就會引發頭痛、感冒、鼻炎、牙痛、三叉神經痛，甚至導致嚴重的腦血管疾病。因此，寒冬最好戴頂帽子，以免寒流侵襲頭部。

（2）背部保暖。風寒極易從背部經絡的穴位侵入人體，破壞陰陽平衡，導致免疫能力下降，從而誘發疾病或使原有病情加重，甚至導致舊病復發。

（3）腳部保暖。腳離心臟遠，血液供應少，加上腳背脂肪薄，保暖性能差，對寒冷的刺激較為敏感。腳部一旦受涼，透過神經的反射作用，容易引起上呼吸道黏膜的血管收縮，導致血流量減少，抗病能力降低，引發感冒或使氣管炎、哮喘、關節炎等疾病復發。

小提醒

冬季防寒的三大誤區：

- 被褥太厚。被褥太厚會壓迫身體及臟器，使身體在睡眠時不能完全放鬆，影響健康。
- 蒙頭睡覺。蒙頭大睡，會使被窩內二氧化碳等廢氣急劇增加，影響正常的呼吸。
- 穿衣過多。衣服穿得過多、過厚，會使皮膚血管擴張，增加散熱作用，降低肌體對外界環境溫度變化的適應能力。

335. 冬季取暖要慎重

太太留言

辦公室開暖氣時，在房間裡放一杯水。

醫生忠告

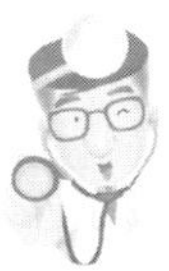

入冬後，天氣逐漸轉涼，大多數人喜歡在有取暖設施的室內活動。但取暖不當會給身體惹來麻煩，引起頭昏、出汗、咽喉乾痛、胸悶等不適症狀，嚴重的還會引發上呼吸道疾病。

為了更好的保暖，不管是在家裡還是在公司都喜歡緊閉門窗。在封閉的環境裡，空氣不流通，空氣污濁，含氧量較低。人在這樣的環境裡長期生活，就會導致身體及大腦缺氧，引發各種疾病。

如果離開取暖環境，不注意增添衣物，就會使保持擴張狀態的血管突然收縮，造成神經及內分泌功能受抑、紊亂，重者還會導致咽炎等疾病的發作。

要確保自已能健康過冬，取暖的方法一定要正確。首先要勤開窗保持室內空氣流通，確保室內有足夠的新鮮氧氣。然後在靠近暖氣的位置放上一盆水，有條件的也可以使用空氣加濕器，保持室內空氣的濕度。經常待在暖氣環境的人，要注意多飲水。特別是睡覺前和早晨起床後應飲用一杯水，保證體內有足夠水分。有咽炎病史的人，喝水時，應盡量延長水在咽喉部的停留時間，使咽喉得到足夠潤滑。

小提醒

冬天，天氣乾燥，是火災高發期。因此，在取暖時應注意防火、防觸電事故的發生。不能使用不合格的電爐及電熱毯取暖。使用移動電器設備取暖時，在使用前要仔細檢查漏電保護裝置。

336. 吃魚可保心臟健康

太太留言

雖然你最喜歡吃紅燒魚之類，但今天準備試試清蒸，感受一下原汁原味。

醫生忠告

吃魚對心臟有很大好處，這是早經證實的。愛斯基摩人及日本沿海漁村居民三餐都有魚，他們罹患心血管疾病的比例相當低，就是很好的例子。

研究顯示，ω-3脂肪酸能使人體中幫助脂肪分解的HDL（高密度脂蛋白）含量增加，LDL（低密度脂蛋白）含量減少。如果人體血液中ω-3脂肪酸水準過低，就會增加患心臟病的風險。如果其含量低於人體所有脂肪酸的4%，患心臟病的風險最高。而魚油中這種脂肪酸的含量比其他食物都高，因此多吃魚能保護心臟。

不同的魚所含ω-3脂肪酸的量不等，保護心臟的程度也有所不同。一般來說，鮭魚、鮪魚、三文魚等深海魚類，脂肪厚，魚油多，ω-3脂肪酸的含量也就相應較高。而淡水魚，即我們常說的河魚，大多生長期短，水環境污染嚴重，這種脂肪酸的含量也就較低。

另外，不論是深海魚還是淡水魚，人工養殖的脂肪酸含量都比自然生長的要低。市場上出售的淡水魚和海魚中的大小黃魚，大部分都是養殖的，保護心臟的作用不大。最好選擇不可養殖的魚種，例如帶魚、鯧魚、平魚、鮪魚、金槍魚、沙丁魚、偏口魚、魷魚等。

小提醒

怎樣讓魚在烹調過程中保留更多的脂肪酸呢？有些魚是可以生吃的，例如三文魚、偏口魚，這當然能最大限度地保存其中的ω－3脂肪酸。不過由於存在感染寄生蟲病的危險，所以還是清蒸或清燉最好，既不會嚴重破壞脂肪酸，又能殺死寄生蟲。

337. 保護心臟多吃含鎂食物

太太留言

聽說多吃紫菜有益於心臟健康，就趕緊到超市去買了好大一包，經常拿來煮湯，既美味又營養，想著就樂。

醫生忠告

各種心血管疾病，例如高血壓、高血脂、冠心病、心肌梗塞等，多在人到中年後發病，這與體內鎂的含量降低有很大關係。研究發現，因心肌梗塞等病而死亡的患者，心臟中鎂的含量遠低於正常人。

鎂作為人體必需的一種微量元素，對心血管具有重要的保護作用，有「心血管衛士」之稱。人體如果缺鎂，可導致心跳過速、心律不整以及心肌壞死和鈣化，其對心臟的危害不亞於高血壓、高血脂等病症。富含鎂的食物有：

（1）穀類：小米、玉米、蕎麥麵、高粱麵等；

（2）豆類：蠶豆、豌豆、豇豆、黃豆、黑豆等；

（3）蔬果：冬菜、莧菜、芥菜、冬菇、紫菜、辣椒乾、乾蘑菇，以及楊桃、桂圓、核桃仁等。

這其中又以紫菜含鎂最高，每100克含460毫克，被譽為「鎂元素的寶庫」。當食物中動物性脂肪含量過高時，會從一定程度上影響人體對鎂的吸收，所以盡量少吃高脂肪食品。另外，精製的白米、白麵及白糖等含鎂甚低，不宜多吃。

小提醒

豆漿含有豐富的大豆蛋白，食用後可讓膽固醇濃度降低９.３％(每降低１％，患心臟病的危險性就降低２％～３％)。

這裡推薦一款「長壽五豆豆漿」：黃豆３０克、黑豆、青豆、豌豆、花生米各１０克，浸泡１０～１６小時後，一同放入豆漿機內，加適量清水，啟動機器，十幾分鐘後即成。

338. 保衛心血管，每天1個柿子

太太留言

在我的帶動下，你不愛吃水果的習慣有所改觀，要繼續發揚！

醫生忠告

柿子甘甜爽口，富含膳食纖維、碳水化合物、多酚類化合物以及許多礦物質，其營養價值不亞於人們常吃的蘋果。營養學家指出，除了銅和鋅的含量比蘋果低外，柿子的其他一些營養成分含量均高於蘋果，被譽為心臟健康水果之王。

柿子中的膳食纖維，多酚類化合物，鈉、鉀、鎂、鈣、鐵、錳等礦物質，含量都比蘋果高。拿膳食纖維來說，其含量是蘋果的兩倍。膳食纖維及多酚類化合物，能改善脂類代謝，防止動脈粥樣硬化。以色列希伯來大學最新研究表明：每天吃1個約100克的柿子，能有效預防動脈粥樣硬化、心臟病和中風發作。

需要提醒的是，貧血、糖尿病患者不宜吃柿子。另外，柿子不可多吃，尤其不能空腹吃。

小提醒

柿子汁：將兩個未成熟柿子洗淨去蒂、皮、核，搗爛後絞取柿汁，加入５０毫升溫開水攪勻，每天飲用兩次。

⊙釀柿子：新鮮脫澀柿子８個，鳳梨１００克，葡萄乾、核桃仁、蜜棗各５０克，白糖及奶油適量。將柿子去蒂、皮、核後切成丁，核桃仁切碎，鳳梨去皮切成碎丁。以上三味與蜜棗、葡萄乾一起放入盆內，加入白糖拌勻，再將奶油均勻擠在上面即可。

339. 長期牙病會「傷心」

太太留言

前段時間學了不少保護牙齒的小常識，現在感覺牙齒好多了。這樣也讓口腔裡的細菌沒有了可乘之機，維護了全身健康。

醫生忠告

很多人不把牙病當回事，牙痛發作時便吃止痛片，不去醫院治療。殊不知，得了牙周炎，不僅僅是牙痛，牙齒鬆動、移位，還會引起其他疾病，而最嚴重的是心臟病。

研究顯示，1立方毫米牙菌斑中可有1億多個細菌，以革蘭氏陰性桿菌和鏈球菌為主。它分泌出的酵素及毒素，能破壞牙齒及牙周組織，引起牙齦發炎、牙齒鬆動脫落等。更大的危害是，這些細菌可產生大量的內毒素，並能啟動淋巴細胞產生大量的炎性因子，從而進入血液，危害心血管健康。

這些細菌及其毒素進入血液後，沿血管到處「作案」，損傷血管內壁。這就使得膽固醇容易附著沉積在血管壁上，導致動脈粥樣硬化。而血液中的免疫細胞在抗擊細菌的過程中，會產生一種膠狀物質，它依附在血管壁上，進一步加重了動脈硬化。

當鏈球菌和牙周病原體經局部傷口進入血液時，會促使產生作用類似於血小板的膠狀蛋白質。這種蛋白質能促使血液凝結，形成血栓阻塞血管，引發心臟病和腦卒中。臨床觀察發現，牙周病患者患心肌梗塞的風險是正常人的兩倍多，中風的機率也高出3倍。所以，切不可忽視口腔衛生和牙周疾病。

小提醒

花生所含的脂肪酸大多是不飽和脂肪酸，並且不含膽固醇。這種脂肪酸不僅不會像飽和脂肪一樣堵塞動脈，而且可顯著降低有害膽固醇含量，預防心血管疾病。

340. 感冒也會「傷心」

太太留言

別不把感冒當回事。王醫生說，感冒很有可能導致擴張型心肌病。

醫生忠告

工作繁忙，應酬頻繁的白領，常常因為一次小小的感冒就導致擴張型心肌病。擴張型心肌病是病因尚未完全明確的原發性心肌病，可發生於任何年齡，並以中年男性居多。

擴張型心肌病的發生可能與感染、藥物、飲酒、遺傳等多種因素有關。特別是感染某些病毒，如腸病毒後，會破壞人體內的免疫功能，損害心肌組織而發病。而患過病毒性心肌炎的患者，會因為治療不及時或不徹底的感冒，使病情發展為擴張型心肌病。

擴張型心肌病的早期症狀較輕，且病情發展比較緩慢，甚至不會出現明顯不適。但身體要是出現明顯不適後，大多已經發生心力衰竭、心律失常等併發症，治療效果往往不盡如人意。因此，當身體出現不明原因的心慌、胸悶、脈搏加快，特別是當飲酒過多、患了感冒或病毒性心肌炎後出現上述症狀就應該提高警惕，及時到醫院就診。

擴張型心肌病患者在治療期間應該注意休息，不要受涼，或進行勞累和劇烈活動，避免抵抗力下降、心臟負荷增加。同時半個月至一個月復診一次，根據病情隨時調整用藥。

小提醒

睡眠可以治感冒。感冒病人發熱時，身體產生一種叫「胞壁酸」的物質，有提高免疫功能的作用。而人在睡熟時也產生這種物質，故感冒病人多睡覺，使免疫力增加，感冒就會不藥而癒。

341. 捐血可防心臟病

太太留言

我今天去捐血了，還得了一個義務捐血的本子。抽血的醫生說，定期捐血對身體有益無害。

醫生忠告

眾所周知，捐血是件有益於社會的事情。但很多人不知道適當捐血還能預防心臟病。有研究認為，中年男子每年捐血550毫升，患心臟病的風險會降低86%。

人過中年，隨著體力活動的減少和生活水準的提高，體內脂肪容易積存，使血脂長期處於較高的水準。適當地捐血能降低血液的黏稠度，加快血液流速，腦血流量提高，降低動脈硬化的發生率。並使人感到身體輕鬆、頭腦清醒、精力充沛。另外，人體內的含鐵量超過正常值的10%，患腫瘤的機率會提高，腦血栓和心肌梗塞的發病也會增多。而捐血，特別是對於男性，能改善血液中製造紅細胞的鐵含量。體內鐵元素含量適當降低，從而也就減少上述疾病的發生。

定期捐血的人，癌症的發病率也較低。由於經常捐血，體內產生大量的年輕血細胞，這些細胞有較強的吞噬、殺滅病毒及毒素的能力，從而起到預防癌症的作用。總而言之，捐血對人類健康具有十分重要的意義，可促進新陳代謝，增強免疫力和抗病能力，刺激人體骨髓造血器官，使人始終處於旺盛的造血狀態，起到延年益壽的效果。

小提醒

捐血是一種公益行為，在幫助他人的同時，也可使自己的心靈得到慰藉。而健康的情緒可透過神經、體液、內分泌系統溝通大腦及其他組織與器官，使其處於良好的狀態，從而增強人體免疫力，提高抵抗力。可以說，做好事是以德施善，幫助別人的同時也幫助了自己。

342. 強健心臟，常做下蹲運動

太太留言

為了不讓「30歲的人」就有「60歲的心臟」，還是多爬爬樓梯吧！

醫生忠告

心臟雖然只有拳頭大小，卻擔負著向全身輸送血液的任務，壓力非常大。如果能有針對性地對這個重要器官進行鍛鍊，就能加強其機能，增加其壽命。有種方法能幫我們隨時隨地對心臟進行鍛鍊，並減輕它的「工作壓力」，這就是下蹲運動。

人體下肢的肌肉被稱為人體的「第二心臟」。為什麼這麼說呢？受重力的影響，下肢血液流回心臟較為缺少動力。而雙腿的肌肉力量強大，經常下蹲，可刺激遠離心臟部位的血液流動，為血液循環增加了一股強勁的動力。經常鍛鍊下肢，不僅可以減輕心臟負荷，防治高血壓等疾病，而且還能增強心臟功能。

這裡介紹一種下蹲的具體方法，可反覆練習10～20次。

⊙雙腳分開站立，雙手自然上升到頭頂（或雙手叉腰），同時腳跟提起吸氣。

⊙雙手平舉，下蹲收腹，提肛呼氣。

⊙兩手模擬拉繩子的動作，交替向體側收縮，直至臍平處。深吸一口氣，身體逐漸站直。

做這項運動時，可手扶桌椅、牆壁，也可手持啞鈴放於肩或腰部。心臟病患者須根據醫生的建議，決定是否做此項運動。

小提醒

總是乘電梯上下樓，感到腿腳「生銹」了吧？那就常爬爬樓梯吧。早晚各爬6層樓梯不僅能強健骨骼，還能將突發心臟病的危險降低1／3。

343. 保護心臟的最佳睡姿：右臥

太太留言

昨晚做噩夢了，醒來發現自己的雙手扣在胸前，這樣的情形已經不是第一次了，看來有必要改一改。

醫生忠告

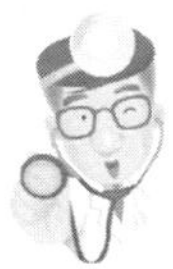

人們通常睡覺時喜歡仰臥，這種姿勢讓身體和下肢只能固定在伸直部位，不能讓全身得以休息。當腹腔內壓力增高時，仰臥容易使人產生胸悶、憋氣的感覺，這樣會不自覺地把手放在胸前，使心肺受壓，容易做噩夢。

俯臥時，全身大部分重量壓在肋骨和腹部，使胸部和橫膈膜受到壓迫，影響呼吸，心臟負荷加重。同時，俯臥還會增加腰椎弧度，致使脊椎後方的小關節受壓。俯臥時頭歪向一邊，頸部向側面扭轉，又很容易造成頸肌受損。

左側臥時，雙腿微曲，雖對身體放鬆、消除疲勞有益，但心臟位於胸腔內左右兩肺之間而偏左，胃通向十二指腸、小腸通向大腸的出口均在左側，所以左側臥不僅擠壓到心臟，而且壓迫到胃腸，使胃排空減慢。

正確的睡姿應該是向右側臥，雙腿微曲。這樣，心臟處於高位，不受壓迫；肝臟處於低位，供血較好，促進新陳代謝；食物在胃內借助重力作用，向十二指腸推進，有利消化吸收。並且全身處於放鬆狀態，大腦、心、肺、胃腸、肌肉、骨骼都得到充分的休息和氧氣。

當然，也不必過分拘泥自己的睡姿，因為人很難保持固定的姿勢睡到天明。不斷變換睡覺的姿勢，更有助於解除疲勞。

小提醒

防治心臟病要多吃堅果果仁。食用杏仁等富含鎂的果仁，可防治心律紊亂，養護心肌，不易發生冠心病及心源性猝死等。

344. 發牢騷也「治」心臟病

太太留言

白天大家都忙著各自的工作，晚上你又常常陷在那裡悶聲不響，想是累了。其實夫妻間缺乏溝通不僅容易疏離，而且對身體健康也不利。好事壞事，都不妨說說，我會是你最耐心的聽眾。

醫生忠告

美國哈佛大學一項研究表明，能適度表達自己情緒的男性，較之選擇壓抑的男性，發生心臟病的機率減少近一半，中風的機率也顯著降低。

一個人如果能時時保持平心靜氣、笑口常開，當然最好不過。但適當地表達憤怒的情緒，有助於紓解壓力，對預防心血管疾病有一定效果。當遇到令你生氣的事時，發發脾氣，讓情緒得以緩解，可以避免不必要的壓力累積。反之，如果在憤怒時顧忌某些因素，敢怒而不敢言，長久以來鬱積的不良情緒，可演變成身體上的疾病。

現代心理學研究證明，時時談論自己的煩惱及發點牢騷，有助於「情緒受到控制」，保護人們免受精神抑鬱症、心臟病發作的損害。這是因為，發牢騷能使人對自己的處境進行分析，成為找到解決辦法的第一步。而且，它還能從生理上提高人體腎上腺素的分泌，防止憂思引發疾病。

當然，反覆發牢騷也是不可取的。雖說發點牢騷是正常的情緒宣洩，但也必須遵循這樣的原則：必須找到一個能忍受並理解它們的人，而且應努力避免就同一問題常發牢騷，形成一種惡性循環。

小提醒

唱歌能讓心臟輕鬆愉快。歌劇演員和合唱演員的壽命通常比其他職業的要長。唱歌時，發音器官緊張工作會促進血液循環，保證加倍的氣體交換，給心臟等器官提供更多氧氣。

345. 心口發悶，注意冠心病

太太留言

昨晚你講了工作中遇到的事情，雖是幾句牢騷，但我還是很高興，就讓這樣的信任一直維持下去吧！

醫生忠告

冠心病是冠狀動脈粥樣硬化性心臟病的簡稱，也稱為缺血性心臟病。它是指供給心臟營養物質的血管——冠狀動脈發生嚴重粥樣硬化或痙攣，使冠狀動脈狹窄或阻塞，形成血栓，造成管腔閉塞，從而導致心肌缺血缺氧或梗塞等狀況。

如果出現下列情況，要及時就醫，以免延誤病情：

（1）勞累或精神緊張時胸骨或心前區出現悶痛，或緊縮樣疼痛，並向左肩、左上臂放射。持續3～5分鐘，休息後自行緩解。

（2）體力活動時出現胸悶、心悸、氣短，休息時自行緩解。

（3）運動後有頭痛、牙痛、腿痛現象。

（4）飽餐、寒冷或看驚險片時出現胸痛、心悸症狀。

（5）夜晚睡眠枕頭低時，感到胸悶憋氣，須高枕臥位才覺舒適；熟睡或白天平臥時突然胸痛、心悸、呼吸困難，須立即坐起才能緩解。

（6）性生活或用力排便時有心慌、胸悶、氣急或胸痛的不適。

（7）聽到周圍的鑼鼓聲或其他噪音便引起心慌、胸悶。

（8）反覆出現脈搏不齊、不明原因心跳過速或過緩。

小提醒

現在冠心病等心血管疾病的患者正逐步低齡化，因此平時要少發脾氣，也不要只是工作、工作、再工作。不妨種種花、養養魚，來怡情養性，調節自己的身心。

346. A型性格易引起冠心病

太太留言

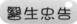

自從開始在我面前流露心聲，你的性格開朗多了，笑容也多了，這正是我一直以來所盼望的。

醫生忠告

美國心臟病專家弗里得曼和羅森曼，於1974年合著了《A型性格和你的心臟》一書。書中把人的性格分為A型和B型。

A型性格的人生活節奏快，做事匆忙，這件事還沒完又去幹另一件事，或者幾件事一起做。他們競爭心強，勇於進取，但同時鋒芒畢露，易躁易怒，整天處於「緊張狀態」。而B型性格恰恰相反，他們不爭強好鬥，做事慢條斯理，不慌不忙。有自己的主見，不易被外界干擾，懂得放鬆自己。

兩位專家分析的結論是： A型性格的人最容易患冠心病、高血壓、神經官能症，而B型性格的人患冠心病的就很少。實驗中，他們讓兩種性格的人圍在一張桌子旁邊，誰能最先回答出問題，就能拿走桌上的白蘭地。結果是，A型性格的人非常緊張和興奮，當宣佈他們獲勝時，他們往往興高采烈、手舞足蹈，反之就十分氣惱，甚至爭論得面紅耳赤。而B型性格的人則輕鬆平靜，十分坦然。這時的檢查發現，A型性格的人心跳加快，血壓上升，血漿中腎上腺素和去甲腎上腺素的含量明顯升高，而B型性格的人這些指標的變化不大。

正是由於A型性格的行為表現，加重了心臟負擔，增加了心肌的耗氧量，引起心肌缺氧。同時促使血漿中甘油三酯、膽固醇升高，增加血液黏稠度，從而加速冠狀動脈粥樣硬化的形成。

小提醒

古人云，靜以養心。如果你看誰都不順眼，動不動就跟別人慪氣、爭吵，就得留意自己的心臟了。

347. 防治冠心病的飲食原則

太太留言

學媽媽的樣子，在花盆裡栽了幾棵馬齒莧，它很快就能繁殖一大盆，然後就可以做成一道可口的涼拌菜。

醫生忠告

營養與冠心病的關係非常密切，因此為了防治冠心病，應制定合理的膳食原則。

（1）減少膽固醇的攝取。膽固醇的攝入量不應超過300毫克/日，或100毫克/千卡總熱量。

（2）控制脂肪攝入。脂肪攝入量不應超過總熱量的30%，其中飽和脂肪酸應控制在10%以內，而增加多不飽和脂肪酸。飽和脂肪酸、不飽和脂肪酸、多不飽和脂肪酸的比值宜為0.7：1：1。

（3）減少鈉的攝入。以氯化鈉計，每天的攝入量應在10克以下，逐漸能減至5克以下最好。

（4）總熱量限制在標準量以內，以維持標準體重，如果超重（標準體重±5公斤為正常），應進一步限制總熱量，或適當增加體力活動。

（5）食用複合碳水化合物，少吃或不吃蔗糖、葡萄糖等簡單的碳水化合物。

（6）多吃新鮮蔬菜和水果，食用豆製品，多用液體植物油。

（7）盡量少吃富含飽和脂肪酸或膽固醇過多的肥肉、動物油、高脂奶品，以及蛋黃、動物內臟等食品。

小提醒

經常食用馬齒莧，能有效地防治冠心病。馬齒莧中含有蛋白質、脂肪、糖、維生素、粗纖維、胡蘿蔔素，以及鈣、磷、鐵等。它還富含ω－3脂肪酸，能抑制人體內血清膽固醇和甘油三酯的生成，保護心臟。

348. 冠心病人，喝好三杯「安全水」

太太留言

今天給你買了個茶杯，能保溫，還有保健功效，適合泡茶用。以前那個杯子就讓它退休吧。

醫生忠告

冠心病人的晚間保健非常重要，除了晚餐以清淡食物為主，吃七八成飽，夜間睡姿科學外，還需補足體內的水分，最好喝上三杯水。

這三杯水的飲用時間是有講究的。首先，在睡前半小時應喝一杯涼開水。由於血栓和心肌梗塞多發於午夜兩點左右，在半夜醒來時應飲下第二杯水，尤其是在出汗多的夏季或出現腹瀉、嘔吐症狀時。第三杯水，安排在清晨醒後喝，這杯水非常重要。

早晨是人體生理性血壓升高的時刻，患者血小板活性增加，易形成血栓，血管壁上的脂肪沉積塊兒鬆動脫落。加之睡了一夜，排尿、皮膚蒸發及口鼻呼吸等使水分流失不少，造成血液黏稠度增高，也易導致血栓的形成。因此，起床後2～3小時內是冠心病的危險期，腦血栓、心絞痛、心肌梗塞等易在此時發生。

所以清晨醒來，應及時喝上一杯涼開水，以稀釋黏稠的血液，改善臟腑器官血液循環，防止病情發作。同時還有利於胃和肝腎代謝，增加胃腸蠕動，促進體內廢物的排出。

小提醒

如果等到渴了再喝水，已經造成不同程度的「脫水」了！人的血液約有７０％是水，脫了水，血液怎麼流動呢？特別是冠心病患者的血黏度有所增高，達到一定程度，可出現血凝傾向，帶來嚴重後果。水可以稀釋血液，並促進血液流動，所以平時一定要養成多喝水的習慣。

349. 冠心病人，該喝什麼茶

太太留言

辦公室的茶葉大概用得差不多了吧，記得再帶點去。看男人都喜歡喝濃茶，其實這樣不好，適度就行。

醫生忠告

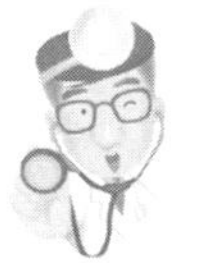

茶能降低膽固醇的濃度，減輕動脈硬化程度，增強毛細血管的彈性，因而是防治冠心病的極佳飲品。但因為已有的心血管障礙，因而冠心病人在飲茶時應有所選擇。

在品種選擇上，要根據體質、病情而定：對陰虛火盛的人，宜用綠茶，特別是半生茶，如黃山毛峰、西湖龍井；脾胃虛寒、潰瘍、慢性胃炎患者，宜選紅茶。花茶（如茉莉花茶）是經花露薰製，性味微寒，較為平和，適用範圍較廣。如果為了降血脂、減肥，宜選烏龍茶，尤其以鐵觀音為佳。

茶能增強心室收縮，使心率加快，濃茶更會加劇這種情況，並引起血壓升高，引起心悸、氣短、胸悶等異常現象，甚至更危險的後果。由於濃茶中含有大量的鞣酸，會影響人體對蛋白質等營養成分的吸收，也會引起大便乾燥。因此，冠心病病人宜喝清茶。

小提醒

世界衛生組織對２１個國家所做的調查顯示：尼古丁可使血液中的「纖維蛋白原」增多，導致血液黏稠，極易引起血液凝固與血管異常，這使得吸煙者較之不吸煙者，冠心病的發病率高３倍。戒煙後，血液中的纖維蛋白原大量減少，從而降低了冠心病的發病率。

350. 午睡能防冠心病

太太留言

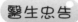

最近中午總是有點犯睏，不知你有沒有這樣的情況？如果有，就小睡一會兒吧，這樣反而能讓下午的工作事半功倍。

醫生忠告

每天午睡30分鐘，可使冠心病的發病率減少30％。拿地中海各國來說，冠心病發病率較低與其午睡習慣是分不開的，而北歐、北美國家冠心病發病率高，其原因之一就是缺少午睡。午睡時還必須注意以下幾點：

（1）睡前不吃油膩的食物，不宜吃得過飽。太飽會影響心臟的正常收縮和舒張，而油膩食物會增加血液黏稠度，加重冠狀動脈病變。

（2）午餐後不宜立即躺下。此時大量的血液流向胃部，血壓下降，大腦供氧及營養明顯下降，易引起大腦供血不足。應在飯後稍事活動再午睡。

（3）睡姿以頭高腳低、右側臥位為宜，以減少壓力，防止打鼾。坐姿及伏案睡會使腦缺氧加劇，對身體有害。

（4）高血壓患者睡前忌服降壓藥。睡時血壓下降，易使心、腦、腎等主要臟器供血不足，及凝血物血小板附於血管壁引起血栓，導致缺血性中風。

（5）午睡時間以1小時左右為宜，醒後可做適當活動，在心前區、胸部按摩 5～10分鐘，再喝一杯水。

小提醒

除戶外運動或有氧運動外，冠心病患者還要經常對居室環境通風換氣。如果感覺到胸悶或心胸區有不適感時，立刻做深呼吸。若出現心絞痛，除了服急救藥，還應立刻做深呼吸。如果家中備有氧氣瓶，則吸氧幾分鐘，以緩解心絞痛，減少心肌細胞的死亡。

351. 冠心病人備好急救藥盒

太太留言

上衣口袋裡放了一盒維生素E，要堅持吃。

醫生忠告

冠心病患者應給自己配備一個急救藥盒，在發生心絞痛、心律失常等併發症時，它可應急取用，迅速奏效。急救藥盒由硝酸甘油片、心痛定片、安定片、亞硝酸異戊酯等組成。

（1）硝酸甘油。是治療心絞痛的首選藥物，它可直接鬆弛血管平滑肌，尤其是小血管平滑肌，使周圍血管擴張，減少外周阻力，降低回心血量和心排血量。這樣就讓心臟負荷減輕，心肌耗氧量減少，讓心絞痛很快得到緩解，解除胸悶、胸痛等症。

（2）心痛定。能鬆弛血管平滑肌，擴張冠狀動脈，增加其血流量，顯著改善心肌氧的供給。同時能擴張周圍小動脈，降低外周血管阻力，降低血壓。它適用於防治冠心病心絞痛，對患有呼吸道阻塞性疾病或伴有高血壓的心絞痛，以及充血性心力衰竭，均有良好療效。

（3）安定。有鎮靜、催眠、抗焦慮或驚厥，以及鬆弛肌肉等功效，可用於心絞痛伴有心情煩躁者，也可用於心律失常。

（4）亞硝酸異戊酯。又稱亞硝戊酯，具有擴張冠狀動脈及周圍血管之效，起效最快，但維持時間較短。

若感到藥物愈用愈不靈了，說明肌體已經對藥物產生耐受性，可改用消心痛、心可定、救心丹、益心丸或冠心蘇合丸等，也可交替使用。

小提醒

如果將藥物暴露在空氣中，會很快失效，所以如果需要隨身攜帶，最好存放在棕色瓶內。用畢應旋緊瓶蓋，嚴格按有效期及時更換。

352. 按摩防治冠心病

太太留言

雖然收集了很多按摩方法，但看你平時時間總是排得滿滿的，還是早些回來讓我來親自操作吧。

醫生忠告

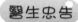

冠心病從中醫來講屬胸痛、胸痹範疇，多因心陽不足、心脈淤滯引起。按摩療法對防治冠心病有一定療效，它操作起來簡單方便，又無內服藥的副作用，還可以在醫生的指導下進行，有興趣者不妨一試。

（1）壓內關。用一手拇指指腹緊按另一前臂的內關穴位（手腕內側橫紋上二指處，兩筋之間）。先向下按，再作向心性按壓，兩手交替進行。心動過速者，手法由輕漸重，同時可配合震顫及輕揉；心動過緩，應用強刺激手法。平時則可按住穴位，左右各旋轉10次，然後緊壓1分鐘。

（2）抹胸。以一手掌緊貼胸部由上至下按摩，兩手交替進行，共30次以上。按摩時不宜隔衣。

（3）拍心。用右手掌或半握拳拍打心前區40次以上，拍打輕重以自己感覺舒適能耐受為度。

在進行按摩的同時，應運用腹式呼吸，讓意識引導按摩，並盡可能與呼吸相配合。每週1次，1月為1個療程，堅持按摩3個月。

小提醒

對很多人來說，有一點腹瀉時自己吃點黃連素、氟呱酸什麼的，很快就能解決問題。但這些止瀉藥卻可能是冠心病人的「殺手」。

腸道感染會引起發燒、心率加快等症狀，尤其是急性胃炎上吐下瀉、不思飲食等，既加重了心臟負擔和心肌耗氧過程，又因肌體脫水而加重心肌缺血，常誘發心絞痛甚至心肌梗塞。

353. 飽食易引起心絞痛

太太留言

最近你的應酬好像又多了起來，有幾分高興，也有幾分擔心。總之自己要掌握分寸，不要大吃大喝，尤其酒，更是少喝為妙。

醫生忠告

每遇結婚、生子、過生日、春節等喜慶的日子，都免不了要擺桌宴客。而冠心病、心絞痛、甚至心肌梗塞在這種情況下也時有發生。那麼，為什麼飽餐易引起心絞痛呢？

基礎醫學研究表明，人在每餐之後都存在所謂「食物的特殊動力效應」，即餐後人體產生的熱量，即使在安靜狀態下，也會大大增加，飽餐則更加明顯。這意味著人體代謝需氧量也會大增，為了滿足肌體代謝需要，心臟必須加倍工作，負荷大大加重。

飽餐後，肌體為了充分消化和吸收各種營養物質，血液大量分流至胃腸道，使其他組織的血供應相對減少。同時，消化液分泌明顯增加，從而影響了冠狀動脈的供血。如果是「飽脂餐」，將使血脂水準驟增，血液黏稠度增大，讓血流速度緩慢，外周血管阻力增大，心臟負荷增加，而且血小板易聚集致血栓形成，堵塞冠脈。

資料表明，飽餐使外周血壓明顯下降，若原為高血壓患者或伴大量飲酒，則下降更為明顯。這種突然而顯著的血壓下降，會影響冠脈灌注壓。而且，親朋相聚，情緒高漲，會使交感神經興奮，心率增快，增加心肌的耗氧量。

小提醒

冠心病患者在赴宴時，切勿被山珍海味、豐盛佳餚誘惑，而忘記了「吃八成飽」的養生之道。也不可「對酒當歌」，應盡量少飲酒，拒絕烈性酒，而以果汁、軟飲料代酒。

354. 臥位型心絞痛發作特點

太太留言

昨晚沒帶著一身酒氣回來，讓人很感欣慰，為表示嘉獎，特意做了你最愛吃的紅燒魚。

醫生忠告

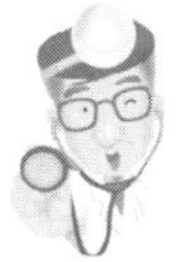

臥位型心絞痛是指平臥時發生的心絞痛，發作時須立即坐起甚至站立，才能緩解。對其發病機理目前尚無定論，但一般認為與下列因素有關：冠狀動脈嚴重粥樣硬化狹窄，使冠狀動脈循環儲備能力明顯下降；平臥時心血量增加，加大了心肌耗氧量；存在隱性心衰，包括收縮功能不全和舒張功能異常兩方面。

這類心絞痛發作時具有以下特點：

（1）主要與體位有關。常發作於半夜熟睡時，午休或白天安靜平臥也可誘發，而飽餐後平臥的危險性最大。

（2）發作時間。夜間第一次發作，多在平臥後的1～3小時內，胸痛比較劇烈且持續時間較長。嚴重患者可於平臥後數十分鐘發作，一夜可發作多次。

（3）心率增快和血壓升高。表現為逐漸增加的形式，尤其是血壓升高顯著，導致心肌耗氧量增加而誘發心絞痛。由此看來，這不屬於自發性的心絞痛，而是勞累型心絞痛。

（4）緩解方法。發作時立即坐起或站立即可緩解，也可以下床走動，同時口含硝酸甘油，讓症狀更快減輕。

小提醒

心絞痛的日常保健：

⊙「活血化淤」法：常用丹參、紅花、川芎、蒲黃、郁金等。

⊙「芳香溫通」法：常用蘇合香丸、蘇冰滴丸、寬胸丸、保心丸、麝香保心丸等。

355. 寒冬時節防心梗

太太留言

冷冰冰的天氣，不想出門，心情也鬱悶得很，今天看書上說有什麼「冬季憂鬱症」，天哪！

醫生忠告

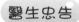

寒冬季節，尤其是12月到次年2月，心肌梗塞的發病率較高。特別是連續低溫、陰雨和大風天氣，急性心肌梗塞發病率可顯著提高。

寒冷對肌體的刺激，使肌體的交感神經系統興奮性增高。同時，體內的兒茶酚胺分泌增多，可使肢體血管發生收縮，心率加快，心臟負荷增大，耗氧量增多。此時，極易引起心肌缺血缺氧，發生心絞痛。交感神經興奮和兒茶酚胺本身還可導致冠狀動脈痙攣，並使血小板易於凝聚，血液黏稠度增大，形成血栓，從而導致心肌梗塞。

冬天人們活動減少，又恰逢進補時節，通常是吃得多動得少，使血脂水準升高，血黏度增大。當室內溫度降至10℃以下時，容易讓人感到情緒低落，易生悶氣而誘發心絞痛，嚴重者發生心梗。此外，元旦、春節的忙碌使人過度疲勞，也是心梗的一個重要誘因。

因此，在冬季來臨之時，心血管疾病特別是冠心病患者，要特別留意天氣預報，合理安排工作和休息時間。冬季室溫盡量不低於18℃，心血管病患者可再提高2℃～3℃。若遇寒流，應及時增加衣服、被褥並減少外出。適當控制鹽和脂肪的攝入，多吃新鮮蔬果。40歲以上、有冠心病家族史、高血壓、高血脂等危險因素者，更應注意防寒保暖，以免釀成後患。

小提醒

心血管病患者適宜寬鬆的衣著，最好選用既輕又暖的衣服。若衣服過緊，會妨礙血液循環，對病情極為不利。入冬後，要選擇暖和、輕便的棉襪或毛襪。

356. 警惕心肌梗塞的「回馬槍」

太太留言

這段日子裡見你的步子輕快多了，信我的沒錯吧？

醫生忠告

不少心肌梗塞病人當臨床症狀消失後，就以為病癒而急於投入工作，甚至擅自停藥、重新吸煙酗酒，其實這是相當危險的。一般情況下，臨床症狀消失後，病理基礎（冠狀動脈粥樣硬化、血液黏稠度異常等）仍然存在。當這些因素進一步發展或肌體抗病力下降時，梗塞就會捲土重來。

資料表明，心肌梗塞的復發率高達9%～30%，復發時間以兩年內居多，且可再次或多次復發。每復發一次，病情都會加重，所以不能掉以輕心，應從各方面做好防範。

（1）治療原發病，如動脈硬化、高血脂、高血壓等。合理應用降血脂和保護血管的藥物，可中西藥結合。高血壓患者要堅持將血壓降至正常，並防止血壓有過大波動。

（2）定期複查。重點是查心電圖、血壓、血脂、血黏稠度等，至少半年一次。若有持續的劇烈胸痛、胸悶或血壓驟降、面色蒼白、出冷汗等，應立即就醫。

（3）加強自我保健。堅持高蛋白、高維生素、低脂肪和低鹽飲食，注意生活規律，起居有常，睡眠充足。禁煙酒、濃茶及咖啡。

（4）注意調節情緒。勿怒，勿憂，防止過喜過悲。可做心理保健操，如靜坐調息，意守丹田等。

小提醒

有的人由於藥物過敏，身上出現皮疹，感到心慌，自測脈搏不齊，這可能是與過敏有關的心律失常。當肌體發生過敏反應時，不僅會累及皮膚、消化和呼吸系統，引起皮疹和哮喘等現象，而且還會累及心臟。

357. 心肌梗塞後的ABC方案

太太留言

電視劇已演到高潮部分了，老董事長被兒子氣得心臟病發作，這樣的情節都演濫了。

醫生忠告

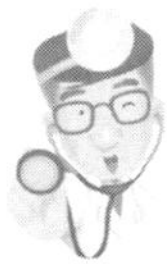

心肌梗塞是臨床上最危重的病症之一，多因冠狀動脈內的粥樣硬化斑塊破裂、出血和血栓形成，使原已狹窄的冠狀動脈突然閉塞、血流中斷，導致心肌因嚴重而持久的缺血缺氧壞死。它是冠心病的嚴重類型，若不積極搶救治療，病死率極高。

雖說現在心肌梗塞劫後餘生的病人越來越多，但並非就此萬事大吉，如果掉以輕心，仍有再次復發的危險。對於心肌梗塞後病人，應採用ABC方案進行二級預防。

所謂「A」，是指堅持服用阿司匹林（Aspirine）。一般可每日口服0.1～0.15克，若無副作用，可長期服用。阿司匹林有顯著的對抗血栓形成之效，可防止冠狀動脈再次形成血栓。

所謂「B」，是指應用β－腎上腺素能受體阻滯劑，如普萘洛爾、美托洛爾等。β阻滯劑能預防再次心肌梗塞及梗塞後的心律失常，對高危病人更是如此。但心動過緩和心功能不全者慎用。

所謂「C」，即降低血中膽固醇（Cholesterol）。不僅膽固醇增高需要積極治療，即使膽固醇處於正常水準的心肌梗塞病人，也應適當降低膽固醇。最好將其降至4.14～4.66毫摩爾／升，並持之以恆，便可大大減少復發的概率。

小提醒

豆漿含有豐富的大豆蛋白，被稱為「心血管保健液」，食用後可讓膽固醇濃度降低９.３％（每降低１％，患心臟病的危險性就降低２％～３％）。

358. 鈣，不能單一補

太太留言

聽說高蛋白食物會導致鈣質的流失，你還是改掉以肉食為主的習慣吧。

醫生忠告

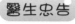

隨著媒體的廣泛報導，補鈣被越來越多的人所重視。是不是補鈣就要大量服用電視廣告的補鈣藥物呢？答案當然是不。補鈣不能單一地補，要均衡體內其他營養素。

（1）鈣、磷比例要協調。正常情況下，人體內的鈣磷比是2：1。如果過多地攝入含磷的食物，如碳酸飲料、咖啡、小麥胚芽、動物肝臟等，就會使鈣磷比例降低。體內過多的磷也會把體內的鈣「趕」出體外，造成鈣質流失。

（2）補鈣也要補維生素D和鎂。眾所周知，維生素D能夠促進鈣質被人體充分地吸收。相對於維生素D，鎂對鈣的促進吸收作用往往會被人們所忽視。其實，鈣和鎂也是相輔相成的。當鈣與鎂的比例為2：1時，鈣的吸收利用效果最佳。

（3）高蛋白攝入要適量。適量的蛋白質能促進鈣質吸收，但是過量的蛋白質會造成人體呈酸性。要維持人體的酸鹼平衡，就會啟用體內鈣等鹼性物質進行中和，造成鈣質流失。據實驗表明，每天攝入80克的蛋白質，體內將有37毫克的鈣流失；每天攝入240克的蛋白質，再額外補充1400毫克的鈣，鈣的流失量會增加到137毫克。

小提醒

含鈣較多的食物有：牛奶、乳酪、雞蛋、豆製品、海帶、紫菜、蝦皮、芝麻、山楂、海魚、蔬菜等。在食用含鈣豐富的食品時，應避免食用過多含磷酸鹽、草酸、蛋白質豐富的食物，以免影響鈣的吸收。

359. 補鈣不要追求「多」

太太留言

聽人家說這種鈣片的效果比較好，我給你買了一瓶，試試看吧。

醫生忠告

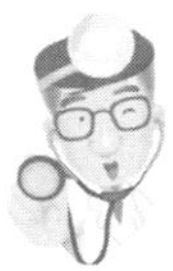

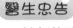

缺鈣的確會影響身體及骨骼的發育。但是補鈣也不能一味地盲目，最好根據自身情況來制定補鈣方案。如果盲從所謂的補鈣熱潮，只會給身體帶來不必要的危害。

鈣是人體內的一種微量元素，過少或過多都會造成體內營養素的失衡。單純過量地補鈣，不僅達不到預防骨質疏鬆，保護骨骼的目的，還會導致骨折率上升。有專家認為，攝取過量的鈣會使骨骼排除鈣的速度高於吸收新鈣的速度。

另外，攝入的鈣量超過血液的溶解能力，就會在其他組織中沉積溶解。如果沉積在關節處，便會引起關節疼痛，沉積在肌肉裡便會形成堅硬結節，沉積在心臟會引起傳導障礙，導致心律紊亂。補鈣過量還會引起胃結石、膽結石、尿路結石等許多疾病，同時還會造成對神經系統、心血管系統和泌尿系統的損害。

由此可見，補鈣不是件隨心所欲的事情，不要隨便輕信廠家的廣告，應該根據自身的身體情況量力而行。對於健康人群，所需鈣質完全可從正常飲食中獲得。缺鈣嚴重的人，選用鈣的種類及服用量，也最好在醫生的指導下進行。

小提醒

劑量因人而異，一般是把所需鈣量減去實際攝入量之差作為補鈣的參考量。一般來說，嬰兒每日所需鈣量４００毫克，３～１０歲兒童６００～８００毫克，１８歲左右８００～１０００毫克，成人８００毫克，老年人１２００毫克。

360. 骨質疏鬆：靜悄悄的流行病

太太留言

指甲老是分層、斷裂，醫生說這是缺鈣，所以現在決定要多吃骨頭湯了。

醫生忠告

人體的骨骼負責承擔人的體重和保證人的運動，是一個非常重要的基本結構，必須要足夠的堅強。骨本身由很多很密的網狀組織構成，包含蛋白質、礦物質（鈣）等。當某些因素導致骨的礦物質含量減少至一定程度時，骨頭就會變得很軟弱，沒有足夠的力量去承擔身體活動所產生的能量。

骨頭和人體整個狀態有相似之處，每天都在生長也同時在丟失。這個過程無聲無息，自已察覺不到，往往是骨質丟失到一定程度發生骨折時才被發現。而骨頭一旦折斷，正常的生活規律就沒有了，行動不便再外加疼痛，使其他器官的功能也相繼出現衰退。

骨質疏鬆分為原發性和繼發性。所謂原發性骨質疏鬆，主要是年齡的關係，通常女性比男性更容易得，因為女性激素在體內是預防骨量丟失的，有保護作用，但是絕經後女性激素減少會導致骨質快速丟失。繼發性骨質疏鬆主要是由一些疾病引起的，如代謝性疾病、甲狀腺疾病、糖尿病、腎臟病等。

另外，還有遺傳、種族等因素，例如白人就比黑人更容易骨質疏鬆。一些外在因素，如營養、運動和生活習慣等，也十分重要。

小提醒

營養學會推薦，我們每天鈣的攝入量（成人）為８００～１０００毫克。我們平時吃飯能夠得到的鈣為４００毫克左右，這是不夠的，需要補充。含鈣最好的食物是牛奶，每天喝２５０克牛奶，即補充２５０毫克的鈣。另外，適當補充鈣劑也是可以的。

361. 預防骨質疏鬆要趁早

太太留言

去買點蝦皮回來，我拿它與紫菜一起煮湯。

醫生忠告

人的骨頭就好像一座房子，由很多骨小梁支撐著，如果骨頭裡鈣質流失了，就無法承受相應的重量。從某種意義上說，骨質疏鬆是一種自然的中老年退行性疾病，任何人都會存在。不過，有些人骨量丟失得特別快，處於不正常的狀態，就會出現骨頭疼痛、身長縮短、駝背、非暴力性骨折等較為嚴重的骨質疏鬆症狀。

骨質疏鬆的發病率隨年齡增長而增加。40歲以後，胃腸和肝腎功能逐漸減退，鈣的吸收減少而流失增加，使體內的鈣呈負平衡；45歲以後，每年骨骼脫鈣率為3%。一般骨量丟失20%以上時，即有可能發生骨折，常見於椎骨、髖骨和前臂骨等處。

男性往往自40歲左右骨量就開始減少，如果之後的10年內未積極防治，那麼50歲後骨量丟失就更加明顯、快速，易導致骨質疏鬆症。男性的骨架較女性大，橫斷面積也比女性大25%～30%，因此一旦發生骨質疏鬆，骨折的機率雖低於女性，但所致的疼痛卻更為明顯。

人在35歲以前，骨代謝非常旺盛，能很快吸收鈣質並沉澱進骨骼中，由於成骨細胞的作用，此時骨形成大於骨丟失。35歲以後，骨丟失將逐漸大於骨形成，體內含鈣量逐年減少。因此，應在35歲以前盡量讓骨骼儲存更多的鈣，為減緩中年後的骨量丟失打下良好基礎。

小提醒

⊙芝麻核桃仁粉：黑芝麻、核桃仁各２５０克，白砂糖５０克。將黑芝麻曬乾，炒熟，與核桃仁同研為細末，加入白糖，拌勻後裝入瓶中備用。溫開水沖服，每天兩次，每次２５克，可滋補腎陰，抗骨質疏鬆。

362. 骨質疏鬆的飲食防治

太太留言

我去買瓶醋，瓦斯爐上熬著骨頭湯，要盯緊點。

醫生忠告

補鈣最主要的還是要食補，可從以下幾方面進行：

（1）供給充足的蛋白質。蛋白質是組成骨基質的原料，有增加鈣的吸收和儲存的作用，可防止和延緩骨質疏鬆。比如奶中的乳白蛋白、骨頭裡的骨白蛋白、蛋類的白蛋白、核桃中的核白蛋白，都含有彈性蛋白和膠原蛋白。維生素C有利於膠原合成，因此防治骨質疏鬆應攝入充足的蛋白質和維生素C。

（2）多吃含鈣豐富的食物。穀類、乳類、豆製品、蝦皮，水果以及黃、綠、紅色蔬菜等含鈣量都很高。

（3）注意烹調方法。一些蔬菜如菠菜、莧菜等，含有較多的草酸，影響鈣的吸收。可先將這些菜在沸水中焯一下，濾去水再烹調，以減少部分草酸。另外，穀類中含植酸酶，可分解植酸鹽釋放出游離鈣和磷，增加利用率。植酸酶在55℃環境下最具活性，因此可先將白米用水浸泡後再洗。在麵粉、豆粉、玉米粉中，可加發酵劑發酵並延長發酵時間，使植酸水解，游離鈣增加。

（4）限制飲酒。過量飲酒會影響鈣的吸收，因此應盡量少喝。

小提醒

熬骨頭湯時加些醋，可幫助溶解骨頭中的鈣。服用鈣質補充物，可將其置一錠於醋中，若裂成數塊，說明較易溶於胃中，若無，則應更換其他品牌。

363 骨質疏鬆者，多喝牛奶，多曬太陽

太太留言

難得冬日還有這樣的陽光，一起騎車去散散心吧。

醫生忠告

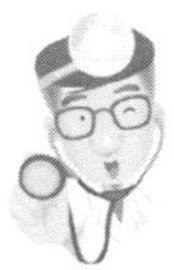

鈣是骨品質的重要決定因素。如果體內缺鈣，就會導致骨品質降低。而骨品質降低到一定程度就會發生創傷性骨折，甚至骨質疏鬆。因此，保證充足的鈣是預防骨質疏鬆的關鍵。

牛奶是含鈣量較高的食物，每100毫升牛奶中約含鈣125毫克。同時還含有豐富的磷，其鈣磷比例為3：1。適中的鈣磷比例能夠促進鈣充分被吸收。 如果每天的膳食不含牛奶等乳製品，很難達到鈣的需求量。

為了讓牛奶中的鈣成分充分吸收，在喝奶的同時，要增加身體活動量，多進行日光浴。維生素D是骨骼代謝中必不可少的物質，能促進鈣在腸道中吸收，使攝入的鈣更有效地吸收，有利於骨鈣的沉積。反之，缺乏維生素D可導致骨質疏鬆症。要補充體內的維生素D，只需每天進行適當的戶外活動，多曬曬太陽即可。

皮膚透過陽光中的紫外線可以製造維生素D。因此，每天保持一定量的戶外活動，盡量和陽光親密接觸，骨質疏鬆症自然不會來。

小提醒

冬季的太陽比較溫和，適合多在戶外曬曬太陽：上午６～９時，陽光以溫暖柔和的紅外線為主，是曬太陽的一個黃金時段；上午９～１０時，下午４～７時，陽光中紫外線Ａ光束增多，是儲備體內「陽光荷爾蒙」——維生素Ｄ的大好時間；上午１０時～下午４時，紫外線Ｂ光束和Ｃ光束含量最高，對皮膚有害，要盡量避免接觸。

364.遠離骨質疏鬆，補鈣更要加運動

太太留言

最近兒子班裡比賽跳繩，什麼時候我們和他比試比試？

醫生忠告

骨質疏鬆症與鈣、維生素D的缺乏，以及激素水準下降密切相關，但單純靠補充鈣和維生素D是不夠的。例如，長期臥床的老人，儘管這兩類物質補充得不少，但骨質疏鬆症照樣發展。研究得出，必須在負重狀態下才能使鈣質有效地吸收於骨組織中。也就是說，參加適量的運動鍛鍊，使骨骼承重，才能提高補鈣的效果，防止骨質疏鬆。

調查表明，腦力勞動者骨質疏鬆發病率高，與其缺乏運動、神經肌肉鍛鍊不足等機械性因素關係很大。另對一組臥床休息的病人進行測試，結果發現，絕對臥床1週後尿鈣明顯增加，兩週後即可出現全身骨痛症狀。測定他們骨礦物質的含量，發現平均每週減少0.9％。

適量地負重和運動，不僅直接對骨骼有強健作用，而且還會使肌肉收縮，不斷促進骨的生長和重建。同時，還能啟動骨細胞的自我增生和分裂，刺激骨組織對鈣及其他礦物質的吸收和利用，達到防止骨質疏鬆的目的。

可結合自身情況，參加以下一些運動：慢跑、騎車、跳繩、登山、打網球等。每週做5次，每次保證30分鐘以上。整天坐辦公室的白領一族，如果能堅持每天多走一段路，對骨骼健康大為有益。

小提醒

常做跳躍運動可預防骨質疏鬆。這是因為進行跳躍運動時，不僅加快了全身的血液循環，而且地面的衝擊力可激發骨質的形成。

365. 缺錳易致骨質疏鬆

太太留言

朋友都笑我快成養生專家了，可以去寫本書。出書是沒有什麼可能啦，只要老公明白我的苦心就好。

醫生忠告

大多數人知道，缺鈣會引起骨質疏鬆。因為鈣是構成人體骨骼的主要物質。但很少有人知道，缺錳也會引起骨質疏鬆。

有研究發現，骨骼中的成骨細胞與破骨細胞，兩者既相反相克，又相輔相成，共同維持骨骼的新陳代謝。當體內缺錳時，破骨細胞的活性增強，成骨細胞的活性受到抑制，導致骨成長速度減慢，造成成骨障礙。久而久之，便使骨質變得疏鬆。還有研究顯示，骨質疏鬆症患者體內錳的含量僅為正常人的1/4。

要預防骨質疏鬆，單一的補鈣並不會取得最佳效果。必須在補鈣的同時，還補充錳元素。

從人體需求來說，每天攝入5毫克左右的錳，才能滿足肌體的需要。但只要保持每天營養均衡，就能夠從食物中攝取足夠的錳元素來滿足人體對錳的需求。因此，要養成良好的飲食習慣，不挑食，不偏食。一般來說，只要保持膳食均衡，就不需要額外補充錳。但對胃腸虛弱、消化吸收不良的人來說，儘管食物中含錳量較高，其體內仍會出現錳缺乏。在這種情況下，就要先調理消化吸收功能，再補充錳元素。

小提醒

含錳量較高的食物主要有：小麥、黑木耳、黑芝麻、松仁、榛子仁、核桃仁、黃豆、紫菜、香菇、板栗、蓮子、茶葉等。

國家圖書館出版品預行編目資料

別讓疾病找上你：專業醫師寫給男人的健康書／莎曼醫師編著.
-- 初版. -- 臺北市：菁品文化, 2020. 09
面；　公分. --（生活視窗；64）

ISBN 978-986-98905-3-3（平裝）

1. 健康法　2. 男性

411.1　　109011974

生活視窗系列 064
別讓疾病找上你：專業醫師寫給男人的健康書

編　　著　莎曼醫師
發 行 人　李木連
設計編排　菩薩蠻電腦科技有限公司
印　　刷　博客斯彩藝有限公司
出 版 者　菁品文化事業有限公司
　　　　　地址／11490 台北市內湖區民權東路 6 段 180 巷 6 號 11 樓之 7
　　　　　電話／02-22235029　傳真／02-87911367
E-mail　jingpinbook@yahoo.com.tw
郵政劃撥　19957041　戶名：菁品文化事業有限公司
總 經 銷　創智文化有限公司
　　　　　地址／23674 新北市土城區忠承路 89 號 6 樓（永寧科技園區）
　　　　　電話／02-22683489　傳真／02-22696560
網　　址　博訊書網：http://www.booknews.com.tw
版　　次　2020年9月初版
定　　價　新台幣360元　（缺頁或破損的書，請寄回更換）

ISBN　978-986-98905-3-3

本書CVS通路由美璟文化有限公司提供 02-27239968
原書名：男人健康書